Norm als Zwang, Pflicht und Traum

Medizingeschichte im Kontext

Herausgegeben von Karl-Heinz Leven, Mariacarla Gadebusch Bondio,
Hans-Georg Hofer und Livia Prüll

Begründet als Freiburger Forschungen zur Medizingeschichte
von Ludwig Aschoff, fortgesetzt von Eduard Seidler

Band 19

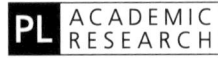

Eva Brinkschulte/Mariacarla Gadebusch Bondio (Hrsg.)

Norm als Zwang, Pflicht und Traum

Normierende versus individualisierende Bestrebungen in der Medizin

Festschrift zum 60. Geburtstag von Heinz-Peter Schmiedebach

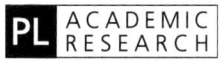

Bibliografische Information der Deutschen Nationalbibliothek
Die Deutsche Nationalbibliothek verzeichnet diese Publikation
in der Deutschen Nationalbibliografie; detaillierte bibliografische
Daten sind im Internet über http://dnb.d-nb.de abrufbar.

Umschlagabbildung:
Abguss einer römischen Marmorkopie des Speerträgers des Polyklet
(um 440 v.Chr.) mit Messlatten, welche einzelne aus der Körpergrösse
abgeleiteten Proportionen markieren.
Abguss der Skulpturhalle Basel (Foto: Hans Stieger)

Gedruckt auf alterungsbeständigem,
säurefreiem Papier.

ISSN 1437-3122
ISBN 978-3-631-66064-5 (Print)
E-ISBN 978-3-653-05583-2 (E-Book)
DOI 10.3726/ 978-3-653-05583-2

© Peter Lang GmbH
Internationaler Verlag der Wissenschaften
Frankfurt am Main 2015
Alle Rechte vorbehalten.
PL Academic Research ist ein Imprint der Peter Lang GmbH.

Peter Lang – Frankfurt am Main · Bern · Bruxelles · New York ·
Oxford · Warszawa · Wien

Diese Publikation wurde begutachtet.

www.peterlang.com

Inhaltsverzeichnis

Mariacarla Gadebusch Bondio und Eva Brinkschulte
Einführung 7

Mariacarla Gadebusch Bondio
„Das Individuum – eine Abweichung"
... und das Unbehagen der Wissenschaft 19

Eva Brinkschulte
Schneller, höher, stärker – Zum Wandel männlicher
Körpernormen um 1900 51

Mathias Wirth
Es lebe die Erbsünde!? Schnittstellen zwischen
Degenerationstheorie und Erbsündendoktrin 79

Thomas Beddies
„Generaloberstsachverständige für alle Lebensformen und
Lebensgestaltungen" Zu gesellschaftlichen Vorstellungen von
Ordnung und Normierung „angewandter Psychiatrie"
nach dem Ersten Weltkrieg 103

Rebecca Schwoch
„Krankenbehandler" und „Fremdkörper"
Jüdische Ärzte zwischen 1938 und 1945 135

Volker Roelcke
Forschungsinstrument und Normierungsinstanz:
Zur Ambivalenz psychiatrischer Klassifikationen 155

Hans-Joachim Hannich
Außerhalb der Norm – Fragen zum Umgang mit der
Unverfügbarkeit schwerstbehinderter Patienten............................... 183

Podiumsdiskussion am 8. März 2012
Moderiert von Eva Brinkschulte und
Mariacarla Gadebusch Bondio 197

Mariacarla Gadebusch Bondio und Eva Brinkschulte

Einführung

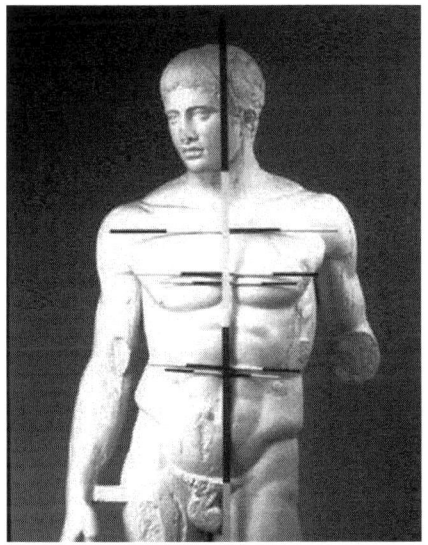

Abb. 1:   Polyklet, Doryphoros mit Berger'schen Messlatten, ca. 440 a.C.,
           Skulpturhalle, Basel.

Kanon ist der Titel eines nicht überlieferten Buches, in dem der griechi-
sche Bildhauer Polyklet eine Theorie des menschlichen Körperbaus als
symmetrisches und harmonisches Ganzes dargelegt hatte.[1] Die Statue des
Doryphoros ist das materielle Zeugnis dieses klassischen Ideals, das in
die Medizin v.a. dank Galen von Pergamon im zweiten nachchristlichen
Jahrhunderts Eingang gefunden hat.[2] In Polyklets Text und in seiner

1   Siehe Stewart, Andrew: The ,Canon' of Polykleitos: A Question of Evidence,
    in: *Journal of Hellenistic Studies* 98 (1978), 122–131; Philipp, Hanna: Zu Po-
    lyklets Schrift Canon, in: Beck, Herbert u.a. (Hrsg.): *Polyklet. Der Bildhauer
    der griechischen Klassik*, [Ausstellung im Liebighaus Museum alter Plastik],
    Frankfurt am Main / Mainz 1990, 135–156.
2   Galen bezieht sich an mehreren Stellen seines Werkes auf die Norm Polyklets und
    bietet eine wichtige Quelle für den verlorenen schriftlichen *Kanon*. Siehe Galen:
    De optima corporis constitutione, in: Kühn, Carolus Gottlob (Hrsg.): *Claudii*

plastischen Entsprechung hatte Galen die normative Begründung für den anatomischen Körperbau gefunden. In seinen 17 Büchern über den Nutzen der Körperteile, *De usu partium,* wird das proportionale Verhältnis aller Körperteile zueinander als grundlegend für den harmonischen Plan der Natur erklärt, deren leitende Prinzipien Gerechtigkeit, Ökonomie und Nützlichkeit sind. Die ersichtlichen Ergebnisse dieses Plans sind Symmetrie, Maß und Gleichmäßigkeit aller Körperteile sowie die vollkommene Ausführung der für das Leben notwendigen Funktionen.

In der hippokratischen Chirurgie, ist die Vorstellung vom Normalzustand mit der Tätigkeit des Chirurgen verbunden. Dieser soll verrenkte Gelenke oder gebrochene Knochen in ihre natürliche Lage versetzen, d. h. in die gute, naturgegebene (δίκη) Art, im Gegensatz zum Naturwidrigen und Abnormen (βίαιον). In diesem medizinisch-chirurgischen Zusammenhang wird mit dem Ausdruck Natur (φύσις) den Normalzustand verstanden.[3]

Begrifflich stammt Norm vom lateinischen „norma", Richtschnur, Regel. Im Griechischen steht Kanon zugleich für Lineal und Maßstab aber auch – im übertragenen Sinne – für Vorschrift, Regel, Vorbild und Norm. Als Instrument, das in der Baukunst für die Messung der Wände eines Hauses gebraucht wurde, galt „norma" nach der Definition von Isidor von Sevilla (um 556/571–636) als unverzichtbar, um eine gerade Linie zu ziehen.[4]

Galeni Opera omnia, XX Bde., 1821–1833, Bd. IV, 737–749: 745–746; De usu partium, Übersetzung in: Galen: *On the Usefullness of the Parts of the Body,* üb. von May Tallmadge, Margaret, Ithaca (NY) 1968, 726–728. Ausführlich dazu Pigeaud, Jackie: *L'Art et le vivant,* Paris 1995, 29–44: 139–153; Gadebusch Bondio, Mariacarla: *Medizinische Ästhetik. Kosmetik und plastische Chirurgie zwischen Antike und früher Neuzeit,* München 2005, 11–14: 31–38.

3   Heinimann, Felix: *Nomos und Physis. Herkunft und Bedeutung einer Antithese im Griechischen Denken des 5. Jahrhunderts,* Darmstadt 1972, 97–99.

4   *Isidori Hispaliensis Episcopi Etymologiae sive Origines / Etimologie o origini di Isidoro vescovo di Siviglia,* Latein-Italienisch (Hrsg. Angelo Valastro Canale) Turin 2006, XIX, 18, 1, 578: „Norma dicta Graeco vocabulo, extra quam nihil rectum fieri potest."

So unterschiedlich die Körpermodelle, die entwickelt wurden, um Gesundheit und Krankheit zu deuten, im historischen Verlauf auch waren, immer dienten epochenspezifische Vorstellungen der guten bzw. normalen Beschaffenheit von körperlicher und geistiger Verfassung als Bezugspunkte.[5] Gleichgewicht und Maß waren wiederkehrende Begriffe, mit deren Hilfe die idealen quantitativen und qualitativen Verhältnisse des Körpers umschrieben wurden. Als gemeinsamer Referenzpunkt jenseits von epochenspezifischen und kulturellen Unterschieden war zudem die negative Bewertung von Extremen – zu viel oder zu wenig, zu stark oder zu schwach – entscheidend.[6]

Die Anatomie gibt ein gutes Beispiel dafür. Die anatomische Ikonographie vom 16. bis zum 18. Jahrhundert lässt die bei realen Individuen in der Regel eher selten auftretenden Eigenschaften des ‚mittleren Maßes‘ und der ‚Normalität‘ zur Norm werden: Sie stellt den männlichen Normaltypus dar.[7] Abweichungen, wie sie bei den meisten Menschen vorzufinden sind, werden zugunsten normativer Verhältnisse systematisch getilgt.

Den Begriff Normalität als abstrakte Substantivierung hat Auguste Comte (1798–1857) um 1829 in seinem *Cours de philosophie positive* geprägt. Damit verknüpft ist eine Theorie des „normalen Menschen" in seiner biologischen und sozialen Verfasstheit entwickelt. Für dieses Verständnis des Menschen musste sich Comte einer Abstraktion bedienen:

---

5   Grmek, Mirko „D.: Das Krankheitskonzept, in: Ders. (Hrsg.): *Die Geschichte des medizinischen Denkens. Antike und Mittelalter*, München 1996, Bd. I, 260–277; Rothschuh, Karl: *Konzepte der Medizin in der Vergangenheit und Gegenwart*, Stuttgart 1978.

6   Wischermann, Clemens / Haas, Stefan (Hrsg.): *Körper mit Geschichte. Der menschliche Körper als Ort der Selbst- und Weltdeutung*, Stuttgart 2000; Dülmen, Richard van (Hrsg.): *Körper-Geschichten. Studien zur historischen Kulturforschung*, Frankfurt am Main 1996; Gadebusch Bondio, Mariacarla: Corps démesurés – Réflexions médicales sur l'obésité, in: *Micrologus*, (La mesure) XIX (2011), 243–257.

7   Pigeaud, Jackie: Formes et normes dans le De fabrica de Vésale, in: Céard, Jean / Fontaine, Marie Madeleine / Margolin, Jean-Claude (Hrsg.): *Le Corps à la Renaissance*, [Actes du XXXe colloque de Tours 1987], Paris 1990, 399–421; Schirrmeister, Albert (Hrsg.): *Zergliederungen – Anatomie und Wahrnehmung in der Frühen Neuzeit*, (Zeitsprünge, Bd. 9, H. 1/2), Frankfurt am Main 2005.

die des „normalen Typus".[8] Die Verknüpfung von biologischen und sozialen Faktoren erwies sich schon bald als höchst komplex, v.a. angesichts pathologischer Prozesse. Diese versteht Comte als Modifikationsformen des Lebens. Sie gefährden eigentlich nicht die biologische Normalität, sie verursachen aber Variationen im Lebensprozess.

Im Rahmen des medizinischen Bestrebens nach Festlegung eines normalen und zugleich idealen Körpermodells erlangen quantitative Werte zunehmend an Bedeutung. Im 19. Jahrhundert werden die Ergebnisse von Körpermessungen in Durchschnittswerte übertragen und in Tabellen geordnet. Derart in Zahlen und Schemata übersetzt, gewinnt auch die Idee eines Durchschnittskörpers an vermeintlicher Objektivität.[9] Das problematische Verhältnis zwischen den einander nicht eindeutig zuzuordnenden Termini ‚Mittelmaß', ‚Normalität' und ‚ideale Körpergestalt' wird im sogenannten *homme moyen*, durch Quételet (um 1835) dem quantitativ erfassten Durchschnittsmenschen, im positivistischen 19. Jahrhundert ad absurdum geführt.[10] Die Versuche eines Francis Galton (1822–1911), durch das Verfahren der systematischen Überblendung physiognomischer Foto-Fragmente den idealen und durchschnittlichen Menschen als ‚Kompositum' zu kreieren, sind der paradigmatische Ausdruck einer Wissenschaft, die ihre Träume nicht als solche begreift und hin und wieder in Gefahr gerät, sich durch ihre Phantasmen in die Irre führen zu lassen.[11] Ähnliche Prozesse lassen sich in der als wissenschaftliche Disziplin sich konstituierenden Psychiatrie des 18. Jahrhunderts nachweisen.[12] Die Neugier auf die Psyche des Menschen erweiterte nicht nur den Blick ins Innere des Menschen. Sie stellte die Frage neu nach der Abgrenzung dessen, was noch

---

8   Comte, Auguste: *Cours de philosophie positive. La philosophie chimique et la philosophie biologique*, 3. Bde. Brüssel 1969; Hess, Volker (Hrsg.): *Die Normierung der Gesundheit. Messende Verfahren der Medizin als kulturelle Praktik um 1900*, Husum 1997.
9   Brinkschulte, Eva: *Körperertüchtigung(en) – Sportmedizin zwischen Leistungsoptimierung und Gesundheitsförderung 1895–1933*, Berlin 2003.
10 Quételet, Adolphe: *Sur l'homme et le développement de ses facultés, ou essai de physique sociale*, 2 Bde., Paris 1835.
11 Gadebusch Bondio, Mariacarla: Das Bild vom Bösen. Photographie als Stigmatisierung der Devianz, in: Hess (1997), 93–118.
12 Kaufmann, Doris: *Aufklärung, bürgerliche Selbsterfahrung und die „Erfindung" der Psychiatrie in Deutschland, 1770–1850*, Göttingen 1995.

gesund und gesellschaftlich tolerabel ist, von dem, was eine soziale Gefährdung und Selbstgefährdung bedeuten konnte. Über das Kriterium der Zurechnungsfähigkeit erlangte die Psychiatrie Einfluss auf die Praxis der Strafjustiz.[13] Die Psychiatrie fügte sich dem herrschenden Quantifizierungsparadigma: Während im 19. Jahrhundert eine Beziehung zwischen somatischen Werten (z. B. Kraniometrie) und geistigen Eigenschaften gesucht wird (Phrenologie, Kriminalanthropologie) setzen sich im 20. Jahrhundert Methoden der Intelligenzmessung (Intelligenztest, QI, etc.) durch.[14] Das Bestreben nach Erstellung und Verfeinerung von psychiatrischen Typologien und Klassifizierungsmodellen um 1900 stellt einen Höhepunkt von Normierungspraktiken und -diskursen in der Psychiatrie dar. Die Nachhaltigkeit dieses Bestrebens bestätigen die heute gültigen psychiatrischen Klassifikationssysteme.[15]

Zur Revision und neuen Auffassung des Normgedankens in der Medizin hat George Canguilhem bereits in den 1940er Jahren beigetragen. Als Ausgangspunkt für seine Reflexion über die Norm stand René Descartes (1596–1650). In einem Brief vom 31. März 1649 an seinen Schwager, den Diplomaten Pierre Chanut (1601–1662), der in Schweden weilte, überlegte er, ob er der Einladung von Königin Christina, zu ihr nach Schweden zu fahren, annehmen sollte. An der Stelle, in der er sich fragte, ob die Königin sich wirklich für sein Wissen und seine Gedanken interessieren würde, kam er zu einem Vergleich. Die Menschen würden – so Descartes – jene

---

13 Brink, Cornelia: *Grenzen der Anstalt: Psychiatrie und Gesellschaft in Deutschland 1860–1980*, Göttingen 2010; Braun, Salina: *Heilung mit Defekt. Psychiatrische Praxis in den Anstalten Hofheim und Siegburg 1820–1878*, (= Veröffentlichung des Max-Planck-Instituts für Geschichte Bd. 23), Göttingen 2009.

14 Schmiedebach, Heinz-Peter: Irresein als öffentliche Macht, in: Lammel, Hans-Uwe (Hrsg.): *Kranksein in der Zeit*, (Rostocker Medizinische Beiträge, H. 5), Rostock 1996, 111–120.

15 Roelcke, Volker: Psychiatrische Diagnosen im Wandel: Soziale und kulturelle Dimensionen bei der Deutung und Prävalenz psychischer Störungen in historischer Perspektive, in: Freytag, Holger / Krahl, Gordon / Krahl, Christina / Thomann, Klaus-Dieter (Hrsg.): *Psychotraumatologische Begutachtung. Gesellschaftlicher Hintergrund, klinisches Bild psychischer Störungen, psychiatrische und psychologische Begutachtung*, Frankfurt am Main 2011, 25–48.

Dinge am meisten schätzen „die sie nicht voll und ganz besitzt".[16] Obwohl die Gesundheit das höchste aller den Körper betreffenden Güter sei, würde man sich kaum Gedanken darüber machen und sie kaum genießen: „Die Erkenntnis der Wahrheit ist wie die Gesundheit der Seele: wenn man sie hat, denkt man nicht mehr daran".[17] Erkenntnis der Wahrheit (Gesundheit der Seele) und Gesundheit (höchstes Gut, Wahrheit des Körpers) teilen dasselbe Schicksal: man denkt nicht an sie, wenn man sie hat.

Als eine schweigsame Wahrheit, die nur dann hörbar wird, wenn etwas ‚defekt' oder anormal ist, bezeichnet Georges Canguilhem (1904–1995) in Anlehnung an Descartes die Gesundheit: ein vulnerables Gut mit höchstem Wert, ein Gut, das durch Krankheit gefährdet werden kann. [18] Vielmehr als ein gegebener Besitz eines normalen Zustandes ist die Gesundheit in Canguilhems Auffassung die angestrebte Norm. In diesem Sinne lässt sich Gesundheit nicht mit Normalität als existentieller Grundvoraussetzung gleichsetzen. Die Gesundheit ist die durch den Körper gesuchte Norm, sie ist die Fähigkeit, sich an die Bedingungen und Umstände des Lebens anpassen zu können. Dieser Gedanke scheint Canguilhem dazu inspiriert zu haben, Comtes Normalitätsbegriff durch den Normativitätsbegriff zu ersetzen.[19] Für Canguilhem bedeutet Normativität die Fähigkeit des Körpers, in Relation mit Lebensumständen und Grenzen, physische Normen zu erneuern. Die Vorstellung einer objektiven Normalität lässt Raum für eine subjektive Normativität. Dem einzelnen Individuum wird eine normative Kraft zugeschrieben, die innere Fähigkeit des Körpers, sich unter veränderten Umständen zu modifizieren und nach neuen Normen zu funktionieren. Der Körper ist damit nicht mehr „normal" oder „nicht normal", sondern

---

16 Brief von Descartes an Chanut von 31. März 1649, in: Descartes, René: *Briefe. 1629–1650*, hrsg. von Max Bense üb. von Fritz Baumgart, Köln und Krefeld 1949, 429–431:429.

17 Ebd.

18 Canguilhem, Georges: *Das Normale und das Pathologische*, Frankfurt am Main 1977; Canguilhem, Georges: *Écrits sur la médecine*, Paris 2002, 53: „Bien que la santé soit le plus grand de tous ceux de nos biens qui concernent le corps, c'est toutefois celui auquel nous faisons le moins de réflexion et que nous goûtons le moins. La connaissance de la vérité est comme la santé de l'âme: lorsqu'on la possède, on n'y pense plus."

19 Comtes Konzept des Normalen als *régularité* (Regelmäßigkeit) und als *fréquence* (Häufigkeit) wird neu definiert.

„normativ". Die radikale Revision des positivistischen Normalitätsbegriffs ist für die Medizin grundlegend. Der pathologische Prozess stellt keine Abnormität, sondern eine Alterität dar. Die Selbstverständlichkeit des ‚normalen Körpers' hat ihre endgültige Niederlage erlitten. Was allein zählt ist die normative Fähigkeit, die normverändernde Kraft jedes Einzelnen.

Die Implikationen einer Grenzziehung zwischen dem Normalen, Gesunden und dem Abweichenden oder Pathologischen, wie diese unreflektiert in der alltäglichen Praxis vorgenommen wird, zeigt eine kritische und selbstkritische Geschichte der Medizin, wenn sie eben diese Begriffe kontextsensibel und mit Berücksichtigung der Patientenperspektive hinterfragt.[20] Arbeitsfähigkeit, Militärtauglichkeit und Zurechnungsfähigkeit eines Individuums sind nur die eklatantesten Beispiele für die fortbestehende Definitions- und Normierungsmacht der Medizin.[21] Wissenschaftstheoretische, praxisbezogene, kulturelle und ideologische, aber auch politische Faktoren sind hierbei eng miteinander verwoben und tragen dazu bei, den vermeintlich normalen menschlichen Zustand zu definieren, ihm Gültigkeit zu verleihen, konsequent zu werten und zu behandeln.

Angesichts der aktuellen Tendenzen einer Individualisierung und Personalisierung der Medizin stellt sich umso dringender die Frage, ob eine Grenzziehung zwischen Normalem und Pathologischem noch tragfähig ist. Das molekularbiologisch und genetisch geprägte medizinische Denken erlebt drastische Modifizierungen z. B. durch die Einführung von Biomarkern als „objektiven" prädiktiven, diagnostischen und therapeutischen Entitäten.[22]

---

20 Siehe Osten, Philipp (Hrsg.): *Patientendokumente. Krankheit in Selbstzeugnissen*, (Medizin, Gesellschaft und Geschichte, Beiheft 35), Stuttgart 2010.
21 Schmiedebach, Heinz-Peter: Abweichung vom Durchschnitt im Sinne der Zweckwidrigkeit – Der psychiatrische Blick auf die psychische Normalität, in: Hess, Volker (Hrsg.): *Die Normierung der Gesundheit. Messende Verfahren der Medizin als kulturelle Praktik um 1900*, Husum 1997. 39–56; Riedesser, Peter / Verderber, Axel: *„Maschinengewehre hinter der Front". Zur Geschichte der deutschen Militärpsychiatrie*, Frankfurt am Main 1996.
22 Gadebusch Bondio, Mariacarla / Michl Susanne: Von der Medikalisierung des Humanen. Das Individuelle als Herausforderung in der Medizin, in: Gadebusch Bondio, Mariacarla / Siebenpfeiffer, Hania (Hrsg.): *Konzepte des Humanen. Ethische und kulturelle Herausforderungen*, Freiburg / München 2012, 117–138.

Nachvollziehbar ist das Unbehagen der Medizin, wenn sie als Wissenschaft mit Hilfe einer möglichst präzisen und unmissverständlichen Sprache, die sich zunehmend durch sachlich-quantitative Angaben auszudrücken vermag, einen in der Regel nicht gegebenen Zustand wie die makellose Gestalt eines rundum gesunden Menschen zu verobjektivieren und zu definieren versucht.[23] Das Gesunde und das Kranke, das Normale und das Abweichende, das Schöne und das Hässliche am Körper lassen sich indes nicht deutlich voneinander abgrenzen. Diese Dichotomien, deren einzelne Glieder ohne ihr Gegenüber nicht sein können, sind nicht leicht in ein Einheitssystem messbarer Graduierung übertragbar. In diesem Raum der Zweideutigkeit, in dem, was für erstrebenswert gehalten wird, als Vergleichs- und Bezugspunkt dient und als Orientierungsmaßstab fungiert, finden sich nicht nur Ärzte, sondern auch Patienten unweigerlich wieder.

Norm als Pflicht, Zwang und Traum. Normierende versus individualisierende Bestrebungen in der Medizin war das Thema des Symposiums anlässlich des 60. Geburtstags von Heinz-Peter Schmiedebach, das vom 8. bis 9. März 2012 an der Technischen Universität in München stattfand. Wie ein roter Faden zieht sich in der regen medizinhistorischen Forschung von Heinz-Peter Schmiedebach die Auseinandersetzung mit der definitorischen und normativen Macht der Medizin durch. Die Psychiatriegeschichte stellt eines seiner fruchtbarsten Forschungsfelder dar. Das Aufspüren von Fragenkomplexen, die im Licht des soziokulturellen Kontextes die Verknüpfungen von Medizin und Politik demonstrieren, prägt seine Arbeit.

Die hier gesammelten Beiträge stellen eine Auswahl dar. Sie geben Einblick und thematisieren die Entstehungsbedingungen, Umsetzung und Folgen medizinischer Normierungsdiskurse und Normierungspraktiken vom Kaiserreich bis in die Gegenwart, wobei auch antike Traditionen und für den Themenkomplex bedeutende Verbindungen zwischen Medizin und Philosophie berücksichtigt werden.

Die abschließende Podiumsdiskussion thematisiert weitere Arbeitsschwerpunkte von Heinz-Peter Schmiedebach. In der Rückschau gehen

---

23 Sarasin, Philipp / Tanner, Jakob (Hrsg): *Physiologie und industrielle Gesellschaft. Studien zur Verwissenschaftlichung des Körpers im 19. und 20. Jahrhundert*, Frankfurt am Main 1998; Sarasin, Philipp: *Reizbare Maschinen. Eine Geschichte des Körpers 1765–1914*, Frankfurt am Main 2001.

Wegbegleiterinnen und Wegbegleiter mit ihm gemeinsam der Frage nach, was eine engagierte und kritische Medizingeschichtsschreibung ausmacht und ausmachen sollte. Der Fokus der Diskussion richtet sich auf die Aufgaben und Potentiale einer Medizingeschichte, die die Medizin zur kritischen Selbstvergewisserung anstößt, einer Medizingeschichte, die sich ihrer medizinethischen Kraft bewusst ist und sich in die aktuellen Belange der Biomedizin einzubringen weiß.

München und Hamburg / Magdeburg
im Dezember 2014

Literatur

Braun, Salina: *Heilung mit Defekt. Psychiatrische Praxis in den Anstalten Hofheim und Siegburg 1820–1878*, (Veröffentlichung des Max-Planck-Instituts für Geschichte Bd. 23), Göttingen 2009.

Brink, Cornelia: *Grenzen der Anstalt: Psychiatrie und Gesellschaft in Deutschland 1860–1980*, Göttingen 2010.

Brinkschulte, Eva: *Körperertüchtigung(en) – Sportmedizin zwischen Leistungsoptimierung und Gesundheitsförderung 1895–1933*, Berlin 2003.

Canguilhem, Georges: *Das Normale und das Pathologische*, Frankfurt am Main 1977.

–: *Écrits sur la médecine*, Paris 2002.

Comte, Auguste: *Cours de philosophie positive. La philosophie chimique et la philosophie biologique*, 3. Bde. Brüssel 1969.

Dülmen, Richard van (Hrsg.): *Körper-Geschichten. Studien zur historischen Kulturforschung*, Frankfurt am Main 1996.

Funk, Julika / Cornelia Brück (Hrsg.): *Körper-Konzepte*, Tübingen 1999.

Gadebusch Bondio, Mariacarla: Das Bild vom Bösen. Photographie als Stigmatisierung der Devianz, in: Hess, Volker (Hrsg.): *Die Normierung der Gesundheit. Messende Verfahren der Medizin als kulturelle Praktik um 1900*, Husum 1997, 93–118.

–: *Medizinische Ästhetik: Kosmetik und plastische Chirurgie zwischen Antike und früher Neuzeit*, München 2005.

–: Corps démesurés – Réflexions médicales sur l'obésité, in: *Micrologus*, (La mesure) XIX (2011), 243–257.

– / Michl, Susanne: Von der Medikalisierung des Humanen. Das Individuelle als Herausforderung in der Medizin, in: Gadebusch Bondio, Mariacarla / Siebenpfeiffer, Hania (Hrsg.): *Konzepte des Humanen. Ethische und kulturelle Herausforderungen*, Freiburg / München 2012, 117–138.

Galen: De optima corporis constitutione, in: Kühn, Carolus Gottlob (Hrsg.): *Claudii Galeni Opera omnia*, XX Bde., 1821–1833, Bd. IV, 737–749.

Galen: *On the Usefullness of the Parts of the Body*, üb. von May Tallmadge, Margaret, Ithaca (NY) 1968.

Grmek, Mirko D.: Das Krankheitskonzept, in: Ders. (Hrsg.): *Die Geschichte des medizinischen Denkens. Antike und Mittelalter*, Bd. I, München 1996, 260–277.

Hippokrates: Diseases, in: Ders.: *Works*. Hrsg. James Loeb, Cambridge (MA) 1988, vol. V.

Isidori Hispaliensis Episcopi Etymologiae sive Origines / Etimologie o origini di Isidoro vescovo di Siviglia, Latein-Italienisch (Hrsg. und Übers. Angelo Valastro Canale) Turin 2006.

Kaufmann, Doris: *Aufklärung, bürgerliche Selbsterfahrung und die „Erfindung" der Psychiatrie in Deutschland, 1770–1850*, Göttingen 1995.

Quételet, Adolphe: *Sur l'homme et le développement de ses facultés, ou essai de physique sociale*, 2 Bde., Paris 1835.

Osten, Philipp (Hrsg.): *Patientendokumente. Krankheit in Selbstzeugnissen*, (Medizin, Gesellschaft und Geschichte, Beiheft 35), Stuttgart 2010.

Philipp, Hanna: Zu Polyklets Schrift Canon, in: Beck, Herbert u.a. (Hrsg.): *Polyklet. Der Bildhauer der griechischen Klassik*, [Ausstellung im Liebighaus Museum alter Plastik], Frankfurt am Main / Mainz 1990, 135–156.

Pigeaud, Jackie: Formes et normes dans le De fabrica de Vésale, in: Céard, Jean / Fontaine, Marie Madeleine / Margolin, Jean-Claude (Hrsg.): *Le Corps à la Renaissance,* [Actes du XXXe colloque de Tours 1987], Paris 1990, 399–421.

Pigeaud, Jackie: *L'Art et le vivant*, Paris 1995.

Riedesser, Peter / Verderber, Axel: „*Maschinengewehre hinter der Front*". *Zur Geschichte der deutschen Militärpsychiatrie*, Frankfurt am Main 1996.

Roelcke, Volker: Psychiatrische Diagnosen im Wandel: Soziale und kulturelle Dimensionen bei der Deutung und Prävalenz psychischer Störungen in historischer Perspektive, in: Freytag, Holger / Krahl, Gordon / Krahl, Christina / Thomann, Klaus-Dieter (Hrsg.): *Psychotraumatologische Begutachtung. Gesellschaftlicher Hintergrund, klinisches Bild psychischer Störungen, psychiatrische und psychologische Begutachtung*, Frankfurt am Main 2011, 25–48.

Rothschuh, Karl: *Konzepte der Medizin in der Vergangenheit und Gegenwart*, Stuttgart 1978.

Sarasin, Philipp / Tanner, Jakob (Hrsg): *Physiologie und industrielle Gesellschaft. Studien zur Verwissenschaftlichung des Körpers im 19. und 20. Jahrhundert*, Frankfurt am Main 1998.

Sarasin, Philipp: *Reizbare Maschinen. Eine Geschichte des Körpers 1765–1914*, Frankfurt am Main 2001.

Schirrmeister, Albert (Hrsg.): *Zergliederungen – Anatomie und Wahrnehmung in der Frühen Neuzeit*, (Zeitsprüngen, Bd. 9, H. 1/2), Frankfurt am Main 2005.

Schmiedebach, Heinz-Peter: Irresein als öffentliche Macht, in: Lammel, Hans-Uwe (Hrsg.): *Kranksein in der Zeit*, (Rostocker Medizinische Beiträge, H. 5), Rostock 1996, 111–120.

–: Abweichung vom Durchschnitt im Sinne der Zweckwidrigkeit – Der psychiatrische Blick auf die psychische Normalität, in: Hess, Volker (Hrsg.): *Die Normierung der Gesundheit. Messende Verfahren der Medizin als kulturelle Praktik um 1900*, Husum 1997, 39–56.

Stewart, Andrew: The ‚Canon' of Polykleitos: A Question of Evidence, in: *Journal of Hellenistic Studies* 98 (1978), 122–131.

Wischermann, Clemens / Haas, Stefan (Hrsg.): *Körper mit Geschichte. Der menschliche Körper als Ort der Selbst- und Weltdeutung*, Stuttgart 2000.

Mariacarla Gadebusch Bondio

„Das Individuum – eine Abweichung"
… und das Unbehagen der Wissenschaft

Abstract

Individuelle Varianten stellen für die Medizin ein altes Problem dar. Ausgehend von der aristotelischen Definition von Wissenschaft war für die Medizin – die sich immer mit dem einzelnen Patienten befasst – nicht möglich, einen wissenschaftlichen Status zu erhalten. Trotzdem gelang es der antiken Medizin die Grundlagen für den wissenschaftlichen Umgang mit dem Einzelnen zu legen. In dieser Tradition eingebettet sah sich die „Wissenschaft des Individuellen" in den 1920er Jahren. Personalisierungsbestrebungen in der Medizin waren darum bemüht, eine neue ärztliche Haltung und eine bahnbrechende wissenschaftliche Methode zu etablieren. Dafür musste aber der Normgedanke neu verhandelt werden.*

Die Aussage „everyone a deviate" stammt von dem Biochemiker Roger Williams (1893–1988). In seinem kleinen aber bedeutenden Buch *Biochemical Individuality* hatte Williams 1956 ein Plädoyer für die biochemische Variabilität verfasst und die Grundlage für den so genannten *genetotrophic approach* gelegt. Erst 1998, gut vierzig Jahre nach dem ersten Erscheinen, wird sein Werk wiederentdeckt und neu aufgelegt: Ein Zeichen für das inzwischen in der Medizin ernst gewordene Interesse für Individualität und Variationen. Denn Williams hatte im Vorwort zu seinem Buch mit einer leichten Bitternis bemerkt:

---

* Das Interesse für das Thema und die Fragestellung, die in diesem Beitrag diskutiert werden, sind in Greifswald entstanden. Dort durfte ich die ersten acht Jahre meiner wissenschaftlichen Arbeit als Assistentin von Heinz-Peter Schmiedebach verbringen. Meine Auseinandersetzung mit der „Individualmedizin" von Theodor Brugsch begann in Zusammenarbeit mit Susanne Michl im Rahmen des Greifswalder Verbundprojektes GANI_MED (Greifswald Approach to Individualized Medicine), Teilbereich 3 (Ethische Fragen und gesundheitsökonomische Auswirkungen). Für die anregenden und weiterführenden Kommentare zu diesem Beitrag möchte ich Georg Hofer herzlich danken.

„[…] an interest in variation and individuality has often been considered a hobby and has not led to serious publications. This field of interest has not gained the respectability that it deserved."[1]

Die medizinische Erforschung der Einzigartigkeit jedes einzelnen Individuums – in genetischer, anatomischer, endokrinologischer oder metabolischer Hinsicht – brachte, wie Williams konstatieren musste, die Säulen des wissenschaftlichen Verständnisses der Medizin zum Schwanken (Abb.1).

Für Jahrhunderte war die aristotelische Definition von Wissenschaft maßgebend gewesen. Sie basierte auf der Überzeugung, dass über das individuelle, vergängliche Einzelwesen keine deutliche Bestimmungen möglich seien, nur „Meinung" (gr. *doxa*).[2] Gegenstand der Wissenschaft waren für Aristoteles Ursachen, Prinzipien, Wesensdefinitionen und nicht Variationen.[3]

Die Funktion der Erfahrung als jene „Erkenntnis des Einzelnen", die die Grundlage von Kunst und Wissenschaft bildet, zeigte Aristoteles am Beispiel der Medizin:

„Die Kunst entsteht dann, wenn sich aus vielen durch die Erfahrung gegebenen Gedanken eine allgemeine Annahme über das Ähnliche bildet. Denn die

1   Williams, Roger J.: *Biochemical Individuality. The Basis for the Genetotrophic Concept*, New York / London 1956, X.
2   Aristoteles: Metaphysik, in: Ders.: *Philosophische Schriften*, (üb. Hermann Bonitz, bearb. Horst Seidl), Bd. 5, Hamburg 1995, 1039b-1040a.
3   Aristoteles (1995), 1040b, S. 163: „Darum gibt es auch von den einzelnen sinnlichen Wesen keine Wesensdefinition und keinen Beweis, weil sie Stoff enthalten, dessen Wesen darin besteht, dass er sein und auch nicht sein kann; weshalb auch alles einzelne Sinnliche vergänglich ist. Wenn nun der Beweis auf das Notwendige geht, und die Wesensdefinition der Wissenschaft angehört, und so wenig wie die Wissenschaft bald Wissenschaft sein kann, bald Unwissenheit (von solcher Beschaffenheit ist vielmehr die Meinung), ebenso wenig der Beweis und die Wesensdefinition einem solchen Wechsel anheimfallen kann (vielmehr geht ja die Meinung auf dasjenige, was sich auch anders verhalten kann): so kann es offenbar von dem Sinnlichen keine Wesensdefinition und keinen Beweis geben. Wer sich daher um Definitionen bemüht, darf, wenn er etwas Einzelnes definiert, nicht vergessen, dass es sich immer aufheben lässt; denn eine eigentliche Wesensdefinition davon ist nicht möglich." Siehe auch Jori, Alberto: *Aristotele*, Mailand 2003, 296–299; Nortmann, Ulrich: *Allgemeinheit und Individualität. Die Verschiedenartigkeit der Formen in „Metaphysik Z"*, Paderborn 1997; Barnes, J.: Aristoteles Theory of Sciences, in: *Oxford Studies in Ancient Pilosophy* XI 193, 225–241.

Annahme, dass (z. B.) dem Kallias, der an dieser bestimmten Krankheit litt, dieses bestimmte Heilmittel half, und ebenso dem Sokrates und vielen Einzelnen, ist eine Sache der Erfahrung; dass es dagegen allen von solcher Beschaffenheit, die nach einem Artbegriff begrenzt, an dieser Krankheit litten, zuträglich war, z. B. denen mit phlegmatischer, cholerischer, oder fieberartiger Beschaffenheit, diese Annahme gehört der Kunst an."[4]

Insbesondere bei der Medizin verhält es sich so, dass der Arzt erfahren sein muss um heilen zu können, denn ohne Erkenntnis vom Einzelnen wird er „das rechte Heilverfahren verfehlen".[5] Für die Kunst an sich aber, für ihre Entwicklung und Weitergabe, sind Wissen und Verstehen, v.a. der Ursachen, notwendig.[6] Auf die Medizin übertragen (denn hier spricht Aristoteles im Allgemeinen) sind für den Arzt bei der Behandlung des Einzelnen Erfahrung und Geschicklichkeit wesentlich; das Wissen um Begriffe und Ursachen aber garantieren die Perfektionierung und Aufrechterhaltung der medizinischen Kunst, die mehr als nur Erfahrung ist und insofern als wissenschaftliche Kunst oder handlungsbezogene Wissenschaft gelten kann.

Die Sorge um den wissenschaftlichen Status der Medizin war bereits in den hippokratischen Schriften zu erkennen. An einigen Stellen im *Corpus hippocraticum* findet die Auseinandersetzung mit der Frage statt, ob die Medizin eine „real existierende Kunst" sei.[7] In diesem Zusammenhang wurden die Fragen diskutiert, ob z. B. der Zufall oder die Kunst einen Menschen zur Genesung führen würde, oder ob Exaktheit in der Medizin überhaupt möglich sei.[8] Dass sich die *ars medica* mit dem Individuum

---

4 Aristoteles (1995), 981a, S. 2.
5 Ebd., 981a, S. 3.
6 Ebd., 981a-b, S. 3: „Dennoch aber glauben wir, dass Wissen und Verstehen mehr der Kunst zukomme als der Erfahrung und halten die Künstler für weiser als die Erfahrenen, da Weisheit einen jeden mehr nach dem Maßstabe des Wissens begleite. Und dies deshalb, weil die einen die Ursache kennen, die anderen nicht. [...] darum sehen wir die Kunst mehr für Wissenschaft an als die Erfahrung; denn die Künstler können lehren, die Erfahrenen aber nicht."
7 Hippokrates: *De arte / Die Kunst*, in: Ders.: *Ausgewählte Schriften*, (Gr.-Dt., Hrsg. u. Üb. Charlotte Schubert / Wolfgang Leschhorn), Düsseldorf / Zürich 2006, 106–129, II.,1: S. 108–109; und Ders.: *De vetere medicina / Über die alte Medizin*, in: Ebd., I.1, S. 272–307: 272–273.
8 Hippokrates: *De vetere medicina* (2006), IX, 3: S. 284–5: „Es ist schwierig, wenn in der Kunst eine solche Exaktheit verlangt wird, immer die größte Genauigkeit zu erreichen. Dennoch erreicht die Heilkunst in vielen Beziehungen

und seinen Eigenschaften zu befassen habe, sei kein Widerspruch an sich:
Eine Methode des rationalen Umgangs mit dem variierenden Einzelnen
zu bestimmen, die Fehler zu minimieren ermögliche, stellte eine zentrale
Herausforderung für die Mediziner um Hippokrates dar.[9]

An der hippokratischen Konzeption von Gesundheit und Krankheit
lässt sich erkennen, wie die antiken Ärzte mit dem Problem des Individuellen umgegangen sind. In der hippokratischen Medizin werden Wiederher-
stellung und Erhaltung der Gesundheit als fragiles Gleichgewicht zwischen
dem ‚zu viel' und ‚zu wenig' jener Faktoren betrachtet, die im Einzelnen
die Gesundheit ausmachen. Gesundheit und Krankheit als Kontinuum lassen sich nur dynamisch durch den individuell angemessenen, guten Zustand bestimmen.[10] Die Gesundheit ist in diesem Sinne frei von normativen
Zuschreibungen. George Canguilhem (1904–1995) bezeichnete die hippo-
kratische Auffassung der Krankheit als allgemeine Reaktion der *physis* des
Individuums, die danach strebt, ihr Gleichgewicht wiederherzustellen.[11]

In Anlehnung an Hippokrates sah Galen den gesunden Zustand als ein
dynamisches Gleichgewicht, das immer auf die konkrete Lage des Lebenden zu beziehen sei und sich nicht auf mathematische Verhältnisse reduzieren, insofern auch nicht generalisieren ließe.[12] Galens Bezeichnung der
Gesundheit als variabel, deren Umfang unendliche graduelle Unterschiede
ermöglicht, impliziert, dass sie weder eine absolute noch eine unteilbare

---

solche Exaktheit […]. Ich behaupte deswegen, dass man die alte Heilkunst,
auch wenn sie nicht in allem Exaktheit besitzt, nicht aufgeben darf, so als ob
sie nicht existiere und nicht gut erforscht sei.“

9 Gadebusch Bondio, Mariacarla: Vom Ringen der Medizin um eine Fehlbarkeitskultur. Epistemologische und ethische Reflexionen, in: Gadebusch Bondio, Mariacarla / Paravicini Bagliani, Agostino (Hrsg.): *Errors and Mistakes.
A cultural History of Fallibility*, (Micrologus' Library, Bd. 49), Florenz 2012,
291–311.
10 Hippokrates: *De arte* (2006), Kap. 3.
11 Canguilhem, Georges: *Le normal et le pathologique*, Paris 2011, 12.
12 Galen: *De optima corporis nostri constitutione* (K, Bd. IV, 2), Kap. 3, 737–774;
Ders.: *De sanitate Tuenda* (K, Bd. VI,1) Buch 1, Kap. 5, 18–22; die im Folgenden zitierten Werke von Galen stammen aus der griechisch-lateinische Gesamt-
ausgabe von C. G. Kuhn [K]: *Galen Opera Omnia*, Hrsg. und Üb. von Carolus
Gottlob Kühn, Leipzig 1821–1833, XX Bde. [K, Bd.]; Hippokrates: *De vetere
medicina* (2006), Kap. 9.

Entität, sondern immer graduell und relativ sei. Die unendlichen Variationen, die sich in der Spannweite der Gesundheit befinden, stellen noch nicht pathologische Dyskrasien (schlechte, krankhafte Mischungen der Körpersäfte) dar und gelten daher als „gesunde Dyskrasien".
Für die griechischen Ärzte und ihre Nachfolger bestand also eine klare Aufgabe darin, das Richtige für jeden einzelnen Patienten zu erkennen, das, was je nach Alter, Geschlecht, Beruf, Klima, seelische Verfassung zutraf und helfen konnte, krankmachende Ursachen zu bekämpfen. Diesem Gedankengut ist eine Norm, ein generalisierbarer Mittelwert fremd.[13] Da sich die Medizin, wie auch die Ethik, mit dem Besonderen befasst, muss sie – nach Galen – mit ‚genauen' Mutmaßungen operieren um sich, ausgehend von ihrem theoretischen Gerüst, an die Einzigartigkeit des Individuums systematisch heranzutasten.[14]
Die Bedeutung dieser antiken Tradition hatten auch die Anhänger der so genannten Individualmedizin in den 1920er Jahren erkannt. Sie schrieben Hippokrates die Rolle des Urvaters einer Medizin zu, die sich dem Individuum und seinen Besonderheiten widmete. Diese Haltung mag heute als ein Gestus altmodischer Traditionsverbundenheit mit identitätsstiftender Funktion erscheinen; ein Gestus, der aber aus der Notwendigkeit entsprang eine neue Forschungsrichtung zu behaupten. Wie gingen Mediziner, die sich entschieden hatten dem Individuum als Variantenträger ihre ganze Aufmerksamkeit zu widmen, mit dem Normgedanken um?
Mittelwerte – als Normal- und Vergleichswerte angewendet – waren in der medizinischen Forschung gängig geworden, seitdem Adolphe Quetelets (1796–1874) um 1835 die Anwendbarkeit der Statistik und die Bedeutung von ‚Normalwerten' für Physiologie und Medizin gezeigt hatte.

---

13 Galen: *De methodo medendi* (K, Bd. X,1–2) Buch 1, Kap. 7, 205–206; Buch 9, Kap. 17, 659–660; Buch 3, Kap. 3, 181–183 und Buch 3, Kap. 7, 205–210.
14 Galen: *De sanitate Tuenda* (K, Bd. VI,1) Buch 2, Kap. 7; auch in Diagnostik und Therapie ist diese Idee einer graduellen Perfektionierung der Mutmaßung zentral: Galen: *De crisibus* (K, Bd. IX, 2) Buch 1, Kap. 2; Buch 1, Kap. 20; ders.: *De methodo medendi* (K, Bd. X,1–2) Buch 3, Kap. 4. Siehe auch Gadebusch Bondio, Mariacarla / Herrmann, Ingo F.: Ganz persönlich und doch so fremd – Gesundheit in Zeiten der Individualisierten Medizin, in: Bergdolt, Klaus / Herrmann Ingo F. (Hrsg.): *Was ist Gesundheit? Antworten aus Jahrhunderten*, Stuttgart 2011, 129–142.

Sein „homme moyen" war ein arithmetisches Konstrukt, dessen Bedeutung für die Medizin Francis Galton (1822–1911) gut 50 Jahre später mit Nachdruck betonte.[15] Dank August Comtes (1798–1857) theoretischer Begründung des Normgedankens hatte die Bestimmung von Mittelwerten für die numerisch fassbare Definition des biologisch Normalen (Durchschnittstypus) und Anormalen (abweichender Typus) einen anerkannten Status in beinahe allen Bereichen der Medizin. Die Evolutionstheorie und die mendelschen Gesetze hatten aber die Beschäftigung mit den biologischen Variationen um die Jahrhundertwende angekurbelt: Normwerte mussten überdacht und quantitative Kriterien zur Bestimmung von Variationen (Variationsstatistik) perfektioniert werden.

Nach dem Ersten Weltkrieg zeigte sich in der deutschen Medizin immer deutlicher das Bedürfnis, sich mit dem Individuum, seiner Konstitution und Kondition wissenschaftlich zu befassen. Dies bedeutete nicht nur theoretische Gebäude, gängige Methoden und etablierte Praktiken zu hinterfragen, es bedeutete auch neuen Wertmaßstäben in der Medizin Gültigkeit zu verschaffen.

Hippokrates redivivus: Responsivität statt Normalität

In den Jahren zwischen dem Ersten und Zweiten Weltkrieg fanden sich in Deutschland überzeugte Verfechter einer „Individualmedizin". Die Grundkonstitution eines Menschen erhielt dabei eine neue Gewichtung. Die Suche nach prädisponierenden Faktoren, nach der Entschlüsselung der komplexen Interaktion von äußeren und inneren Ursachen, die Menschen dazu prädisponierten krank zu werden oder nicht, charakterisierte die Arbeit des Internisten Theodor Brugsch (1878–1963)[16], der mit dem deutsch-jüdischen

---

15 Büttner, Johann: Die Herausbildung des Normalwert-Konzeptes im Zusammenhang mit quantitativen diagnostischen Untersuchungen in der Medizin, in: Hess, Volker (Hrsg.): *Die Normierung der Gesundheit. Methoden und Verfahren in der Medizin als kulturelle Praxis. Abhandlungen zur Geschichte der Medizin und der Naturwissenschaften*, (Hrsg. Rolf Winau und Heinz Müller-Dietz, Heft 82), Husum 1997, 17–32: 21.

16 Zu Theodor Brugsch siehe Kaiser, W. / Hübner, H. (Hrsg.): *Theodor Brugsch (1878–1963)*, Hallesches Brugsch-Symposium 1978, Martin Luther Universität Halle/Wittenberg, Halle an der Saale 1979; Konert, Jürgen: *Theodor Brugsch. Internist und Politiker*, Leipzig 1988; siehe auch seine Autobiographie:

Neurologen Friedrich H. Lewy (1885–1950) das imposante Handbuch *Biologie der Person* zwischen 1926 und 1931 herausgab.[17] Brugsch war es ein wichtiges Anliegen, die Traditionsstränge von der Antike bis ins 20. Jahrhundert hinein aufzuzeigen, die die Grundlagen und Entwicklungen der Konstitutionswissenschaft bildeten. Sein Ausgangspunkt war Hippokrates mit dem *physis*-Begriff.[18] Die antiken Schulen (Dogmatiker, Alexandriner, Empiriker, Pneumatiker) und Galen von Pergamon folgten. Alle betrachtete Brugsch in Bezug auf den Konstitutionsgedanke und den daraus entsprungenen Konzeptionen des Menschen und seiner Natur.[19] Auch die Physiologie eines Paracelsus erkannte Brugsch als „konstitutionell" und gekennzeichnet durch ein individualisierendes

---

Brugsch, Theodor: *Arzt seit fünf Jahrzehnten. Autobiographie*, (1. Aufl. 1957) Berlin 1986.

17 Brugsch, Theodor / Lewy, Fritz (Hrsg.): *Die Biologie der Person. Ein Handbuch der allgemeinen und speziellen Konstitutionslehre in vier Bänden*, Bd. 1. Frankfurt am Main 1926; Dies. (Hrsg.): *Die Biologie der Person. Bd. 2: Allgemeine somatische und psychophysische Konstitution*, Berlin / Wien 1931; Dies. (Hrsg.): *Die Biologie der Person. Bd. 3: Organe u. Konstitution*, Berlin / Wien 1930; Dies. (Hrsg.): *Die Biologie der Person. Bd. 4: Soziologie der Person*, Berlin / Wien 1929. In seiner Autobiographie reduziert Brugsch sein Arbeitsverhältnis mit Lewy auf einer redaktionellen Hilfe. Brugsch (1986), 195: „die dritte Auflage erweiterte ich zu dem vierbändigen Werk ‚Die Biologie der Person'. Da mir für die letzte Auflage bei der Auswahl und Redaktion des Stoffes ein Assistent der Krausschen Klinik viel geholfen hatte, setzte ich ihn als Mitherausgeber auf den Titel. Es war F.H. Lewy, der 1934, in der Hitlerzeit, nach den USA emigrierte."

18 Brugsch: Einführung in die Konstitutionslehre, ihre Entwicklung zur Personallehre, in: Brugsch / Lewy (1926), Bd. 1, 1–23, hier siehe insbesondere Kap. 2: „II. Zur Geschichte der Konstitutionsforschung", 5–19.

19 Wie inkonsequent Brugsch mit dem Konstitutionsgedanke umging, zeigt sich an dem 1928 in Leipzig gehaltenen Vortrag: Brugsch, Theodor: Die Klinik, in: *Grundlagen und Ziele der Medizin der Gegenwart*, (Vorträge des Instituts für Geschichte der Medizin an der Universität Leipzig: Institut für Geschichte der Medizin, Bd. 1, fünf Vorträge, gehalten im Winter 1927/28), Bd. 1, Leipzig 1928, 51–71: 70: „Ich möchte aber, um nicht mißverstanden zu werden, noch eines betonen: Der personalistische und der heutige konstitutionelle Standpunkt in der Medizin decken sich nicht. [...] Diese Art des konstitutionellen Denkens in der Medizin bedeutet einen Fortschritt gegen die frühere rein ätiologische Ära, oder auch gegen eine frühere rein abstrakte Einstellung [...]."

Prinzip. In den Wechselwirkungen zwischen Mikro- und Makrokosmos liege die „Individualität der Krankheit".[20] Die darauffolgenden Jahrhunderte durchstreifte Brugsch auf der Suche nach den Voraussetzungen der konstitutionellen Betrachtungsweise: In der nosologischen Lehre des 17. Jahrhunderts mit ihrer Systematisierung von Krankheiten, wie diese von Thomas Sydenam (1624–1689) vertreten wurde, seien wesentliche Elemente des konstitutionellen Gedanken bereits vorhanden gewesen.[21] Auch die großen darauffolgenden nosologischen Systeme – von Friedrich Hoffmann (1660–1742), Georg Ernst Stahl (1624–1734), Herman Boerhaave (1668–1738), Gerard van Swieten (1700–1772), Albrecht von Haller (1708–1777) bis zu John Brown (1735–1788) – deutete Brugsch als Beiträge zur Entwicklung von konstitutionell verankerten Auffassungen der Pathogenese. Für einen wesentlichen Bruch mit der hippokratisch-galenischen Tradition machte Brugsch die Einführung des lokalistischen Prinzips in die Medizin verantwortlich – begonnen durch Giovanni Battista Morgagni (1682–1771) –, „das in der Virchowschen Cellularpathologie seine Krönung fand".[22]

> „Man sieht aber mit unseren Augen von heute, dass gerade da, wo die konstitutionelle Betrachtungsweise in Erweiterung hippokratischer Lehre doktrinär wird, sie falsch war, denn unsere bakteriologischen Entdeckungen weisen die Irrwege auf."[23]

Die Erfahrung des Ersten Weltkrieges hatte die Medizin, in der die „naturwissenschaftliche Detailforschung" herrschte, erschüttert. Brugsch betrachtete den Krieg als einen „großen Lehrmeister" für die Ärzte:

> „Es musste das Individuum nach ganz anderen Maßstäben gewertet werden, als sie der Friedenszustand vor 1914 uns an die Hand gegeben hatte. Mancher Herzfehlerkranke, Astheniker, Neurastheniker und mancher bisher als Kranker angesehene Mann erwies sich als außerordentlich körperlich leistungsfähig, während der mit dem Stempel der ‚Norm' gekennzeichnete da und dort völlig körperlich versagte."[24]

---

20 Brugsch (1926), Einführung, 15.
21 Ebd., 17.
22 Ebd., 18–19.
23 Ebd., 17.
24 Ebd., 19.

Der Krieg hatte die bis dahin als normal erachteten physio-pathologischen Werte zum Wanken gebracht und das Spektrum der so genannten „konstitutionellen Erfahrungen" erweitert, z. B. angesichts der Auswirkungen von Klima und Unterernährung auf den Menschen. Bereits während des Krieges hatten sich einige Mediziner um Brugsch den Unterschieden in der Krankheitsdisposition, beim Krankheitsverlauf und -therapie intensiv gewidmet.[25] Eine Frage, die sich stellte, war, warum Entstehung, Verlauf und Therapie einer Krankheit von Mensch zu Mensch variierten. Anders als die Vertreter der labororientierten Bakteriologie, bemühten sich Internisten wie Friedrich Kraus (1858–1936)[26] und Theodor Brugsch eine „Biologie der Person" zu begründen, mit dem Ziel Defizite in Prävention und Therapie der Krankheiten zu beheben. Dafür musste das Individuum neu erforscht werden.[27] Nur acht Jahre nach dem Ersten Weltkrieg, als Brugsch über diese Prozesse im medizinischen Denken reflektierte, sah er sich mit Friedrich Kraus als Vertreter der neuen Denkrichtung:

> „Die Einstellung unseres Werkes war nicht auf metaindividuelle Konstitutionstypisierung im allgemeinen oder Konstitutionsanomalien im besonderen gerichtet, sondern es sollte der Versuch gemacht werden, konstitutionell jede Person so zu erfassen, daß man ein Urteil über ihre Leistungsfähigkeit in jeder medizinischen

---

25 Bauer, Julius: *Die konstitutionelle Disposition zu inneren Krankheiten*, Berlin 1917; Brugsch, Theodor: *Allgemeine Prognostik oder die Lehre von der Beurteilung des Gesunden und Kranken*, (2. Aufl. 1922), Berlin 1918, und sein Lehrer: Kraus, Friedrich: *Die allgemeine und spezielle Pathologie der Person, klinische Syzygiologie*, Stuttgart 1919. Siehe zudem: Bleker, Johanna / Schmiedebach, Heinz-Peter: *Medizin und Krieg. Vom Dilemma der Heilberufe 1865 bis 1985,* unter Mitarb. v. Christine Eckelmann, Esther Fischer-Homberger, Herbert Grundhewer, Kristin Hoesch, Michael Hubenstorf u. Elmer Schabel, Frankfurt am Main 1987.

26 Lindner, Martin: *Die Pathologie der Person. Friedrich Kraus' Neubestimmung des Organismus am Beginn des 20. Jahrhunderts*, Stuttgart / Berlin 1999, 116.

27 Zur Konstitutionslehre der 1920er und 1930er Jahre siehe: Timmermann, Carsten: Constitutional Medicine, Neoromanticism, and the Politics of Antimechanism in Interwar Germany, in: *Bulletin of the History of Medicine* 75 (2001), 717–739; Hau, Michael: The Holistic Gaze in German Medicine, 1890–1930, in: *Bulletin of the History of Medicine 74* (2000), 495–524; Lawrence, Christopher / Weisz, George (Hrsg.): *Greater than the Parts: Holism in Biomedicine, 1920–1950*, New York 1998; Harrington, Anne: *Holism in German Culture from Wilhelm II to Hitler*, Princeton 1996.

Beziehung angeben kann. Damit war das Problem der sichtbaren Irrationalität
des Individuums unmittelbar angegangen, anstatt einer Aufzählung von sog. Anomalien, die man etwa als Konstitutionsanomalien bezeichnen kann."[28]

Im Zentrum von Brugsch Projekt standen Einheit, Ganzheit und Ein-
maligkeit der Person. Indem er die „Irrationalität" des Individuellen an-
sprach, wies er auf die alte Auffassung hin, es sei keine wissenschaftliche
Erforschung des Individuellen möglich. Für Brugsch war es nun notwendig neue Daten zu sammeln, die es ermöglichten ein Urteil über die Leistungsfähigkeit der Person zu treffen: keine Aufzählung von anatomisch-
morphologischen Abweichungsmerkmalen mehr![29] Mit einer Bündelung
von „statistischen", „kinematischen", „dynamischen", „genetischen" und
„personalen" Gesichtspunkten, wie Brugsch sie definierte, mussten systematische Untersuchungen an großen Reihen von Menschen durchgeführt
und die Datenbasis geschaffen werden, um die individuelle Eigenart zu erfassen.[30] Es ging auch darum die Ärzte mit den Methoden zu versehen, die
ihnen eine „Personalbeurteilung", d.h. ein Verständnis der „Reaktionsnorm" der Person, ermöglichen sollten. Dies brachte auch andere Vorteile
mit sich:

---

28 Brugsch (1926), Einführung, 20.
29 Ebd., 21; wie inkonsequent Brugsch mit der Terminologie umgeht, zeigt der
    von einer Auflage zur anderen seiner Werke umdefinierten, verworfenen oder
    durch den Personsbegriff ersetzten und dann wieder aufgenommenen Kons-
    titutionsbegriff. Die terminologische Inkonsequenz wird umso deutlicher als
    Brugsch in der zweiten Auflage seiner *Allgemeine Prognostik* den Konstituti-
    onsbegriff erneut verwendet und mit dem Zeitfaktor verknüpft: Brugsch, Theo-
    dor: *Allgemeine Prognostik, oder die Lehre von der ärztlichen Beurteilung des
    gesunden und kranken Menschen*, 2. Aufl. Berlin 1922, 43: „Die zeitliche Bil-
    dung des Konstitutionsbegriffes wird wichtig für die Frage der Konstitution
    in verschiedenen Lebensaltern, für die Frage der Disposition, besonders aber
    für die Beurteilung des Verlaufes und des Ausgangs einer Erberkrankung.";
    zum Zeitfaktor in der Individuallehre von Theodor Brugsch siehe: Gadebusch
    Bondio, Mariacarla / Michl, Susanne: Von der Medikalisierung des Humanen.
    Das Individuelle als Herausforderung in der Medizin, in: Gadebusch Bondio
    Mariacarla / Siebenpfeiffer Hania (Hrsg): *Konzepte des Humanen*, Freiburg /
    München 2012, 117–138: 127.
30 Brugsch (1926), Einführung, 22.

„Die Personallehre befähigt uns Ärzte aber auch in höherem Maße zu den Fragen der Volkserziehung, Beratung, Berufswahl, zur Frage der praktischen Lebenseignung Stellung zu nehmen."[31]

Der Fokus war nun auf die gesamte „Reaktionsnorm des Individuums" gerichtet.[32] Die Bestimmung der „Reaktionsnorm" fand nun auf individueller Basis statt. Dafür war es notwendig den Normbegriff umzudeuten, denn medizinische Normwerte als numerisch festgelegte Anhaltspunkte widersprachen dem individualisierenden Prinzip. Die „Bedeutung des Normbegriffs in der Personallehre" behandelte in Brugsch Opus der Münchner Mediziner Ignaz Kaup (1870–1944).[33] Sein Ausgangspunkt war die „Responsi(vi)tät" der Person – nach der Definition des Internisten Louis Ruyter Redcliffe Grote (1886–1960)[34]:

31 Ebd., 23.
32 Bei der rekurrierenden Kritik an die typisierende Konstitutionslehre traten aber Konstitutions- und Personsbegriff in Konkurrenz zueinander: Brugsch (1926), Einführung, 22: „Die Person in ihrem äußeren Habitus, in ihren gesamten Struktur, in ihrer Organisation, in ihrer psycho-physischen Neutralität mit ihrer gesamten Reaktionsnorm gegen die Umwelt mit allen periodischen und nichtperiodischen Schwankungen repräsentiert das, was als Konstitution bezeichnet werden muss. Damit wird der Konstitutionsbegriff eigentlich völlig überflüssig und kann durchaus und besser, weil nicht missverständlich, durch den Personalbegriff ersetzt werden."
33 Kaup, Ignaz: Bedeutung des Normbegriffs in der Personallehre, in: Brugsch / Lewy (1926), Bd. 1, 191–225; Ignaz Kaup war in München am Institut für Hygiene bei Max von Gruber (1853–1927) tätig. Die sozio-ökonomischen Dimensionen der Hygiene gehörten zu seinen Forschungsgebieten. Er wendete sich gegen das Selektionsprinzip und die Eugenik des Rassenhygienikers Fritz Lenz (1887–1976). Siehe: Kaup, Ignaz: *Volkshygiene oder selektive Rassenhygiene?*, Leipzig 1922. Zu Kaup: Weindling, Paul: *Health, Race and German Politics between National Unification and Nazism 1870–1945*, Cambridge 1993, 335–337.
34 Nach dem Medizinstudium erhielt Grote seine bakteriologische Ausbildung am Robert-Koch-Institut. 1914 ging er an die Medizinische Universitätsklinik in Halle, wo er sich 1918 unter Adolf Schmidt habilitierte und bis 1924 blieb. Seit 1922 Professor leitete er bekannte Sanatorien und Krankenhäuser. Zu seinen Forschungs- und Interessengebieten gehörten: Konstitutionslehre, Regulationspathologie, physikalische Therapie und Diätetik. Er vertrat eine „personale" ganzheitliche Betrachtungsweise, was ihm dem individualisierten Ansatz eines Brugsch näherte. Schulz, Hans-Ulrich: Grote, Louis Radcliffe, in: *Neue deutsche Biographie*, Bd. 7, Berlin, 1966, 163–164; siehe zudem: Grote, Louis R.:

„Jeder Mensch wird nach den Grenzen seiner biologischen Leistungsfähigkeit der Maßstab seiner eigenen Normalität. Responsivität der Person soll die Kongruenz von tatsächlich vorhandener und für das Individuum notwendiger physiologischer Leistung ausdrücken, Responsivität bedeutet individuale (sic) d. h. relative Gesundheit; heißt formales Gesundsein ohne Rücksicht auf Qualität und Quantität von Morphologie und Funktion. Der wirkliche Normalmensch wird immer responsiv sein, unter den unzähligen Unnormalen sind die meisten ebenfalls responsiv; sie leben in der ihnen persönlich optimal möglichen Form."[35]

Grote hatte bereits 1918[36] den Begriff der Responsivität eingeführt und damit ein zentrales Problem der Medizin erkannt: Ihr Gegenstand, das Individuum, das sich allen Typisierungsbestrebungen klinischen Denkens widersetzte, verlangte nach einer „individualen Betrachtungsweise" von Seiten des Arztes.[37] Doch zugleich stand dieser Notwendigkeit die rationale, abstrakte Typenbildung als orientierungsstiftendes Kriterium gegenüber. Die Spannung dieser schwer harmonisierbaren Koexistenz hatte jeder Mediziner als Wissenschaftler und Arzt zugleich in der alltäglichen Praxis auszuhalten. Sein Objekt sei das „menschliche Einzelwesen", das mit wissenschaftlichen Mitteln nicht „vollkommen fassbar" sei.[38] Die Fiktion der statistischen Normalität, des „homme moyen" – das betonte Grote in einem 1922 veröffentlichten Aufsatz über den Normbegriff – habe ihre Rechtfertigung in der Wissenschaft, nicht in der ärztlichen Praxis.[39]

Der Arzt im Angesicht von Leben und Tod. Eine Auswahl aus seinem Werk mit einer biographischen Einführung, Hrsg. Karl E. Rothschuh, Stuttgart 1961, 13–39; Böllinger, Elke Maria: *Leben und Werk des Internisten Louis Radcliffe Grote (1886–1960)*, Diss. med., Leipzig 2000.

35 Kaup (1926), 192. Siehe Grote, Louis R.: Über den Normbegriff im ärztlichen Denken, in: *Zeitschrift für Konstitutionslehre* 8 (1922), 361–377.

36 Grote, Louis R.: Muskeltätigkeit und Blutzucker, in: *Zentralblatt für innere Medizin* 39 (1918), 353–358.

37 Grote, Louis R.: Die Gesundheit, in: Ders. (1961), 77–93; siehe Rieger, Stefan: Die Freiheit der Geste und ihre technische Dekodierung, in: Steinhauer, Anja (Hrsg.): *Sprachökonomie durch Kurzwörter*, (Gestik – Figuren des Körpers im Text und Bild, Literatur und Anthropologie, Hrsg. Margreth Egidi, Bd. 8), Tübingen 2000, 117–130: 127–129.

38 Grote, Louis R.: Über den Normbegriff im ärztlichen Denken, in: *Zeitschrift für die gesamte Anatomie* II Abt. 8 (1922), 361–377: 362.

39 Ebd., 370.

Mit dem Konzept von Responsivität wollte Grote die funktionale Betrachtungsweise der „individuale[n], d. h. relative[n] Gesundheit" ausdrücken. Er wollte den Normalitätsbegriffs in seiner Fiktionalität durch den empirischen Begriff der Responsivität ersetzt sehen, denn nur letztere entspräche der Wirklichkeit der Person:

> „Die Realität der Gesundheit des Einzelnen wird uns gegeben durch die Feststellung seines Verhaltens, bevor die Störung eintrat, die ihn zum Arzt führte. Die Grenzen seiner biologischen Leistungsfähigkeit sind daraus unschwer zu ermitteln".[40]

Die Kritik an dem Normgedanken war ein höchst aktuelles Thema in der deutschen Medizin der 1920er Jahre. Wie Grote, hatten u. a. auch der Anatom Wilhelm Roux (1850–1924), der Internist Hermann Rautmann (1885–1956), der Psychiater Kurt Hildebrandt (1881–1966) und der Philosoph Richard Müller-Freienfels (1882–1949) den Normbegriff in Frage gestellt bzw. abgelehnt.[41]

Im Licht dieser Diskussion schlug Kaup vor zwei Fragen nachzugehen: Erstens, ob sich doch ein Normbereich in der Medizin bestimmen ließe und zweitens, welche Normbestimmungskriterien zu diesem Zweck geltend gemacht werden könnten.[42] Man hätte durch eine Vereinbarung ein

---

40 Ebd., 373–374.
41 Grote bezieht sich z. B. auf Roux, Wilhelm: *Prinzipielle Sonderung von Naturgesetz und Regel, von Wirken und Vorkommen,* (Sitzungsberichte der Preußischen Akademie der Wissenschaften, 28), Berlin 1920; Hildebrandt, Kurt: *Norm und Entartung des Menschen,* Dresden 1920; Müller-Freienfels, Richard: *Die Philosophie der Individualität,* Leipzig 1921; siehe auch Rautmann, Hermann: *Untersuchungen über die Norm ihre Bedeutung und Bestimmung,* (Veröffentlichungen aus der Kriegs- und Konstitutionspathologie. 6. Heft, 2. Band, Heft 2), Jena 1921; kritisch bezieht sich Grote auf Brugschs „Umfangreiche und mühsame anthropometrische Untersuchungen", die er angestellt hatte, „um das Normalindividuum noch schärfer definieren zu können", in: Grote (1922), 369. Siehe Brugsch (1918 und 1922).
42 Kaup bezieht sich hier u. a. auf die Arbeit des Internisten und Konstitutionsforschers in Bonn und Leipzig (seit 1928) Hans Günther, siehe Günther, Hans: *Grundlagen der biologischen Konstitutionslehre,* Leipzig 1921; siehe *Professorenkatalog der Universität Leipzig,* Hrsg. Lehrstuhl für Neuere und Neueste Geschichte, Historisches Seminar der Universität Leipzig: http://www.uni-leipzig.de/unigeschichte/professorenkatalog/leipzig/Guenther_216.pdf (04.03.2014).

variierendes Körpermerkmal festsetzen müssen um eine „Variationsstatistik" zu ergründen. Der Internist Hans Günther (1884–1956) ging z. B. bei
der Normwertung von der wahrscheinlichen Abweichung aus.[43] Andere
Mediziner gingen von der durchschnittlichen[44] oder auch von der mittleren quadratischen[45] Abweichung aus. Alle Konstitutionsforscher waren
mit demselben Problem konfrontiert: „Normale Individuen", die konstitutionelle oder „typische" Merkmale aufwiesen, stellten in der Praxis eher
eine Ausnahme dar.

Kaup hatte festgestellt, dass die gleichzeitige Betrachtung mehrerer
Merkmale angesichts der Variabilitätsbreite eine Reihe von bis dahin
unerforschten Wechselbeziehungen und Korrelationen ergab. Der Internist Hermann Rautmann hatte sich mit der Messung der Herzgröße (als
Querdurchmesser) befasst und ihre Korrelation mit Körpergröße, Körper-
gewicht und Brustumfang festgestellt. Die am häufigsten vorkommenden
Befunde (Zusammenhänge von Körpergröße, Gewicht, Brustumfang und
Herzgröße) konnte man – so Rautmann – als „normal" aber auch als „typisch" bezeichnen.

Überlegungen über die mögliche Gleichstellung der Begriffe „Typus"
und „Norm" stellte Kaup in Anlehnung an den dänischen Vererbungsfor-
scher Wilhelm Ludwig Johannsen (1857–1927) an, der Quetelets Definition

---

43 Kaup (1926), 195.
44 Hermann Rautmann bezog sich auf die durchschnittliche Abweichung für die
     Normbestimmung, siehe Rautmann (1921).
45 Die „mittlere quadratische Abweichung" wird zum Kriterium für die Bestim-
     mung der Norm von Julius Bauer (1887–1973) verwendet. Bauer war Konsti-
     tutionsforscher in Innsbruck und Wien bis er 1928 in die USA emigrierte. Siehe
     Bauer, Julius: *Allgemeine Konstitutions- und Vererbungslehre*, Berlin 1921;
     Bauer-Merinsky, Judith: *Die Auswirkungen der Annexion Österreichs durch
     das Deutsche Reich auf die medizinische Fakultät der Universität Wien im
     Jahre 1938: Biographien entlassener Professoren und Dozenten*, Wien 1980,
     14–16;http://ub.meduniwien.ac.at/edocmed/?f_ac=AC06621764&f_file=1
     (01.04.2014); Hofer, Veronika: Positionen und Posen eines Experten. Der Kon-
     stitutionsforscher Julius Bauer (1887–1973) und die Eugenik in der Wiener
     Zwischenkriegszeit, in: Baader, Gerhard / Hofer, Veronika / Mayer, Thomas
     (Hrsg.): *Eugenik in Österreich. Biopolitische Strukturen von 1900 bis 1945*,
     Wien 2007, 31–65.

von Typus als arithmetischer Mittelwert kritisiert hatte.[46] Johannsen hatte
zwischen Genotypus als „Anlagekomplex" und Phänotypus, als „meßba-
re Realität", als, „was als typisch beobachtet werden kann", unterschieden und die Gene – eine Bezeichnung, die er 1909 eingeführt hatte – als
konstitutionelle Elemente beschrieben.[47] Die „Reaktionsnorm" drückte
für Johannsen die „Gestaltungsbreite für die Gesamtheit der Gene aus",
worin Kaup den Bezug auf die Ganzheit des einzelnen Organismus erkannte und damit die Frage verknüpfte, ob die verschiedenen Merkmale (als
Teile eines Ganzen) und Eigenschaften eines Organismus „voneinander
abhängig oder unabhängig sind"[48]. Ausgehend von Brugschs Auffassung
des Organismus als Einheit, konnte Kaup eine Analyse der Korrelation
von Merkmalen, die die „Breite des Gesundhaften, eben die Norm" ausmachen würden, durchführen. Struktur, Funktion, Reaktion, Korrelation
und Ähnlichkeit von Individuen waren hierbei für Kaup die leitenden Konzepte. Sein Datenmaterial stammte aus dem Ersten Weltkrieg. Auf die Suche nach Zusammenhängen zwischen den Dimensionen von Organen und
den Habitusmaßen (Körpergröße) war im pathologischen Institut in Jena
ein „umfangreiches kriegspathologisches Obduktionsmaterial" untersucht
worden.[49] Kaup analysierte die ihm zur Verfügung stehenden Ergebnisse
um zu prüfen, ob die Variabilität der Innenorgane mit den Habitusmaßen korreliere. Die Ergebnisse erwiesen sich aber eher als enttäuschend
mit Ausnahme des Herzens und der Organe des endokrinen Systems, die
„gleichsinnig mit der Körperlänge" variierten und daher Korrelationen

---

46 Kaup (1926), 197. Der dänische Wissenschaftler Wilhelm Johannsen war für
    seine botanischen und statistischen Studien bekannt, siehe Johannsen, Wilhelm
    L.: *Elemente der exakten Erblichkeitslehre, mit Grundzügen der biologischen
    Variationsstatistik*, Jena 1913; Johannsen, Wilhelm L.: Allgemeine Vererbungs-
    lehre, in: Brugsch / Lewy (1926), Bd. 1, 227–322.
47 Kaup (1926), 198–199; Johannsen (1913), Vorwort zur ersten Auflage von
    1909, VII: „Ob die neuen Bezeichnungen „Phänotypus", „Gene", „genoty-
    pisch" u. dergl. Beifall finden werden, wird sich zeigen; jedenfalls sind sie nicht
    Wörter, welche „wo Begriffe fehlen" sich eingestellt haben; es waren eben die
    Begriffe, welche benannt werden mussten, um präzisiert werden zu können."
48 Kaup (1926), 199.
49 Kaup nennt die Mediziner R. Rössle und F. Schilf, die diese Untersuchungen in
    Jena durchgeführt hatten. Ebd., 206–208.

aufwiesen.[50] Kaup gelang es, eine Korrelation zwischen dem Herzen, der Leber, den Nieren und dem Pankreas (die Volumsvermehrung und -verminderung korrelieren untereinander) festzustellen, musste aber zugeben, dass sich keine bedeutende Korrelation zwischen Körperhabitus und Innenorgane erkennen ließe: Sie schienen getrennten Variabilitäts- und Korrelationssystemen anzugehören. Eher als um eine statische oder Zustandsähnlichkeit handele es sich um eine „funktionell-dynamische", um eine „Beanspruchungsähnlichkeit", präzisierte Kaup, der damit Brugschs Gedanke nochmal aufgegriffen hatte.

> „Für die Variabilität und Korrelation sind auf Grund der Innenorgan-Habitus-Relation völlig neue Gesichtspunkte gewonnen. Der Normbegriff steht jedoch mit der Variabilität und Korrelation in engstem Zusammenhange. Ist nun eine Bereicherung oder Vereinfachung des Normbegriffes eingetreten?"[51]

Die Frage lässt sich schwer beantworten. Kaups Tabellen, Indices, Prozentwerte, Varianten und Konstanten, „Proportionalitätsfaktoren" und Formeln erschlagen den Leser. Neu war die Suche nach dem jeweiligen Korrelationsgrad von Merkmalpaaren. Diese galten als normativ und sollten ein Hilfsmittel für den Arzt sein. Kaup war sich der Tatsache bewusst, dass schematische Werte und Indices allein die „Gesundhaftigkeit" der Organe nicht erkennen ließen:

> „Die funktionelle Leistungskraft muß in jedem Einzelfalle z. B. nach dem Nutzeffekt bei Arbeitsleistungen oder nach Fermentreaktionen geprüft werden. Die Innenorgan-Habitus-Relation bedeutet nur eine Erleichterung oder eine Hilfe für die Beurteilung."[52]

Schließlich war das „Innenorgan-Habitus-Gleichgewicht" das, was den Normaltypus ausmachte. Auch in der Personallehre blieb der „Normaltypus" vorhanden. Er wurde aber nicht mehr statisch und als mathematischer Mittelwert verstanden: Relationalität, Responsivität, Dynamik kennzeichneten ihn vielmehr. Dieser neu definierte Normaltypus stand in Korrelation mit seiner Umwelt. Zur Förderung einer dynamischen Betrachtung des Menschen hatte Theodor Brugsch 1921 den Ausdruck „Konstitutionsvariation auf konditionaler Basis" eingeführt, in dem die zeitliche

---

50 Ebd., 210–211.
51 Ebd., 192. Siehe Grote (1922), 361–377.
52 Kaup (1926), 225.

Dimension von Lebensprozessen unterstrichen wurde.[53] Für Kaup waren Anpassungs-, Leistungs- und Erhaltungsfähigkeit, die Eigenschaften, die die Normalität eines Menschen ausmachten und seine Funktion innerhalb eines Volkes definierten:

> „Die Individuen sind nach ihrer biologischen Leistungsfähigkeit nicht nur persönlich responsiv, sondern auch der Population gegenüber responsiv, da für die Erhaltung der Art nur die normale Zeugungskraft responsiv erscheint."[54]

Der Normalitätsbegriff blieb auch in der Individualmedizin beibehalten, wurde aber unter dynamischen Gesichtspunkten und komplexeren Bestimmungskriterien neu definiert: Relationalität und Responsivität, aber auch Leistung eines Individuums angesichts seiner Umwelt und innerhalb einer Population waren für die Normalitätsbestimmung grundlegend geworden.

„Volksgut", Populationsgenetik und „personalized medicine"

In einem 1928 gedruckten Vortrag, gehalten am Leipziger Institut für Geschichte der Medizin unter dem Titel „Grundlagen und Ziele der Medizin der Gegenwart", bezog sich Brugsch auf die Definition vom „Arztsein", die im Rahmen des Deutschen Ärztetages beschlossen wurde: „Gesundheitsdienst am Volke".[55] Diese Erweiterung der „ins Maßlose gewachsenen" ärztlichen Aufgabe bezeichnete Brugsch als eine nicht einfache Herausforderung. „Menschengut" und „Volksgut" waren nun die zu gestaltenden „Gegenstände" einer Medizin, die als „Biologie des Individuellen" all ihre Kräfte einsetzen sollte, um die Volksgesundheit zu fördern.[56] Das Individuum, nun als Teil des Volkkörpers betrachtet, stand im Mittelpunkt eines

---

53 Brugsch (1922), 43: „Alle diese exogenen Momente – äußere Bedingungen schlechthin – die eine Änderung der Konstitution bewirken, kann man Konditional (= äußere Bedingung) benennen; die durch diese äußere Bedingung gesetzte Änderung der inneren Bedingungen kann man aber nicht schlechthin als Kondition bezeichnen, sondern muß dafür einen anderen Ausdruck wählen. Wir wählen dafür den Ausdruck Konstitutionsvariation auf konditionaler Basis, der zeitlich gebunden betrachtet werden muß oder kann."
54 Kaup (1926), 225.
55 Brugsch (1928), 52–53.
56 Ebd., 53.

medizinischen Forschungsansatzes, der sich in synchroner und diachroner Hinsicht höchst integrativ zeigte. Eine heute noch beeindruckende disziplinäre Vielfalt kennzeichnet die Auswahl der Beiträge in Brugsch und Lewy Biologie der Person – kaum ein Bereich der Medizin fehlte. Weitere Disziplinen – etwa Judaistik, Indologie oder Graphologie – wurden eingeschlossen, denn nur so konnte die ‚Bio-Logie' der Person umfassend untersucht werden.[57] Der Mitherausgeber Lewy hatte einen 13-seitigen Beitrag verfasst, in dem er Motorik, Körperhaltung und Zeitsinn als individuelle Eigentümlichkeiten untersuchte (Abb. 2). Um „bestimmte Relationen zwischen einzelnen körperlichen und geistigen Phänomenen rechnerisch zu erfassen", betonte Lewy, sei noch viel konstitutionsbiologische Arbeit zu leisten.[58] Das Bewusstsein der bevorstehenden Forschungen, des fehlenden oder nur ansatzweise vorhandenen Datenmaterials war zum Grundtenor einiger der am Werk beteiligten Autoren geworden. Am Ende seines Artikels erklärte Lewy:

> „Wir sind also noch sehr weit von dem gesetzten Ziel entfernt [...]. Aber der ganzen Anlage dieses Buches entsprechend erschien es wichtig, auch da, wo genügend konstitutionsbiologische Arbeiten noch nicht vorliegen, die Probleme zu formulieren und die Wege zu weisen, die möglicherweise zu ihrer Lösung führen."[59]

Die vier Bände mit ihren 4000 Seiten legten ein heterogenes Programm vor. Mit dem Erscheinen des letzten Bandes im Jahr 1931 schien jedoch das mit viel Arbeit und Zeitaufwand angelegte Vorhaben zunächst einen Endpunkt erreicht zu haben. Trotz des Impetus und der Überzeugung,

---

57 So finden sich Beiträge zu: Allgemeine und spezielle Vererbungslehre, bzw. Genetik, „Kollektivmaßlehre" (als Teil der medizinischen Statistik), „Individualanatomie" und „Individualpathologie", Konstitutionslehre und Rassenlehre, Toxikologie, Pharmakologie und Sportwissenschaft (alle in Bezug auf die Konstitution), Kriminalistik (und Körperbau), Thanatologie, Graphologie, „Medizinische Charakteriologie", „Psychophysische Typenforschung", Erforschung der Umwelteinflüsse, „Begabung, Erziehung und Auslese" und sieben kulturwissenschaftliche Beiträge zu Themen wie „Das Individuum in Indien" und analog dazu in Japan, im Judentum, im Christentum, im Islam und im Katholizismus.
58 Lewy, Friedrich H.: Experimentelle Untersuchungen zur psychophysischen Typenforschung. I. Die Motorik, in: Brugsch/Lewy (1931), Bd. II, 845–858: 858.
59 Ebd.

die in jeder Zeile von Brugsch zu spüren ist, blieb die „Wissenschaft des Individuellen" ein nicht wieder aufgegriffener Faden in der Karriere des Internisten. Mit der Machtergreifung der Nationalsozialisten emigrierte Friedrich H. Lewy 1934 in die USA. Brugsch musste seine akademische Position 1935 aufgeben.[60] Er betrieb von 1935 bis 1945 eine Privatpraxis in Berlin.[61] Nach dem Krieg erlebte seine Karriere an der Charité, in der DDR, eine zweite Blütezeit.[62] Das alte Projekt einer Individualmedizin reaktivierte er nie wieder. Vier Jahre vor seinem Tod, 1958, kam Brugsch zu folgender retrospektiven Betrachtung:

> „Ist eine solche Konstitutionslehre von sehr großem Gewinn für die medizinische Forschung geworden? Gewiss hat sie unser medizinisch-biologisches Wissen erweitert, aber in der Denkkategorie ‚Kranker' kaum gefördert, es sei denn in erbpathologischer Aufklärung. Friedrich Kraus und ich selbst haben darum vor vierzig Jahren die Konstitutionslehre in eine Personallehre zu verwandeln gesucht – ich nannte sie die Lehre von der Biologie der Person – Kraus nannte sie die Pathologie der Person. Die Personallehre sollte die Konstitutionslehre ersetzen. Ein weiterer Ausbau der Lehre ist aber in den letzten vier Jahrzehnten nicht erfolgt. Das liegt wohl daran, dass die weitere Entwicklung der Medizin experimentell-therapeutische Wege ging."[63]

Brugsch war bereits 80 Jahre alt als er diese Gedanken veröffentlichte. Zeitgleich hatten in den USA und in Europa, einschließlich West-Berlin, in den Bereichen Pharmakologie, Biochemie und Genetik begonnen neue Forschungsansätze sich herauszukristallisieren, die zu einer anderen Form der Personalisierung der Medizin führen sollten.

---

60 Weindling (1993), 512; Brugsch (1986), 227–242: 238.
61 Brugsch war mit einer Jüdin verheiratet. Trotz Scheidung und Beitritt in verschiedenen NS-Organisationen (NS-Kraftfahrkorps (NSKK), Nationalsozialistische Volkswohlfahrt (NSV) und als förderndes Mitglied der SS) gelang es ihm nicht, in Halle wieder berufen zu werden. Klee, Ernst: *Das Personenlexikon zum Dritten Reich. Wer war was vor und nach 1945*, Frankfurt am Main 2005, 78; Paul Weindling zählt Brugsch zu den „liberalen Professoren", die gezwungen wurden, ihre Ämter zwischen 1934 bzw. 1935 und 1937 abzulegen, siehe Weindling (1993), 512.
62 1945 wurde er an die Universität Berlin berufen, wo er bis zur Emeritierung 1957 Ordinarius für Innere Medizin und Direktor der I. Medizinischen Klinik der Berliner Charité war, siehe Brugsch (1986), 279–306: 294 ff.
63 Brugsch, Theodor: Ganzheit und therapeutischer Aspekt, in: *Zeitschrift für die gesamte innere Medizin* 13 (1958), 932–935.

Ein Jahr nachdem Brugsch seine Autobiographie veröffentlichte, der das rückblickende Zitat entnommen ist, erschien ein längerer Beitrag des Humangenetikers Friedrich Otto Vogel (1925–2006), der an der Freien Universität in West-Berlin tätig war[64], zum Thema „Moderne Probleme der Humangenetik".[65] Vogel interessierte sich für die „Phänogenetik der erblichen Varianten". Spontane und induzierte Mutationen und Erbkrankheiten, wie die Hämophilie, gehörten zu seinen Forschungsschwerpunkten, wobei er die Notwendigkeit erkannt hatte, populationsgenetische und biochemische Methoden miteinander zu verflechten. Mit dem Begriff „Pharmakogenetik" hatte Vogel eine neue Forschungsrichtung eingeführt:

> „Der Ausdruck „Pharmakogenetik" des Menschen […] ist bisher noch mehr ein Programm als eine Bezeichnung für ein Arbeitsgebiet. Bisher sind zu einer Kenntnis der erblichen Varianten in der Reaktion auf Arzneimittel und sonstige von außen zugeführte Stoffe nur Ansätze vorhanden. Zum größten Teil liegt das sicher daran, dass diese Beziehungen einfach noch kaum untersucht sind; einzelne Beobachtungen scheinen darauf hinzudeuten, dass das ganze Gebiet in Zukunft immer wichtiger werden dürfte."[66]

Vogel war ein Vertreter der deutschen Humangenetik, die um ihre „Wiederaufnahme" in die *scientific community* kämpfen und sich international neu positionieren musste. Er hatte die Potentiale der Pharmakogenetik erkannt. Dem 12-Seiten langen „in Grenzen gehaltenen" Literaturverzeichnis, das Vogel seinem Aufsatz voransetzte, stellte die Verdichtung von Untersuchungen und Einzelstudien dar, die nach dem Krieg in genetischen und biochemischen Bereichen entstanden waren. Die meisten sind englischsprachig. Vogel interessierte sich vorrangig für Fragen der Populationsgenetik, doch auch das individuell-zentrierte „genototrophische Prinzip" des zu Beginn erwähnten Roger Williams fehlte in seinen Ausführungen

---

64 Seit 1952 arbeitete Vogel am Max Plank-Institut für vergleichende Erbbiologie und Erbpathologie Berlin-Dahlem bei Hans Hachtsheim (1890–1979), von 1962 bis zu seiner Emeritierung 1993 war er Direktor der Instituts für Anthropologie und Humangenetik an der Universität Heidelberg, siehe: *Humangenetik in Heidelberg. Das Institut für Humangenetik und Anthropologie von 1962 bis 1990 im Lichte der Habilitationen* (Symposium am 10.03.1990 zum 65. Geburtstag von Professor Dr.Dr. h.c. Friedrich Vogel), Heidelberg 1991.

65 Vogel, Friedrich: Moderne Probleme der Humangenetik, in: *Ergebnisse. Innere Medizin und Kinderheilkunde* 12 (1959), 52–125.

66 Ebd., 117.

nicht. Der amerikanische Biochemiker hatte beobachtet, dass zur Korrektur genetischer Defekte eine besondere Zusammensetzung der Nahrung mit Erfolg eingesetzt werden konnte. Vogel bewertete diesen Ansatz als überzeugend, wenn auch manchmal „verschwommen und übertrieben":

> „Wie er [Williams, M.G.B.] glaubt, kennen wir hier bisher nur einige wenige Extremvarianten, während wir bei der Behandlung sehr vieler Krankheiten erfolgreicher sein könnten, wenn wir auch die große Variabilität im normalen Bereich besser berücksichtigten."[67]

Im Werk von Williams ging es eben um die Variabilität im normalen Bereich. Seine Grundeinstellung basierte auf der Kritik des Normgedankens in der Medizin. Der Fokus seiner Argumentation war auf das Individuum als Variationsträger gerichtet. Das kennzeichnet Williams Werk und unterscheidet ihn – was seine Reflexion über die Medizin angeht – von den Arbeiten der Pioniere der Pharmakogenetik, Friedrich Vogel, Arno G. Motulsky (geb. 1923) und Werner Kalow (1917–2008), die als Väter der Individualisierten Medizin von heute gelten.[68] Sie suchten auch nach Variationen, v.a. nach genetischen Variationen in Zusammenhang mit dem Metabolismus von Pharmaka.[69] Ihre vergleichenden Studien (zw. Tierspezies, Tieren und Menschen, zwischen Rassen, zwischen Menschengruppen etc.) sind richtungsweisend geworden. In den Publikationen, in denen zwischen Ende der 1950er und Beginn der 1960er Jahren die Ergebnisse dieser bahnbrechenden Forschungsansätze bekannt gemacht wurden, wird die Bedeutung der Pharmakogenetik zunächst für Familien, Patientengruppen, Teile einer Population oder Rassen betont.[70] Das wissenschaftliche Programm eines Friedrich Vogel oder Arno Motulsky[71], mit dem Vogel das

---

67 Ebd., 123.
68 Jones, David S.: How Personalized Medicine became Genetic and Racial: Werner Kalow and the Formations of Pharmacogenetics, in: *Journal of the History of Medicine and Allied Sciences* 68/1 (2013), 1–48.
69 Siehe Kalow, Werner: *Pharmacogenetics. Heredity and the Response to Drugs, Philadelphia*, London 1962; Motulsky, Arno G.: Drug Reactions, Enzymes, and Biochemical Genetics, in: *The Journal of the American Medical Association* 165/7 (1957), 835–837.
70 Kalow (1962), 1.
71 Siehe Motulsky (1957), 835–837. Auch Motulsky berichtet über Untersuchungen (an Menschen und Tieren) an Rassen, Spezies und Populationsgruppen zur

imposante Werk *Human Genetics* 1979 veröffentlichte, ist auf die Population gerichtet.[72] In seinem *Handbuch der Humangenetik* widmet zwar
Vogel der „biochemischen Individualität des Menschen" – sich auf Williams beziehend – eineinhalb Seiten: Doch angesichts des Hinweises in dem
753-Seiten starken Werks ist die Gewichtung dieses Aspektes eher gering-
fügig. In diesem Zusammenhang musste Vogel sich drei Fragen stellen:

> „Was ist eigentlich ‚der Bereich des Normalen'? Gibt es nicht eine große Varia-
> tionsbreite aller biochemischen Vorgänge und Funktionen im Bereich des ‚Nor-
> malen'? Beeinflusst diese Variationsbreite nicht weitgehend unseren Lebenslauf
> in Gesundheit und Krankheit, unsere Reaktion auf Nahrungsstoffe und Medika-
> mente, unsere geistige Leistungsfähigkeit – ja unser ganzes subjektives und ob-
> jektives Leben? […] Kein Mensch ist dem anderen in den genetisch gesteuerten
> Primärfunktionen seines intermediären Stoffwechsels wirklich gleich. Vielleicht
> kann man sogar weitergehen und sagen: Kein Mensch ist in all diesen Funktionen
> völlig ‚normal'."[73]

Mit dem Begriff „biochemische Individualität", auf den sich Vogel hier
bezieht, hatte Williams die Abweichungen vom Durchschnitt ins Zentrum
des medizinischen Interesses gerückt. Auch Friedrich Vogel erkannte die
biochemisch-genetische Analyse von „Unterschieden im Bereich des Normalen" als grundlegend, um die erblichen Unterschiede „in Gesundheit
und Leistungsfähigkeit" nachvollziehen zu können: Darin sah er eine der
wichtigsten Zukunftsaufgaben der Humangenetik.[74]

„detection of hereditary biochemical traits that cause drug reactions"; Unterschiede im Metabolismus bei der Annahme von Medikamenten konnten toxi-
sche Reaktionen erklären.

72 Auch im Vogels Lehrbuch bleibt die Populationsgenetik der zentrale For-
schungsschwerpunkt: Vogel, Friedrich: *Lehrbuch der allgemeinen Humangenetik*, Berlin / Göttingen / Heidelberg 1961, VI: „Zwei Gebiete sind es vor
allem, auf denen in den letzten Jahren besondere Fortschritte erzielt wurden:
die biochemische oder, wie man auch sagt, ‚molekulare' Genetik (die Analyse
der Genwirkung) und die Populationsgenetik mit der Analyse der Mutation
und der natürlichen Selektion. Hier musste deshalb der Schwerpunkt unserer
Darstellung liegen. Gerade bei der Analyse der natürlichen Selektion etwa im
Bereich der Hämoglobin-Varianten oder der AB0-Blutgruppen zeigt es sich, wie
eng sich diese beiden Arbeitsgebiete miteinander verzahnen."

73 Ebd., 476–477.

74 Im Kapitel „Eugenische Maßnahmen" behandelte Vogel die Frage, für welche Fäl-
le freiwillige Sterilisierung und Empfängnisverhütung angewendet werden sollten.

Ohne jegliche Emphase betont Werner Kalow in seinem 1962 erschienenen Buch *Pharmacogenetics,* dass die Beschäftigung mit individuellen Variationen selbstverständlich für Pharmakologen sei. Eine ihrer zentralen Aufgaben war zwischen den variationsverursachenden inneren (konstitutionellen) und äußeren (umweltbedingten) Faktoren zu unterscheiden. Viel problematischer waren die so genannten „discontinuous variations", mit denen Genetiker vertraut waren, Pharmakologen aber nicht und daher bis zu diesem Zeitpunkt bei den gängigen Verfahren zur Bestimmung des Wirkungsgrads eines Medikaments vernachlässigt wurden.[75] Als Hauptursache für die so genannten „discontinuous variations" bezeichnete Kalow „monofactorial inheritances". Die Pharmakogenetik musste sich – so Kalow – mit eben diesen vernachlässigten Variationen v.a angesichts der Reaktionen zu Pharmaka endlich befassen.[76]

Die Individualisierte Medizin von heute, mit ihrer Methode der Biomarker-basierten Prädiktion von Krankheitsprädispositionen, Krankheitsverläufen und Therapieerfolg, scheint *prima facie* dabei zu sein, die skizzierten Bestrebungen, vor allem aber die Forschungspläne der Pharmakogenetik der 1950er Jahren, zu verwirklichen. Doch bei genauerem Hinsehen stellt sich eine Verbindung der heutigen Individualisierten bzw. Personalisierten

---

Er kam zu dem Schluss: „Die Zeugung eines Kindes sollte dann aus eugenischer Indikation vermieden werden, wenn eine unzumutbar hohe Chance dafür besteht, dass es eine sein Wohlbefinden und seine Gesundheit ernsthaft beeinträchtigende erbliche Anomalie aufweisen würde." Vogel (1961), 628–630: 629. Friedrich Lenz' Darlegungen zum Thema, sah Vogel als nicht veraltet an, vgl. Lenz, Friedrich: *Menschliche Auslese und Rassenhygiene (Eugenik),* München 1932.

75 Das Interesse lag v.a. in der in den 1920 fixierten Berechnungsmodalitäten der Potenz eines Medikaments. Nach dieser wurde die Potenz eines Pharmakon entsprechend der Dose definiert, die einen gewünschten Effekt bei 50% einer Gruppe von Individuen hervorruft. Dieses allgemein akzeptierte und angewandte Berechnungskriterium erkennt einen spezifischen Typus von individueller Variation: Die kontinuierliche Variation, die durch die Gauss' Distributionskurve graphisch dargestellt wird. Dank der Kurve können Individuen, die eine besondere Empfindlichkeitsreaktion zu einem Medikament innerhalb gewissen Grenzen aufweisen, graphisch dargestellt werden, aber die meisten Empfindlichkeitsäußerungen werden sich um den Durchschnittswert häufen. Kalow (1962), 1.

76 Kalow (1962), 2: „At this moment, pharmacologists need to learn from geneticists how to assess discontinuous variation specifically. [...] Genetics has developed for this task mathematical and statistical procedures, many of which will have to be utilized in future pharmacology."

Medizin zu den in diese Richtung weisenden früheren Ansätzen als problematisch dar. Im Diskurs der Individualisierten Medizin sind Genmutationen eher als Variationen von Bedeutung. Normabweichungen haben im Vokabular der Molekularbiologie, Genomik und Proteomik keinen Platz mehr: Die Bestimmung und Bezeichnung von genetischen Veränderungen hat an Schärfe gewonnen. Die Terminologie hat sich verändert. Nur die Begriffe Individualisierung und Personalisierung sind beständig. Sie stehen heute für prädiktive, präventive und therapeutische Forschungsprogramme, die – genauer betrachtet – weniger an den individuellen Patienten als vielmehr an eine stratifizierte Bevölkerung gerichtet sind. Die *BRCA1*- oder *BRCA2*-Mutationsträgerinnen und -träger bilden dementsprechend eine Gruppe, die nicht als abweichend oder als nicht normal gilt, sondern als Risikogruppe für die Entstehung von Ovarial- und Pankreas-, Kolon- und Prostatakarzinomen. Die Wahrscheinlichkeit des frühen Auftretens einer Krebserkrankung veranlasst Frauen und Männer innerhalb dieser Risikogruppen zu primär und sekundär präventiven Maßnahmen. Noch gesunde Mutationsträgerinnen und -träger stehen im Fokus der Bemühungen der Individualisierten bzw. Personalisierten Medizin. Die Normfrage verschiebt sich. Sie muss aus einer existenziellen und ethischen Perspektive gestellt und sorgfältig ausgelotet werden: Ist ein normales Leben angesichts des Wissens um genetische Prädispositionen noch möglich? Kann ein Mensch trotz der zunehmenden Medikalisierung des Lebens einen individuellen Lebensentwurf entfalten?

Die Attribute „individualisiert" und „personalisiert" lassen angesichts dieser Überlegungen Raum für Interpretationen.[77] Bei aller Kritik zur Unschärfe der terminologischen Wahl wird die Individualisierte bzw. Personalisierte Medizin ihre inzwischen etablierte Bezeichnung nicht mehr

---

77 Martin Langanke spricht von einer „babylonischen Sprachverwirrung", die rund um die Begriffe „Personalisierte Medizin" oder, meist synonym verwendet, „Individualisierte Medizin" (IM) entstanden ist und versucht mit Hilfe des aristotelischen Genus-Begriffs die Bezogenheit der IM auf „Unterfallklassen" und Subpopulationsgruppen durch Anwendung einer (Feiner) Stratifizierungsmethodik zu demonstrieren. Trotz ausführlicher Analyse bleibt eine mögliche pragmatische Lösung der terminologischen Unzufriedenheit verborgen. Langanke, Martin u. a.: Was ist Individualisierte Medizin? – Zur terminologischen Justierung eines schillernden Begriffs, in: *Zeitschrift für Medizinische Ethik* 58 (2012), 295–314: 299.

ändern können, ja sie ausgerechnet mit einer reichhaltigen wie bunten und alten Tradition der Medizin teilen müssen.

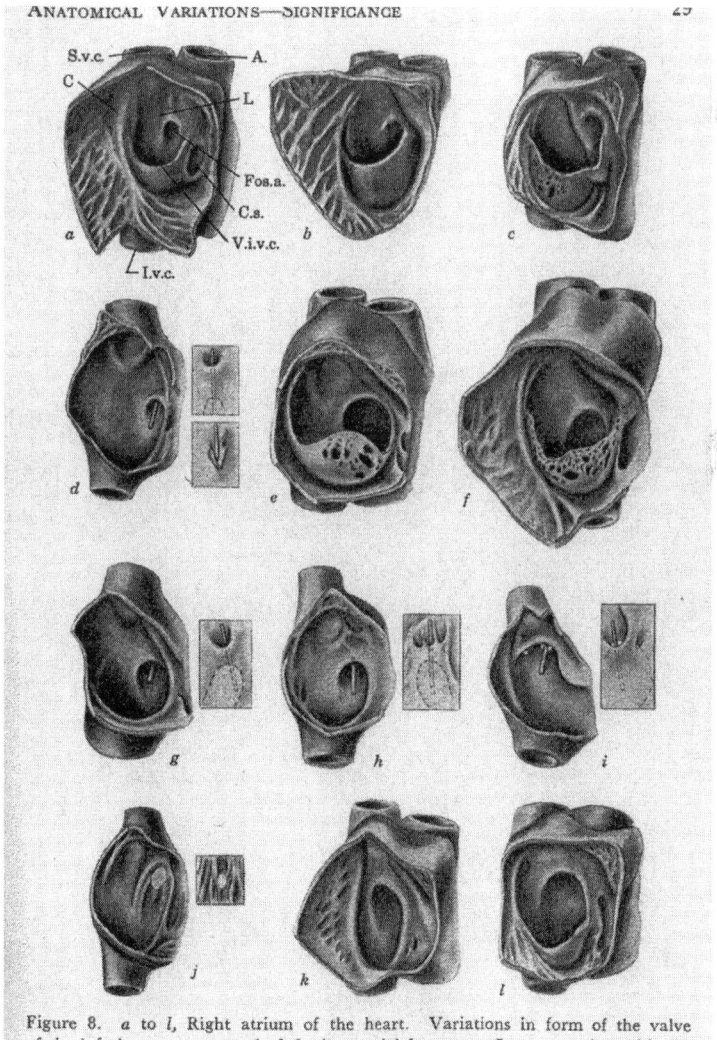

Abb. 1: Herzvariationen. Aus: Roger J. Williams: Biochemical Individuality. The Basis for the Genetotrophic Concept, New York / London 1956, 29.

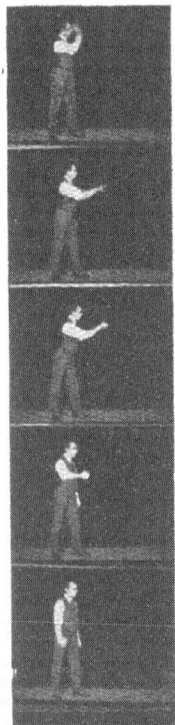 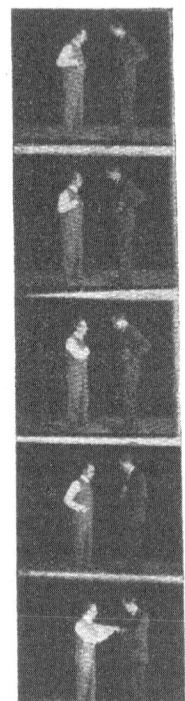 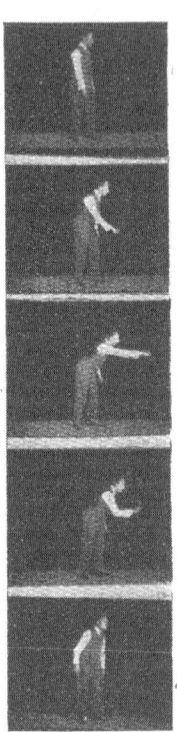

Abb. 2: Die Bewegunsabläufe nach F.H. Lewy: „a) Runde, elegante Wurfbewegung eines Cyklothymen. b)Verlegenheitsbewegungen beim Uhrsuchen eines Schizothymen. c)Eckige, unelegante Wurfbewegungen eines vorwiegend Schizothymen." Aus: Lewy, Friedrich H.: „Experimentelle Untersuchungen zur psychophysischen Typenforschung. I. Die Motorik", in: Brugsch, Theodor / Lewy Friedrich H.: Die Biologie der Person, Bd. II: Allgemeine und psychophysische Konstitution, Berlin / Wien 1931, 855.

Literatur

Aristoteles: Metaphysik, in: Ders.: *Philosophische Schriften*, (üb. Hermann Bonitz, bearb. Horst Seidl), Bd. 5, Hamburg 1995.

Barnes, J.: Aristoteles Theory of Sciences, in: *Oxford Studies in Ancient Pilosophy* XI 193, 225–241.

Bauer, Julius: *Die konstitutionelle Disposition zu inneren Krankheiten*, Berlin 1917.

Bauer, Julius: *Allgemeine Konstitutions- und Vererbungslehre*, Berlin 1921.

Bauer-Merinsky, Judith: *Die Auswirkungen der Annexion Österreichs durch das Deutsche Reich auf die medizinische Fakultät der Universität Wien im Jahre 1938: Biographien entlassener Professoren und Dozenten, Wien 1980.* http://ub.meduniwien.ac.at/edocmed/?f_ac=AC06621764&f_file=1 *(01.04.2013)*.

Bleker, Johanna / Schmiedebach, Heinz-Peter (Hrsg.): *Medizin und Krieg, Vom Dilemma der Heilberufe 1865 bis 1985*, unter Mitarb. v. Christine Eckelmann, Esther Fischer-Homberger, Herbert Grundhewer, Kristin Hoesch, Michael Hubenstorf und Elmer Schabel, Frankfurt am Main 1987.

Böllinger, Elke Maria: *Leben und Werk des Internisten Louis Radcliffe Grote (1886–1960)*, Diss. med., Leipzig 2000.

Brugsch, Theodor: *Allgemeine Prognostik oder die Lehre von der Beurteilung des Gesunden und Kranken*, (1. Aufl. 1918) Berlin / Wien 1922.

Brugsch, Theodor / Lewy Fritz, Heinrich (Hrsg.): *Die Biologie der Person. Ein Handbuch der allgemeinen und speziellen Konstitutionslehre in vier Bänden, Bd. 1: Allgemeiner Teil der Personallehre*, Berlin / Wien 1926.

Brugsch, Theodor: Die Klinik, in: *Grundlagen und Ziele der Medizin der Gegenwart*, (Vorträge des Instituts für Geschichte der Medizin an der Universität Leipzig: Institut für Geschichte der Medizin, Bd. 1), Leipzig 1928, 51–71.

Brugsch, Theodor / Lewy, Fritz Heinrich (Hrsg.): *Die Biologie der Person, Bd. 4: Soziologie der Person*, Berlin / Wien 1929.

Brugsch, Theodor / Lewy, Fritz Heinrich (Hrsg.): *Die Biologie der Person, Bd. 3: Organe und Konstitution*, Berlin / Wien 1930.

Brugsch, Theodor / Lewy Fritz, Heinrich (Hrsg.): *Die Biologie der Person, Bd. 2: Allgemeine somatische und psychophysische Konstitution*, Berlin / Wien 1931.

Brugsch, Theodor: Ganzheit und therapeutischer Aspekt, in: *Zeitschrift für die gesamte innere Medizin* 13 (1958), 932–935.

Brugsch, Theodor: *Arzt seit fünf Jahrzehnten. Autobiographie,* (1. Aufl. 1957) Berlin 1986.

Canguilhem, Georges: *Le normal et le pathologique*, Paris 2011.

Canguilhem, Georges: Auguste Comte, in: Ders.: *Études d'histoire et de philosophie des sciences*, Paris ⁶2002, 61–98.

Draper, George: *Human Constitution in Clinical Medicine*, New York 1944.

Foucault, Michel: *Sexualität und Wahrheit*, (aus dem Französischen v. Ulrich Raulff und Walter Seitter), in: Foucault, Michel: *Die Hauptwerke*, Frankfurt am Main 2008, 1154–1370.

Gadebusch Bondio, Mariacarla: Vom Ringen der Medizin um eine Fehlbarkeitskultur. Epistemologische und ethische Reflexionen, in: Gadebusch Bondio, Mariacarla / Paravicini Bagliani Agostino (Hrsg.): *Errors and Mistakes. A cultural History of Fallibility*, (Micrologus' Library, Bd. 49), Florenz 2012, 291–311.

Gadebusch Bondio, Mariacarla / Michl, Susanne: Von der Medikalisierung des Humanen. Das Individuelle als Herausforderung in der Medizin, in: Gadebusch Bondio, Mariacarla / Siebenpfeiffer, Hania (Hrsg.): *Konzepte des Humanen*, Freiburg / München 2012, 117–138.

Gadebusch Bondio, Mariacarla / Herrmann, Ingo F.: Ganz persönlich und doch so fremd – Gesundheit in Zeiten der Individualisierten Medizin, in: Bergdolt, Klaus / Herrmann, Ingo F. (Hrsg.): *Was ist Gesundheit? Antworten aus Jahrhunderten*, Stuttgart 2011, 129–142.

Galen: *Opera Omnia*, (ed. und üb. von Carolus Gottlob Kühn), Leipzig 1821–1833, XX Bde. [einzelne Werke Galens werden wie folgt zitiert: Galen: Titel (K, Bd. Nr., Teil., Seiten)]

Galen: *De sanitate tuenda* (K, VI, 1–452).

Galen: *De crisibus* (K, IX, 2: 550–768).

Galen: *De methodo medendi* (K, X, 1–2: 1–1021).

Galen: *De optima corporis nostri constitutione* (K, IV, 2: 737–774).

Galen: *De temperamentis* (K, I, 509–694).

Grote, Louis Ruyter Redcliffe: Muskeltätigkeit und Blutzucker, in: *Zentralblatt für innere Medizin* 39 (1918), 353–358.

Grote, Louis Ruyter Redcliffe: Über den Normbegriff im ärztlichen Denken, in: *Zeitschrift für die gesamte Anatomie* II Abt. 8 (1922), 361–377.

Grote, Louis Ruyter Redcliffe: *Der Arzt im Angesicht von Leben und Tod. Eine Auswahl aus seinem Werk mit einer biographischen Einführung*, Hrsg. Karl E. Rothschuh, Stuttgart 1961, 13–39.

Günther, Hans: *Grundlagen der biologischen Konstitutionslehre*, Leipzig 1921.

Hau, Michael: The Holistic Gaze in German Medicine, 1890–1930, in: *Bulletin of the History of Medicine* 74 (2000), 495–524.

Harrington, Anne: *Holism in German Culture from Wilhelm II to Hitler*, Princeton 1996.

Hess, Volker (Hrsg.): *Die Normierung der Gesundheit*, (Methoden und Verfahren in der Medizin als kulturelle Praxis. Abhandlungen zur Geschichte der Medizin und der Naturwissenschaften, Hrsg. Rolf Winau und Heinz Müller-Dietz, Heft 82), Matthiesen 1997.

Hildebrandt, Kurt: *Norm und Entartung des Menschen*, Dresden 1920.

Hippokrates: *Ausgewählte Schriften*, (Gr.-Dt., Hrsg. u. Üb. Charlotte Schubert und Wolfgang Leschhorn), Düsseldorf und Zürich 2006.

Hippokrates: *De arte / Über die Medizin,* in: Ders.: *Ausgewählte Schriften*, (Gr.-Dt., Hrsg. u. Üb. Charlotte Schubert und Wolfgang Leschhorn), Düsseldorf / Zürich 2006, 106–129.

Hippokrates: *De vetere medicina / Über die alte medizin*, in: Ders.: *Ausgewählte Schriften*, (Gr.-Dt., Hrsg. u. Üb. Charlotte Schubert und Wolfgang Leschhorn), Düsseldorf / Zürich 2006, 272–307.

Hofer, Veronika: Positionen und Posen eines Experten. Der Konstitutionsforscher Julius Bauer (1887–1973) und die Eugenik in der Wiener Zwischenkriegszeit, in: Baader, Gerhard / Hofer, Veronika / Mayer, Thomas (Hrsg.): *Eugenik in Österreich. Biopolitische Strukturen von 1900 bis 1945*, Wien 2007, 31–65.

Humangenetik in Heidelberg. *Das Institut für Humangenetik und Anthropologie von 1962 bis 1990 im Lichte der Habilitationen*, (Symposium am 10.03.1990 zum 65. Geburtstag von Professor Dr. Dr. h.c. Friedrich Vogel), Heidelberg 1991.

Johannsen, Wilhelm L.: *Elemente der exakten Erblichkeitslehre, mit Grundzügen der biologischen Variationsstatistik*, Jena 1913².

Johannsen, Wilhelm L.: Allgemeine Vererbungslehre, in: Brugsch, Theodor / Lewy Friedrich H. (Hrsg.): *Die Biologie der Person. Ein Handbuch der allgemeinen und speziellen Konstitutionslehre in vier Bänden, Bd. 1: Allgemeiner Teil der Personallehre*, Berlin / Wien 1926, 227–322.

Jones, David S.: How Personalized Medicine Became Genetic, and Racial: Werner Kalow and the Formations of Pharmacogenetics, in: *Journal of the History of Medicine and Allied Sciences* 68/1 (2013), 1–48.

Jori, Alberto: *Aristotele*, Mailand 2003.

Kalow, Werner: *Pharmacogenomics*, New York 2001.

Kalow, Werner: *Pharmacogenetics. Heredity and the Response to Drugs*, Philadelphia / London 1962.

Kaup, Ignaz: *Volkshygiene oder selektive Rassenhygiene?*, Leipzig 1922.

Kaup, Ignaz: Bedeutung des Normbegriffs in der Personallehre, in: Brugsch, Theodor / Lewy, Fritz Heinrich (Hrsg.): *Die Biologie der Person. Ein Handbuch der allgemeinen und speziellen Konstitutionslehre in vier Bänden, Bd. 1: Allgemeiner Teil der Personallehre*, Berlin / Wien 1926, 191–225.

Klee, Ernst: *Das Personenlexikon zum Dritten Reich. Wer war was vor und nach 1945*, (2. aktualisierte Aufl.), Frankfurt am Main 2005.

Kaiser, Wolfgang / Hübner Hans (Hrsg.): *Theodor Brugsch (1878–1963)*, Hallesches Brugsch-Symposium 1978, Martin Luther Universität Halle/ Wittenberg, Halle an der Saale 1979.

Konert, Jürgen: *Theodor Brugsch. Internist und Politiker*, Leipzig 1988.

Kraus, Friedrich: *Die allgemeine und spezielle Pathologie der Person, klinische Syzygiologie*, Stuttgart 1919.

Langanke, Martin u. a.: Was ist Individualisierte Medizin? – Zur terminologischen Justierung eines schillernden Begriffs, in: *Zeitschrift für Medizinische Ethik* 58 (2012), 295–314.

Lawrence, Christopher / Weisz, George (Hrsg.): *Greater than the Parts: Holism in Biomedicine, 1920–1950*, New York 1998.

Lenz, Friedrich: *Menschliche Auslese und Rassenhygiene (Eugenik)*, München 1932.

Lewy, Fritz Heinrich: Experimentelle Untersuchungen zur psychophysischen Typenforschung. I. Die Motorik, in: Brugsch, Theodor / Lewy Fritz Heinrich (Hrsg.): *Die Biologie der Person, Bd. 2: Allgemeine und psychophysische Konstitution*, Berlin / Wien 1931, 845–858.

Lindner, Martin: *Die Pathologie der Person. Friedrich Kraus' Neubestimmung des Organismus am Beginn des 20. Jahrhunderts*, Stuttgart / Berlin 1999.

Motuslky, Arno G.: Drug Reactions, Enzymes and Biochemical Genetics, in: *The Journal of the American Medical Association* 165 (1957), 835–837.

Motuslky, Arno G.: Pharmacogenetics: A Historical Account and Current Status, in: *Medicina nei secoli* 14,3 (2002), 683–703.

Müller-Freienfels, Richard: *Die Philosophie der Individualität*, Leipzig 1921.

Professorenkatalog der Universität Leipzig, Hrsg. Lehrstuhl für Neuere und Neueste Geschichte, Historisches Seminar der Universität Leipzig; http://www.uni-leipzig.de/unigeschichte/professorenkatalog/leipzig/Guenther_216.pdf (04.03.2013)

Nortmann, Ulrich: *Allgemeinheit und Individualität. Die Verschiedenartigkeit der Formen in „Metaphysik Z"*, Paderborn 1997.

Rautmann, Hermann: *Untersuchungen über die Norm ihre Bedeutung und Bestimmung*, (Veröffentlichungen aus der Kriegs- und Konstitutionspathologie. 6. Heft, 2. Band, Heft 2), Jena 1921.

Rieger, Stefan: Die Freiheit der Geste und ihre technische Dekodierung, in: Steinhauer, Anja (Hrsg.): *Sprachökonomie durch Kurzwörter*, (Gestik – Figuren des Körpers im Text und Bild, Literatur und Anthropologie, Hrsg. Margreth Egidi, Bd. 8), Tübingen 2000, 117–130.

Roux, Wilhelm: *Prinzipielle Sonderung von Naturgesetz und Regel, von Wirken und Vorkommen*, (Sitzungsberichte der Preußischen Akademie der Wissenschaften, 28), Berlin 1920.

Timmermann, Carsten: Constitutional Medicine, Neoromanticism, and the Politics of Antimechanism in Interwar Germany, in: *Bulletin of the History of Medicine* 75 (2001), 717–739.

Vogel, Friedrich: Moderne Probleme der Humangenetik, in: *Ergebnisse. Innere Medizin und Kinderheilkunde* 12 (1959), 52–125.

Vogel, Friedrich: *Lehrbuch der allgemeinen Humangenetik*, Berlin / Göttingen / Heidelberg 1961.

Weindling, Paul: *Health, Race and German Politics between National Unification and Nazism 1870–1945*, Cambridge 1993[3].

Williams, Roger J.: *Biochemical Individuality. The Basis for the Genetotrophic Concept*, New York / London 1956.

Eva Brinkschulte

Schneller, höher, stärker –
Zum Wandel männlicher Körpernormen
um 1900

Abstract

Das rein körperliche Erscheinungsbild und das männliche Körperideal unterlagen in der Zeitspanne vom Ende des 19. Jahrhunderts bis zum Ende des 1. Weltkrieges einem grundlegenden Wandel. Der Beitrag wirft zunächst ein Schlaglicht auf die ästhetische Repräsentation wilhelminischer Männlichkeit und die im 19. Jahrhundert stark durch das Militär geprägten Formen von Männlichkeit und ihre soziale Bedeutung. Daran anschließend wird dargestellt wie sich die Veränderung der körperlichen Norm unter der maßgeblichen Mitwirkung von Medizinern – beispielhaft stehen hierfür die Beiträge des Hygienikers Ferdinand Hueppe – vollzog. Insbesondere die Systeme körperlicher Ertüchtigung, die mit Praktiken und Techniken des Selbst verbunden waren, wie das um 1900 neu aufkommende „Bodybuilding" steht im Zentrum der Betrachtung.

Um 1900 änderte sich das männliche Körperideal grundlegend. Die Umgestaltung und Neueinschreibung der Männlichkeit orientierten sich an hygienischen-physiologischen und ästhetischen Kriterien. Die verschiedenen Techniken und Praktiken der Körperbearbeitung bzw. Körperertüchtigung differenzierten sich in den zweieinhalb Jahrzehnten vor dem Ersten Weltkrieg stark aus. In der Zeitspanne von 1890 bis 1920 wurden die neuen, zumeist aus England und Amerika kommenden modernen Sportarten wie z. B. Fußball und Leichtathletik populäre und als „Wundermittel" körperlicher Erziehung entdeckt. Einfluss besaßen dabei auch die Bestrebungen der Lebensreform-Bewegung, unter die die vielfältigen Strömungen der Nacktkörperkultur, verschiedene Gymnastiksysteme und auch die entstehende Bodybuilding-Bewegung[1] subsumiert werden können.

---

1 Vgl. Wedemeyer, Bernd: „Der Weg zur Kraft". Die Bodybuilding-Ideologie um 1900 als Gegenentwurf zum industrialisierten Menschen, in: Dauskardt, Michael / Gerndt, Helge (Hrsg.): *Der industrialisierte Mensch.* Vorträge des

Die verschiedenen Körperpraktiken und Konzepte körperlicher Ertüchtigung lassen sich als „Selbsttechniken" im Foucaultschen Sinne beschreiben.[2] Diese Selbsttechniken des Subjekts stehen in einem Konnex, den Thomas Lemke als „Ko-Formierung von modernem souveränen Staat und modernem autonomen Subjekt" beschrieben hat.[3] Die „Neu-Formierung" des männlichen Körpers um 1900 soll im Hinblick auf das Foucaultsche Konzept der Selbsttechniken analysiert werden und es soll aufgezeigt werden wie sich der Prozess der männlichen Körperformierung bzw. der „Re-creation of Manhood" wie Michael Kimmel dies

---

28. Deutschen Volkskunde Kongresses vom 7. bis 11. Oktober 1991, i. A. der Deutschen Gesellschaft für Volkskunde, Hagen 1993, 183–190; ders.: Body-Building or Man in Making: Aspects of German Bodybuilding Movement in the Kaiserreich and Weimar Republic, in: *The International Journal of History of Sport*, II.3, 1994, 472–484. Vegetarier stellten die üppige bürgerliche Esskultur des 19.Jahrhunderts in Frage; Abolitionisten hinterfragten die unterschiedlichen Moralvorschriften für das sexuelle Verhalten von Männer und Frauen wie dies auch die Frauenbewegung tat; die Mäßigkeitsbewegung prangerte den auch im Bürgertum üblichen Alkoholkonsum an und die Nacktkörperkultur wollte den Körper von den Zwängen der Kleidung befreien.

2 Möhring, Maren: Die Regierung der Körper – „Gouvernementalität" und „Techniken des Selbst", in: *Zeithistorische Forschungen* 3 (2006), 2, vgl. http://www.zeithistorische-forschungen.de/site/40208654/default.aspx (Stand: 17.07.2013). Unter Gouvernementalität („Regierung") fasst Foucault die Gesamtheit der Institutionen und Praktiken zusammen, gebildet aus den Institutionen, den Verfahren, Analysen und Reflexionen, den Berechnungen und Taktiken. Diese gestatten es, die recht spezifische und doch komplexe Form der Macht auszuüben, die als Hauptzielscheibe die Bevölkerung, als Hauptwissensform die politische Ökonomie und als wesentliches technisches Instrument die Sicherheitsdispositive hat. „Diese Gouvernementalisierung des Staates ist das Phänomen gewesen, das es dem Staat ermöglicht hat, zu überleben. [...] Wir leben im Zeitalter der Gouvernementalität.", Foucault, Michel: *Analytik der Macht*, Frankfurt am Main 2005, 171 f.

3 Lemke, Thomas: Neoliberalismus, Staat und Selbsttechnologien. Ein kritischer Überblick über die governmentality studies, in: *Politische Vierteljahresschrift* 41 (2000), 31–47: 33.

für Amerika in seiner Studie „Manhood in Amerika. A Cultural History"[4]
bezeichnet hat, sich im wilhelminischen Deutschland vollzog.

Im Zentrum stand die Arbeit am und mit dem Körper – über die Physis
sollte die Körperlichkeit und Körperbeschaffenheit beeinflusst werden. Es
vollzog sich in dieser Zeit ein Wandel körperlicher Normen, an dessen
Durchsetzung und Popularisierung die Mediziner der frühe Sportphysiologie und der Konstitutionslehre maßgeblichen Anteil besaßen. Zunächst
soll ein Schlaglicht auf die ästhetische Repräsentation wilhelminischer
Männlichkeit, ihr äußeres Erscheinungsbild und ihre soziale Bedeutung
geworfen werden, um daran anschließend darzustellen wie der Wandel,
die „Neu-kreation" bzw. „Re-creation", der Männlichkeit durchgesetzt
wurde.

Wilhelminische Männlichkeit

Was machte im Kaiserreich das Mann-Sein, die ‚Mannheit' oder die Mann-
haftigkeit aus? Was machte den wilhelminischen Mann zum Mann? Eines
der markantesten Merkmale in dieser Zeit ist der Bart:

> „Der Bart als phylogenetischer Terminalhaarrestbestand unserer ehemaligen
> Vollbehaarung stellt evolutionär betrachtet eine spezialisierte Form der Körper-
> bedeckung dar. Das Barthaar zählt zu den sekundären Geschlechtsmerkmalen
> und signalisiert klaren Sexualdimorphismus."[5]

Damit ist der Bart ein offensichtliches Merkmal des männlichen Geschlechts. Er symbolisiert sexuelle Reife.[8] Der immerwährende Bartwuchs
ist zudem Sinnbild für Lebenskraft und legitimiert den damit verbundenen
Machtanspruch. Er ist ein Zeichen für genuine Virilität und ist Ausdruck
politischer Gesinnung. Der Bart stellt ein sich ständig im (modischen)
Wandel befindliches Bekenntnis an der Schnittstelle zwischen subjektiv
empfundener Körperbildästhethik und gefordertem konventionellem Öf-
fentlichkeitsbildnis dar. Die Bartgestaltung ist zudem eine Kulturtechnik,

---

4 Kimmel, Michael S.: *Manhood in America. A Cultural History*, 2. Aufl. New
    York / Oxford 2006, 81: „In ‚Manhood' – I try to show the forces that shaped
    the cultural definitions of manhood. How the definition of masculinity changed
    over time? Masculinity has to be constantly demonstrated."
5 Wietig, Christina: *Der Bart. Zur Kulturgeschichte des Bartes von der Antike
    bis zur Gegenwart*, Diss. phil. Hamburg 2005, 1.

eine bewusste Körpergestaltung mit Hilfe von unterschiedlichen Instrumenten.[6] In der späten Zeit der Regentschaft Kaiser Wilhelms I. (zwischen 1871–1888) hatte der „Kaiser-Wilhelm-Bart" den Höhepunkt seiner Verbreitung erreicht.

Die Nachahmung der monarchischen Bartform durch die Untertanen – eine politische Äußerung der Kaisertreue – erzeugte Konformität und ermöglichte eine klassenübergreifende Identifikation.[7] Das haarig-männliche Bekenntnis zum Wilhelminismus fand während des Ersten Weltkrieges und vor allem danach sein Ende. Die Erfindung der „auswechselbaren Klinge" durch King Camp Gillette (1855–1932)[8] und die Serienproduktion im Ersten Weltkrieg brachten das Zeitalter der Selbstrasur zum Durchbruch, der Gebrauch des klassischen Rasiermessers war nicht mehr en vogue. Noch während des Ersten Weltkrieges wurden das glattrasierte Gesicht und die allgemeine Bartlosigkeit üblich. Der Bart war – im wahrsten Sinne des Wortes – ab!

Schwerwiegender als diese Änderung des äußeren männlichen Erscheinungsbildes war der Wandel körperlicher Normen, die auf Körperkraft und Leistungsfähigkeit abzielten und in der Zeit bis zum Ersten Weltkrieg insbesondere die Förderung der Wehrtauglichkeit ins Zentrum rückten.

Krise der Wehrfähigkeit

Die eigentliche „Schule der Männlichkeit" im 19. Jahrhundert war das Militär. Insbesondere in den Jahren nach 1871 war die deutsche Gesellschaft stark vom Militär geprägt, soldatische Wertorientierungen und Verhaltensmuster waren im zivilen Bereich zunehmend akzeptiert und

---

6   Nach 1850 vollzog sich ein unerwarteter Wandel in der Einstellung gegenüber Zivilistenbärten – die Formenvielfalt gepflegter Bärte zeigt eine deutliche Abgrenzung vom früheren Revoluzzerbart oder Demokratenbart und nun kamen Bärte auch in konservativen Kreisen auf, vgl. ebd., 27.

7   Der Untertan, im gleichnamigen Roman von Heinrich Mann, der durch seinen „Es ist erreicht"-Bart seine Loyalität für Wilhelm II. demonstriert, ist wohl mit das bekannteste Beispiel.

8   Der Durchbruch der bis dahin unbekannten Wechselklinge gelang erst mit einem Großauftrag der Armee im 1. Weltkrieg. Bestellt wurden 3,5 Mio. Rasierer und 36 Mio. Klingen. Nach dem Krieg bekamen auch immer mehr Zivilisten Interesse an dem Produkt. Wietig (2005), 29.

verbreitet.[9] Dies war zu Beginn des 19. Jahrhunderts noch keineswegs so –
erst eine Reihe materieller und institutioneller Voraussetzungen hatten im
Verlauf des 19. Jahrhunderts zu einer „politisch-sozialen Aufwertung des
Militärs" geführt. Das militärische Modell bot sich auch für zivile Verhältnisse an. Vorbedingung war die Einführung der allgemeinen Wehrpflicht
1813/14.[10] Männlichkeit wurde in klare Abgrenzung zum weiblichen
Geschlecht konzipiert, der konstitutive Zusammenhang von Nation und
Männlichkeit, von Vaterlandsliebe und Mannesmut, männlichen Tugen-
den und physischer Kraft trat im Verlauf des 19. Jahrhunderts, wie Ute
Frevert dies in dem von ihr herausgegebenen Band „Militär und Gesellschaft im 19. und 20. Jahrhundert" dargestellt hat, immer deutlicher hervor.[11] Die militärische Erziehung in der preußischen Armee zeichnete sich
dadurch aus, dass die Mannschaften „zu einer Truppe voll Gehorsam,
Muth und Hingebung" zusammengeschmiedet werden sollten, um Uni-
formität und Konformität zu befördern. Das wichtigste Mittel, um dies zu
erreichen, war das „vielgeschmähte Exerzieren", es sollte das Gefühl der
Zusammengehörigkeit stärken und das Bewusstsein dafür schärfen „nur
ein Glied in einer gewaltigen Masse" zu sein.[12]

Am Ende des 19. Jahrhunderts aber wurde deutlich, dass bloßer Drill in
Form strammer Exerzierdisziplin nur „halbe Soldaten" schuf. Sie sollten
nicht nur zu körperlicher, sondern auch zu „moralischer Stärke" erzogen

---

9 Frevert, Ute: Das Militär als „Schule der Männlichkeit". Erwartungen, An-
   gebote, Erfahrungen im 19. Jahrhundert, in: Frevert, Ute (Hrsg.): *Militär und
   Gesellschaft im 19. und 20. Jahrhundert* (=Industrielle Welt. Schriftenreihe des
   Arbeitskreises für moderne Sozialgeschichte, hrsg. v. Reinhardt Koselleck und
   M. Rainer Lepsius, Bd. 58), Stuttgart 1997, 145–173.

10 Ebd., 146.

11 Ebd.

12 Ebd., 159. In den Instruktionen und Dienstreglements dieser bedeutendsten Erziehungsanstalt der Nation wurden die Einstellungen, Eigenschaften und Ordnungsmuster sowie die „militärische Sozialisation", die sie befördern sollten,
   aufgeführt: Neben dem bereits erwähnten Exerzieren, waren natürlich Schießen und Felddienst an der Tagesordnung, in der Kaserne wurden Ordnung,
   Pünktlichkeit, Verträglichkeit, Anstand und Sitte und vor allem immer wieder
   Gehorsam und Unterordnung verlangt; hinzu kamen Treue, Tapferkeit und
   Heldenmut."

werden.[13] Mit der körperlichen Normierung verband sich eine moralische Haltung, die eingeübt und trainiert werden sollte. Durch Ehrgefühl, Pflichtbewusstsein, „eiserne Energie" und Willenskraft sollte die „stolze Männlichkeit" hervortreten. Dies erforderte ein hohes Maß an Selbstdisziplin, die dem reinen Drill entgegengesetzt werden sollte. Eine solche Erziehung entsprach zugleich den veränderten Bedingungen militärischer Technik und taktischer Kriegsführung.

> „Je mehr das Maschinelle […] in die äußeren Kraftmittel eindringe, desto rascher schreite die ‚Individualisierung des Kampfes' voran und ‚werde für einen modernen Krieg zum Bedürfnis.'"[14]

Darauf mussten sich die militärischen Ausbildungsziele einstellen:

> „Wir brauchen heutzutage keine Soldaten, die nur willenlos […] gehorchen, wir brauchen selbstbewusste Männer, die im Interesse des Ganzen ihre ganze Intelligenz und ihre Persönlichkeit einsetzen."[15]

Diesen neuartigen politischen und technischen Herausforderungen versuchte man ab den 1890er Jahren etwas entgegenzusetzen.[16] Großer Wert wurde nun auf die „Verbesserung der körperlichen Erziehung" gelegt und man hoffte dadurch „Mannheit" und „wahren Mannessinn" zu stärken.[17] Die hohen „physischen Ansprüche" der Armee vermittelten den Auserwählten zur Elite – zu den Besten des männlichen Nachwuchses – ihres Volkes zu gehören. Männer, die das militärische Mindestmaß nicht erreichten, die zu schwächlich waren oder irgendwelche Gebrechen hatten,

---

13 Ebd.
14 Zitat aus dem Artikel „Dreijährige Dienstzeit", in: *Militärische Blätter* 3 (1860), S. 1–10. Die Zeitschrift, die von 1860–1872 erschien, wurde von ehemaligen Preußischen Offizieren für ihre aktiven Kameraden geschrieben und vermittelt ein komplettes Bild innermilitärischer Verhältnisse und Auseinandersetzungen mit der kritischen Öffentlichkeit. Zit. n. Frevert (1997), 158. Dem gemeinen Mann sollte sinnlich zur Anschauung gebracht werden, dass der Einzelne „sich und seine ganze Tätigkeit – bis auf das letzte Zucken jeder einzelnen Muskel hin – dem Ganzen unterzuordnen und den Willen des Führers hinzugeben" hatte.
15 Ebd., 160.
16 Ebd.,
17 Ebd., 149. Die im Militär vermittelten Werte und Ordnungsmuster sollten daher weit über die institutionellen Grenzen hinaus wirken, sie sollten das zivile Leben erfassen und im militärischen Geist umprägen.

wurden ausgemustert. Durch das Körpermaß erhielt das Militär Definitionsmacht auf das vorgegebene männliche Körperideal.[18] Der Eintritt ins Militär bescheinigte „körperliche Güte" (Gardemaß 1.67m)[19] und die optimale Ausbildung der körperlichen Kräfte gehörte zu den wichtigsten Erziehungszielen der Militärzeit.

Um die Jahrhundertwende zeichnete sich ein bedenklicher Rückgang der Wehrtauglichkeit ab, 1906 waren in Deutschland bei der ersten Musterung 60 Prozent dauernd oder zeitlich untauglich.[20] Hier setzten die Bemühungen und Bestrebungen einiger Mediziner an, die in dem neu aufkommenden wettkampforientierten Sportarten wie z. B. Fußball und Leichtathletik, im Gegensatz zum deutschen Turnen ein System körperlicher Ertüchtigung erkannten, das den neuen Anforderungen an Arbeits-, Belastungs- und Leistungsfähigkeit genügen könnte.[21] Einer der führenden Vertreter, der die modernen Sportarten schon sehr früh propagierte, war der Hygieniker Ferdinand Hueppe (1852–1938).

Ferdinand Hueppe

Ferdinand Hueppe gilt neben Robert Koch (1843–1910) und Max von Pettenkofer (1818–1901) als wichtigster Vertreter der Hygiene des ausgehenden 19. und beginnenden 20. Jahrhunderts. Hueppe hatte ab 1872 als

---

18 Ebd., 166.

19 Hueppe, Ferdinand: *Über Körperübungen in Schule und Volk und ihren Wert für militärische Übungen*, Berlin 1895, 7. 1906 befanden sich in der deutschen Armee unter den Unteroffizieren und Soldaten nur 0,33%, die 1,90 m und größer waren; 21,19% waren über 1,80 m.

20 Bei den Studierenden steigt die Zahl der Untauglichen sogar auf 60–80 %. Vgl. von Vogl, Zur Frage der Militärdiensttauglichkeit der zum jährigfreiwilligen Dienst berechtigten Wehrpflichtigen Deutschlands, in: *Münchner Medizinische Wochenschrift* 1909, Nr.56.2, vom 21.12.1909, 2639–2640.

21 Hueppe, Ferdinand: *Hygiene der Körperübungen*, 2. umgearbeitete und vermehrte Aufl. Leipzig 1922, 9. Die erste Auflage unter dem gleichnamigen Titel war bereits 1910 erschienen und die zweite Auflage war für den Sommer 1914 geplant, wurde dann aber erst nach dem I. Weltkrieg, 1922 erneut bei Hirzel in Leipzig herausgegeben. Hueppe, Ferdinand: *Hygiene der Körperübungen*, Leipzig 1910 (= Sonderabdruck aus dem Handbuch der Hygiene hrsg. von Geheimrat M. Rubner, Obermed.-Professor M. v. Gruber und Professor M. Ficker).

Eleve des Friedrich Wilhelms-Instituts in Berlin Medizin studiert, was mit
bestimmten Dienstverpflichtungen als Militärarzt verbunden war. 1879
wurde er in das neu gegründete Kaiserliche Gesundheitsamt abkomman-
diert. Hueppe gehörte zu den ersten Sanitätsoffizieren, die für das Militär
in dieser neuen Einrichtung Erfahrungen sammeln und Methoden kennen-
lernen sollten, um auf diesem Erfahrungsschatz aufbauend die Hygiene
im Militär optimieren zu können. 1885 schied er aus dem Militärdienst
aus, um sich ganz seiner wissenschaftlichen Karriere zu widmen, dennoch
hat er wie er selbst sagte „für das Volk in Waffen immer viel Interesse
behalten"[22] und bemühte sich, die „Militärhygiene" zu fördern, da das
Heer für ihn „eine ausgezeichnete Erziehungsanstalt des Volkes" darstelle.
Die Militärtauglichkeit war zudem nach seiner Einschätzung Maßstab für
die „Arbeitsfähigkeit und Tüchtigkeit", und schließlich war es vor allem
das Militär, bei dem er auf Verständnis für seine Bemühungen stieß, die
neuen Sportarten und die Körperübungen mehr zu pflegen.[23]

Hueppe selbst war ein begeisterter Turner, hatte bereits als Jugendlicher
Kontakt zum gerade aufkommenden Fußballsport und wurde ein enthu-
siastischer Vertreter der neuen Sportarten in Deutschland. Er gehörte seit
1897 dem Zentralausschuss zur Förderung der Volks- und Jugendspiele
an[24] und er trieb selbst aktiv verschiedene Sportarten.[25] 1885 im Alter von
33 Jahren hatte er Bestleistungen im 200 m-Lauf (in 25 Sekunden), im
Weitsprung (6,40 m) und Hochsprung (1,84 m) vorzuweisen.[26] Selbst im
62. Lebensjahr erfüllte er noch alle Bedingungen für das Goldene Sport-
abzeichen.[27] Im Jahr 1900 war er Mitbegründer des Deutschen Fußball-
bundes (DFB) und dessen Präsident bis 1904. Hueppe erkannte in den

---

22 Hueppe, Ferdinand: „Ferdinand Hueppe", in: Grote, L.R. (Hrsg.): *Die Medizin
    der Gegenwart in Selbstdarstellungen*, Leipzig 1923, 77–138: 81.
23 Ebd.
24 Schröder, Christian: *Die Rolle des Zentralausschusses für Volks- und Jugend-
    spiele (1891–1922) als „Führerorganisation" auf dem Gebiet der Körperkul-
    tur*, Diss. Leipzig 1966. Ergänzungsband: Die Mitglieder des ZA, 62–75.
25 Hueppe (1923), 2. Vgl. ebenso Haefs, Michael: *Die Rolle des Sports in der
    Konstitutionshygiene. Das Beispiel Ferdinand Hueppe (1852–1938)*, Diss.
    med. Düsseldorf 1996, 101.
26 Die Leistung im Hochsprung war über fünf Jahre Weltbestleistung. Haefs
    (1996), 102.
27 Hueppe, Ferdinand (1922), Vorwort zur zweiten Auflage, III.

an Wettkampf und Leistungssteigerung orientierten neuen Sportarten ein neues Modell der Körperertüchtigung und damit ein wichtiges Element der allgemeinen Gesundheitspflege. Er thematisierte bei seinen Vorschlägen der Verbesserung der Konstitution des Individuums immer wieder die Bedeutung des modernen Sports.

Hueppe gilt als einer der „abtrünnigen" Schüler Kochs. Bereits in den ersten Jahren nach seinem Ausscheiden aus dem Kaiserlichen Gesundheitsamt 1885 begann Hueppe das Kochsche Modell der Bakteriologie zu modifizieren und entwickelte aus einer Kritik an der Bakteriologie seine Konstitutionslehre und formuliert gegen Koch die klinische Antithese:

> „Statt der [...] Bakterien [soll man] wieder den Menschen selbst [...] in den Mittelpunkt des ärztlichen Denkens stellen."[28]

Hueppes Konzept der Konstitution

Hueppe hatte sich vor allem mit Ernährungsfragen (Nahrungsmitteln und Fermenten) beschäftigt und kam darüber zu seiner Auffassung Krankheit als einen energetischen Prozess, als eine Funktion der Auslösung ererbter und erworbener veränderlicher Krankheitsanlagen zu verstehen. Hueppe akzeptierte zwar die bakterielle Ätiologie der Infektionskrankheiten, bestritt aber die Spezifität der Erreger. Aufgrund seiner weitläufigen Rezeption des „Reiz-Gesetzes" (Arndt-Schulz-Regeln) fasste Hueppe die Erreger als auslösenden Reiz auf.[29]

Um eine Krankheit zum Ausbruch zu bringen, musste nach seiner Theorie der Reiz auf Bedingungen treffen, die im Individuum selbst, in seiner Konstitution begründet lagen. Ein wesentliches Element der Individualität waren – so Hueppe – die durch Vererbung erworbenen Krankheitsanlagen (Genotypus). Diese Krankheitsanlagen entsprächen der Konstitution bzw. Disposition. Daneben beschrieb er die erworbenen Anlagen, die sich im Phänotypus manifestierten:

---

28 Hueppe (1923), 87.
29 Hubenstorf, Michael: *Die Genese der Sozialen Medizin als universitäres Lehrfach in Österreich bis 1914. Ein Beitrag zum Problem der Disziplinbildung und wissenschaftlichen Innovation*, Diss. med. Berlin 1994, unveröffentl. Ms., Teil I, 299–324: 300.

„Diese erworbenen Anlagen entstehen durch Beeinflussung des zuvor beschriebenen veränderlichen Materials der Zelle."[30]

Die Zelle war für ihn nicht nur morphologische Struktur, sondern ein Ge-
bilde, das auf äußere Reize reagierte und sich verändern konnte. 1893
fasste er seine Krankheitsdefinition in der Formel zusammen:

$K = F (P – R – A)$
K (Krankheit) = F (P (Prädisposition vererbt (p)) + Prädisposition erworben
(p1)) – R (Reiz) – A (Außenbedingung)
$K = F (p + p1) – R – A)$[31]

Die Beeinflussung (Veränderlichkeit) der körperlichen Konstitution war
seiner Meinung nach durch vielfältige äußere Faktoren möglich, so z. B.
„auf dem Weg des Stoffwechsels, durch (…) Vitamine" und eben auch
durch Körperübungen von außen.

In der Konsequenz propagierte er eine naturheilkundlich-diätetische
Pflege der „Anlagen". Der Mensch – so Hueppe – könne sich durch Leibes-
übung, Abhärtung und naturheilkundliche Mittel eine zweite Natur, eine
„Rossnatur" zulegen, mit der er die Leistungsanforderungen im sozialen
„Kampf ums Dasein" gesund überstehen könne.[32]

In der Steigerung und Ausbildung des ganzen Körpers sei der Körper, die
Konstitution von außen beeinflussbar und führe zur guten oder schlechten
zweiten Natur. Für Hueppe waren Anlage und Konstitution gleichwerti-
ge Faktoren, und für ihn war eine Konstitutionshygiene, eine aufbauende
positive soziale Hygiene nicht nur für den Einzelnen, sondern für die Gesamtheit der Bevölkerung.

„Bei der Körperkultur handelt es sich um eins der wichtigsten Gebiete der persönlichen, öffentlichen und sozialen Hygiene und auf die Dauer gibt es keine gesunde
Öffentlichkeit ohne öffentliche Gesundheit."[33]

Im Hinblick auf das Interesse von Medizinern an der Sportbewegung
und an den „Kraftmenschen" waren es vor allen Dingen Physiologen,

---

30 Ebd., 308.
31 Kaup, J.: Ferdinand Hueppe (Zu seiner Würdigung beim Eintritt ins biblische
   Alter), in: *Münchner Medizinische Wochenschrift* 69 (1922), 1547–1549:
   1548.
32 Hueppe (1923), 116; vgl. ebenso Hueppe (1922), 269.
33 Hueppe (1922), Vorwort zur zweiten Auflage, V.

Ernährungswissenschaftler und Konstitutionsmediziner wie Friedrich Kraus (1858–1936) zu denen Hueppe Verbindung hatte. Friedrich Kraus leitete seit 1902 die II. Medizinische Klinik an der Charité. Kraus war durch seine Publikation „Ermüdung als Mass der Constitution" (1897) hervorgetreten.[34] Gemeinsam mit Hueppe engagierte er sich für die frühe Sportphysiologie; sie organisierten auf der Internationalen Hygiene-Ausstellung 1911 in Dresden einen eigenen Pavillon (Sportlaboratorium) und waren ebenso auf der ersten Sportärztlichen Tagung 1912 vertreten.

Hueppe hatte auch schon früh – über persönliche Beziehungen – Kontakte zur Vererbungslehre. Spätestens aber ab 1894 erfolgte eine direkte Hinwendung Hueppes zur Rassenhygiene und Rassenanthropologie.

> „Richtige Aufzucht und Pflege des Körpers zur Steigerung des Phänotypus wird zu einem wichtigen Mittel für [die] Erhaltung guter Erbwerte [...]. Damit tritt [...] die Konstitutionshygiene in den Dienst der Rasse, des einzelnen Rassenteils [...] und des ganzen Volkes, und die Hygiene wird zu einem der wichtigsten Kampfmittel für Arbeitsfähigkeit, allgemeine Volksertüchtigung und Volkserneuerung. Für eine derartige soziale Auffassung der Körperübungen als Körperkultur kämpfte ich seit 1881."[35]

Diese Idee der „Anlage-Pflege"[36], die Beeinflussung konstitutioneller Faktoren, wurde von Hueppe immer wieder hervorgehoben. Der tiefere Sinn des Sports lag für ihn in der allgemeinen Volksertüchtigung. Körperkultur war damit nicht mehr eine Frage der „individuellen Neigungen", sondern wurde zum „Ausgangspunkt jeder richtigen Erziehung und für die Charakterbildung des ganzen Volkes"[37] und damit unverzichtbar für die rassenideologische „Volkshygiene" und „Volkserneuerung". Hueppe forderte den ärztlichen Stand auf, neue Volksströmungen,

---

34 Kraus, Friedrich: Die Ermüdung als Mass der Constitution, Cassel 1897. Vgl. hierzu auch Flesch, Philipp: Ganzheit und ihre Apparaturen – konstitutionelle Medizin um 1900, in: Maß und Eigensinn. Studien im Anschluß an Georges Canguilhem hrsg. von Cornelius Borg, Volker Hess und Henning Schmidtgen, München 2005, 135–156. Sowie den Beitrag von Mariacarla Gadebusch Bondio in diesem Band.

35 Hueppe (1923), 121.

36 Hubensdorf (1994), 322.

37 Ebd.

„wie sog. Naturheilkunde, Volksernährung, Badewesen, Luft- und Lichtbäder, Körperkultur, mehr zu beachten und sich zum Führer der Bewegung zu machen. Statt im Schmollwinkel beiseite zu stehen und die Sache oft ungeeigneten Elementen zu überlassen."[38]

Hueppes erste Veröffentlichung zum Themenkomplex Turnen und Sport stammt bereits aus dem Jahre 1881 und trägt den Titel: „Über einige Grundlehren des deutschen Turnens, ihre Verwerthung bei Turnfesten und ihre Beziehung zum englischen Sport", erschienen in der Deutschen Turn-Zeitung.[39] In den folgenden Jahren publizierte er neben fachspezifischen Beiträgen zur Bakteriologie und Infektionsforschung Arbeiten zu diversen Themen des Turnens und des Sports,[40] so beispielsweise 1882 „Über

---

38 Hueppe (1923), 132.

39 Hueppe, Ferdinand: Über einige Grundlehren des deutschen Turnens, ihre Verwerthung bei Turnfesten und ihre Beziehung zum englischen Sport, in: *Deutsche Turn-Zeitung* 26 (1881), 369–372.

40 Eine Auswahl seiner Beiträge: Hueppe, Ferdinand: *Über Körperübungen in Schule und Volk und ihren Wert für militärische Übungen*, Berlin 1895; ders.: Über Körperübungen in den Schulen und die Anforderungen des Modernen Lebens, in: *Monatsschrift für das Turnwesen* 19 (1900), 225–244; ders.: *Der moderne Vegetarianismus*, Berlin 1900; ders.: Über die Reformbedürftigkeit des deutschen Turnens, in: *Illustrierte Athletik-Sportzeitung* 14 (1905), 43 f.; ders.: Über den Sportbegriff, in: *Deutsches Fußball-Jahrbuch* 8 (1911), 11–16; ders.: Ertüchtigung des weiblichen Geschlechts, in: *Jahrbuch für Volks- und Jugendspiele*, Leipzig / Berlin 1912, 11–21; ders.: Ueber die Entwicklung des Fußballspiels in Deutschland, in: *Salonblatt* 7 (1912), 38 und 1419–1421; ders.: Sport und Reizmittel, in: *Berliner Klinische Wochenschrift* 50 (1913), 481–484 und 549–552; ders.: Über den Wert des deutschen Turnens, in: Jacoby, Robert / Sixtus, Ludwig / Flatow, Alfred (Hrsg.): *Über den Wert des deutschen Turnens. Eine Sammlung von Urteilen hervorragender Zeitgenossen*, Crefeld 1913, 37–41; ders.: Sport und Entartung, in: Raydt, H. / Kohlrausch, E. (Hrsg.): *Jahrbuch für Volks- und Jugendspiele*, Leipzig / Berlin 1914, 74–84; ders.: Deutsche Volkskraft und Wehrfähigkeit, Berlin 1916; ders.: Unser Kriegsbrot, in: *Berliner Klinische Wochenschrift* 54 (1917), 726–731; ders.: Gymnastik und Turnen, Spaurd und Sport, in: Die *Leibesübungen* 1 (1925), 105–109 und 165–170; ders.: Über Wärmebilanz und Erkältungsfragen im Sport, in: Mallwitz, Arthur (Hrsg.): *Die Sportärztetagung*, Berlin 1924, 65–85; ders.: Über die Spielbewegung. Deutschland und die Entstehung des Deutschen Fußball-Bundes, in: *Die Leibesübungen* 2 (1926), 267–271; ders.: Kulturgeschichte der Leibesübungen im Mittelalter, in: Kümmel, Carl (Hrsg.): *Athletik. Ein Handbuch der lebenswichtigen Leibesübungen*, München 1930, 28–51; ders.: Der Beginn der neuen

das deutsche Hiebfechten"[41], 1884 „Antike und moderne Athletik", 1902 „Gibt es deutschen Sport?"[42] oder 1906 „Zur Sport-Hygiene"[43]. Ab 1910 wurde die Beschäftigung mit Turnen, Sport und Leibesübungen zu einem seiner Hauptarbeitsgebiete.[44]

Aus der Fülle seiner Beiträge soll eine Arbeit kurz erläutert werden, die Hueppes Vorstellungen über die männliche Körperbildung thematisiert. Der erste kurze Artikel „Der nackte Mensch – ein Lichtluftgeschöpf"[45] erschien 1901/02 in der neugegründeten Zeitschrift „Kraft und Schönheit", die als Organ des „Deutschen Vereins für vernünftige Leibeszucht", später „Verein für Körperkultur", fungierte und Konzepte der Körperkultur, der Leibesübungen, des Licht-Luftbades und der Nacktkultur propagierte. Der Verein formulierte als eines seiner Ziele die „Veredelung des Körpers und des Geistes", um darüber zum „Vollmenschtum" zu gelangen und durch die Ausbildung der „Körperkraft" und „Formenschönheit" eine „kernige Gesundheit von Leib und Seele" zu erreichen.[46]

Internationalen Olympischen Spiele und ihr Einfluß auf die Entwicklung der Sportbewegung in Deutschland, in: *Leibesübungen und körperliche Erziehung* 54 (1935), 1–6.

41 Hueppe, Ferdinand: Ueber deutsches Hiebfechten, in: *Deutsche Turn-Zeitung* 27 (1882), 369–372 und 381–383.

42 Hueppe, Ferdinand: Gibt es deutschen Sport?, in: *Illustrierte Athletik-Sportzeitung* 11 (1902), 242, 258 und 274.

43 Hueppe, Ferdinand: Zur Sport-Hygiene, in: *Illustrierte Athletik-Sportzeitung* 15 (1906), 21–25, 321–323, 337 f., 353 f., 369 f. und 385 f.

44 Haefs (1996).

45 Hueppe, Ferdinand: Der nackte Mensch – ein Lichtluftgeschöpf, in: *Kraft und Schönheit* 1 (1901/02), 1 und 6.

46 Zentren des Vereins waren Berlin, Frankfurt und Hamburg; vgl. Krabbe, Wolfgang R.: *Gesellschaftsveränderung durch Lebensreform. Strukturmerkmale einer sozialistischen Bewegung im Deutschland der Industrialisierungsperiode* (=Studien zum Wandel von Gesellschaft und Bildung im 19. Jahrhundert, hrsg. v. Otto Neuloh und Walter Rüegg, Bd. 9), Göttingen 1974, insbesondere 93–105, hier: 93; vgl. auch Krüger, Arnd: There goes this Art of Manliness: Naturism and Racial Hygiene in Germany, in: *Journal of Sport History* 18 (1991), 135–158; Wedemeyer, Bernd: „Zum Licht". Die Freikörperkultur in der wilhelminischen Ära und der Weimarer Republik zwischen völkischer Bewegung, Okkultismus und Neuheidentum, in: *Archiv für Kulturgeschichte* 81 (1999), 173–197; ders.: Body-building or Man in the Making: Aspects of the German Bodybuilding Movement in the Kaiserreich and Weimar Republic, in:

Da sich in der Enge der Großstädte nur wenige Gelegenheiten boten, ein „Licht- und Luftbad" zu nehmen, propagierte Hueppe sein System der Zimmergymnastik, das er schon im 1899 erschienenen „Handbuch der Hygiene" formuliert hatte. Dort riet er:

> "[...] morgens gleich nach dem Aufstehen vollständig entkleidet – bei niedrigen Außentemperaturen allenfalls bei geschlossenen Fenstern – ein Luftbad mit Körperübungen unter Verwendung leichter Hanteln zu je 5 Pfd. [...] dann eine kurze Waschung, Vollbad oder Brausebad je nach Gelegenheit zu nehmen, ... (sich) schnell anzuziehen und nun erst zu frühstücken."[47]

Später griff Hueppe dieses Thema immer wieder auf und erläuterte es ausführlich im Zusammenhang mit der aus Amerika kommenden zunehmend auch in Deutschland an Popularität gewinnenden „physical-culture"-Bewegung.[48] Auch in seinem erstmals 1910 erschienen Buch „Hygiene der Körperübungen"[49] versucht Hueppe unter medizinisch-physiologischen und vor allem konstitutionshygienischen Gesichtspunkten die verschiedenen Systeme körperlicher Ertüchtigung zu gewichten und ihren Wert für die „Idee der Körperkultur" auszuloten. Im Zentrum seiner Betrachtung standen dabei die Kraftmenschen, die Bodybuilder. Er fungierte hier als medizinischer Experte, denn seit dem Ende des 19. Jahrhunderts war die Medizin zur Leitwissenschaft für die physische Körperbildung avanciert und hatte die bislang während des 19. Jahrhunderts auf diesem Gebiet vorherrschende Pädagogik abgelöst.

Body-building

Um 1900 erlebte die „Body-Building" Bewegung in Deutschland einen großen Aufschwung. Der Begriff „Body-Building" taucht erstmals 1901 bei der Trainingsbeschreibung eines englischen Hantelsportlers auf, der nach dem Sandow-System trainierte. Der Athlet Eugen Sandow (1867–1925)

The International Journal of the History of Sports 11 (1994), 472–484; Hau, Michael: Gender and Aesthetic Norms in Popular Hygienic Culture in Germany from 1900–1914, in: *Social History of Medicine* 12 (1999), 271–292.

47 Hueppe (1901/02), 7.
48 Hueppe, Ferdinand: Über Körperkultur und neue Systeme des Zimmerturnens, in: *Körper und Geist* 15 (1906/07), 17–22, 38–41 und 56–58.
49 Hueppe (1922), 131.

benutzte den Begriff 1905 für eines seiner Magazine „Bodybuilding or
Man in Making".[50] Er machte den Kraftsport populär und veranstaltete
Bühnenshows, die er „Muscle Display" nannte. Über Schauauftritte in Wan-
derzirkussen und Varietés wuchs die Popularität der „individualistischen
Berufsathleten" und beförderte die Gründungswelle von Schwerathle-
tikvereinen und von den Athleten selbst gegründeten Clubs. Die „Body-
Building" Kultur erfreute sich eines wachsenden Zuspruchs in exklusiven
Herren-Clubs und privaten Trainingsschulen, propagiert über Bücher und
Magazine. Einer der wichtigsten Zentren war – wie Bernd Wedemeyer
beschreibt – das in Berlin geführte Verlags-Haus „Kraft und Schönheit",
das seit 1902 das bereits erwähnte Magazin unter gleichem Namen herausgab, in dem die wichtigsten Trainingsbücher und Systeme publiziert
und Handel und Versand mit Trainings-Accessoires betrieben wurde. Ein
weiteres wichtiges Zentrum dieser Bewegung war München.[51] Das primäre
Ziel des Kraftsports lag in der Ausgestaltung eines athletischen vollkom-
menen und gesunden Körpers und in der gleichzeitigen Überwindung von
Krankheit, Schwäche und Verweichlichung. In Amerika gab es bereits in
den 1880er Jahren erste Kraftsportbücher, die den gezielten Muskelaufbau,
die Kraftgewinnung und die körperliche Veränderung durch das musku-
löse Äußere beschrieben.[52] Die Programme der Sportschulen und -studios
enthielten Übungen für alle Körperregionen, so dass jede Muskelgruppe
trainiert werden konnte. Durch diesen ganzheitlichen Ansatz erschien der
Kraftsport anderen Sportarten überlegen.[53] Es waren Trainingssysteme, die
für den individuellen Gebrauch zu Hause konzipiert waren. Ausgerichtet
an den neuen Normen – die eine hygienische, ästhetische und gesundheitli-
che Ausrichtung implizierten – sollte durch Körpertechniken und vor allem

---

50 Wedemeyer-Klowe, Bernd: *„Der neue Mensch". Körperkultur im Kaiserreich
und in der Weimarer Republik*, Würzburg 2004, 290; Sandow, Eugen: *Body-
building or Man in Making*, London 1905.
51 Wedemeyer (1994), 472–484.
52 Wedemeyer (1993), 184, Wedemeyer erwähnt hier das Buch von William Blai-
kie „How to get strong and how to stay so" (1879) und dass 1888 erschienene
Buch von Davis Dowd, das die körperlichen Veränderungen in Vorher-Nach-
her-Bildern visualisierte: Dowd, Davis: *Physical Culture for Home and School
Scientific and Practical*, New York 1888, zit. n. Wedemeyer (1993), 190.
53 Wedemeyer (1993), 186.

Selbsttechniken nicht nur das äußere Erscheinungsbild modifiziert und modelliert werde.

Das körperliche Erscheinungsbild der Kraftmenschen oder des „trainierten Radfahrers", der sich „wie jeder Sportsmann" für ein „Muster körperlicher Kraft und strotzender Gesundheit" halte, [54] entsprach vor der Jahrhundertwende weder dem zeitgenössischen ästhetischen Normempfinden noch den medizinischen Vorstellungen von gesunden Körperformen. Es gab eine ganze Reihe von Ärzten wie beispielsweise Albert Albu (1867–1921), der den fast vollständigen Schwund der Fettpolster bei den Athleten bemängelte:

> „Die beim Radfahrer angestrengten Muskel[n], in erster Reihe die Streckermuskel[n] und [...] die Peronei, sie imponieren dem Auge als colossal hypertrophiert, brett-harte Wülste, deren Ursprung und Ansatzpunkt so genau erkennbar sind, als wenn sie mit dem anatomischen Messer herauspräpariert wären. In dieser exquisiten Weise werden die Muskel[n] eben nur sichtbar, wenn jedes Fettläppchen unter der Haut und zwischen den Muskeln geschwunden ist."[55]

Die Athleten und Kraftmenschen repräsentierten zu dieser Zeit mitnichten den neuen Menschen des 20. Jahrhunderts,[56] und keineswegs wurde der Sportler als neuer Leistungsträger im Prozeß der Industrialisierung und Urbanisierung wahrgenommen. Seine Erscheinung mit einseitig ausgebildeten, überproportionierten Muskeln widersprach der zeitgenössischen Körperästhetik, und er bewegte sich im Grenzbereich zwischen „scheinbar gesund" und dem Übergang zum Krankwerden. Die bürgerliche Gesellschaft lehnte die einseitige Überbetonung des Körperlichen und die durch künstliche Dauerbelastung und Kraft, Gewicht und Geschwindigkeit hervorgerufenen Gefahren für die Gesundheit nicht nur als Modetorheiten ab. Die sozialen Implikationen, die in dieser Zeit gerade mit den Übertreibungen im Sport verknüpft wurden, wie beispielsweise mit den aus

---

54 Albu, Albert: Die Wirkung körperlicher Ueberanstrengung beim Radfahren, in: *Berliner Klinische Wochenschrift* 34 (1897), 202–206: 205 f. Vgl. hierzu die ausführliche Darstellung bei Brinkschulte, Eva: *Körperertüchtigung(en) – Sportmedizin zwischen Leistungsoptimierung und Gesundheitsförderung 1895–1933*. Habilschrift, Berlin 2002, 26–36.

55 Ebd.

56 Eisenberg, Christiane: *,English Sports' und deutsche Bürger. Eine Gesellschaftsgeschichte*, Paderborn 1999.

Gewinnsucht betriebenen Wettrennen, flossen in die Beurteilung mit ein und verdichteten Albus Diagnose: Der Athlet ist ein Kranker.[57]

Hueppe trat diesen Vorurteilen entgegen und vertrat die Auffassung, dass wenn „die Körperübungen mehr als Zeitvertreib sein [sollten] und zielbewusst der Erziehung ganzer Menschen", der wirtschaftlichen Tüchtigkeit und nationalen Wehrfähigkeit dienen, so muss der Hygiene beim Betrieb der Körperübungen eine führende Stelle zuerkannt werden.

> „Bei einem streng durchgeführten Training muss die Selbstüberwindung zu einem höheren Zweck die Genüsse als etwas Untergeordnetes erscheinen lassen, und die Vorbereitung für den Sieg und die Aussichten auf den Sieg helfen zu der Selbstzucht und zu der Unterordnung unter die strenge Aufsicht der erfahrenen Gymnasten oder Trainer."[58]

Hueppe griff die wachsende Popularität für den athletischen Körper auf, die vor allem durch die Wiederbelebung der Olympischen Spiele ab 1896 befördert wurde und versuchte seinerseits den Enthusiasmus für den Sport und die Körperkultur insgesamt zu fördern.

Er leistete Aufklärungsarbeit über die von den „Kraftmenschen" propagierten unterschiedlichen Systeme. Als medizinischer Experte erläuterte er die Wirkungsweise der Übungen unter anatomischen und physiologischen Gesichtspunkten. Er befürwortete die Körperübungen als „Ergänzung" zum Turnen und Sport und suchte die Bedenken und Vorurteile gegenüber der aus Amerika kommenden „physical-culture"-Bewegung zu entkräften. Die Bewegung wurde als einer der „Auswüchse des Sports" kritisiert und man moniert, dass das Betreiben von dieser Art von Körperübungen nur darauf abziele, Höchstleistungen zu erreichen. Hueppe benutzte den Modetrend aber zudem, um sein volkshygienisches Konzept zu popularisieren und seine Forderung nach einer „gleichmäßigen harmonischen und gesunden Ausbildung des Körpers" zu unterstreichen.[59]

---

57 Albu (1897), Brinkschulte (2002), 26–36.

58 Hueppe, Ferdinand: Über die Körperübungen in Schule und Volk und ihren Werth für die militärischen Übungen, in: *Festschrift zur 100jährigen Stiftungsfeier des medizinisch-chirurgischen Friedrich-Wilhelms-Instituts gewidmet von Lehrern und ehemaligen Studirenden der militärärztlichen Bildungsanstalt*, hrsg. von der Medizinal-Abteilung des Königlich Preußischen Kriegsministeriums, Berlin 1895, 485–520:501.

59 Hueppe (1922), 17.

Die bekanntesten Bodybuilder der damaligen Zeit: Eugen Sandow (1867–1925), Georg Hackenschmidt (1878–1968) und Hans Unger alias Lionel Strongfort (1876–1967) bildete Hueppe in seiner Publikation von 1910 ab, analysierte ihren Muskelaufbau und typisierte ihren Körperbau (Abb. 2–4).[60]

Das erfolgreichste System dieser Zeit aber stammte von dem Dänen Jens P. Müller (1866–1938). Das „Müllern" wie es oft einfach nur bezeichnet wurde, publizierte Müller unter dem Titel „Mein System 15 Minuten Körperpflege täglich". Das Buch erzielte eine Auflage von 30.000 Exemplaren und wurde bereits 1905 in 2. Auflage verkauft, insgesamt wurde es eine halbe Million Mal verkauft. Hueppe attestierte Jens P. Müller eine:

> „[g]ute Rückenbiegung, gleichmäßige Muskulatur durch Leichtathletik entwickelt, später durch das „System" gegen Einrosten geschützt."

Gemeinsam ist diesen Kraftmenschen, dass es sich bei ihnen um „Selfmade-men" handelte, die körperliche Ertüchtigung war mit Praktiken und Techniken des Selbst verbunden – es waren individuell durchführbare Übungen, die als Selbsttechniken an die Freiwilligkeit und Eigenmotivation appellierten.

Hueppe verbindet die Beschreibungen des Muskelaufbaus der Bodybuilder (Körperbau und Körpertypus) mit den ästhetischen Körperidealen der Antike und vermittelt hygienisch-physiologisches Wissen. Zudem erläutert er anhand von ihm zusammengetragener Datensammlungen das Verhältnis von Körpergröße, Gewicht und Proportion. Auch die Athleten selbst – wie beispielsweise Lionel Strongfort – suchten durch messbare und nachmessbare den Erfolg ihrer Systeme zu untermauern.[61]

---

60 Ebd., Vorwort Kaltenleutgeben bei Wien, Pfingsten 1910 (soziale Seite der Ertüchtigung des ganzen Volkes, S. 6).

61 „ZAHLEN BEWEISEN die großen Erfolge die durch die stets bewährte natütliche Methode des STRONGFORTISMUS allenthalben erzielt werden im Erwerb von GESUNDHEIT, KRAFT, ENERGIE und LEISTUNGSFÄHIGKEIT. Vergleichen Sie die Maße der Schüler vor Beginn und nach Beendigung des Kurses. Lesen Sie die begeisterten Dankschreiben. Die gleich körperliche Entwicklung können auch Sie erzielen." (Vorhebungen im Original) So lautet die Ankündigung in einem Werbeprospekt, das dann die Werte in Angaben über „vorher" und „jetzt" präsentiert. Vgl. Hau, Michael: *The Cult of Health and Beauty in Germany*. A social History, 1890–1930. Chicago and London 2003, 184f.

Mit seiner Expertise fordert Hueppe ein „aktives Selbst", das an seiner gesundheitlichen und ästhetischen Verbesserung arbeitet.[62] Das medizinische Wissen implizierte aber auch eine Verpflichtung, denn Gesundheit und Schönheit galten als erreichbar, körperliches Enhancement war machbar. Durchgängig war diese Sorge für das Subjekt/die Person verbunden mit der Sorge des Arztes um die Bevölkerung und die „Volksgesundheit" – bei Hueppe zudem mit der „Wehrhaftigkeit" und einer „rassischen Aufartung". Diese körperertüchtigenden Techniken des Selbst sind als eine „Funktion biopolitischer Strategien" anzusehen.[63] Denn in der Analyse dieser alltäglichen Körperpraktiken wird zudem der Übergang von Fremd- zur Selbstführung in modernen Gesellschaften deutlich.[64] Die neuen Körperpraktiken setzen nicht auf Drill und Dressur, sondern die Bewegungssysteme sind neue Formen der Selbsttechnik. Für Hueppe war diese „Schule der Selbstzucht unvergleichlich".[65] Durch Training – ein Begriff der hier neu auftaucht – sollte eine anders gearteten Subjektivität und einer anderen (neuen) Körperlichkeit erlangt werden.

> „[D]as Training im strengen Sinne, d. h. die Erziehung zur Maximalleistung [ist] für ganz gesunde Menschen anzuwenden. […] [E]ine solch kurze Zwangslebensweise [schadet] gar nichts und ist als Schule der Selbstzucht unvergleichlich, da außerdem zur Erzielung höchster Leistungen die vorrübergehende Enthaltung von Tabak, Liebe und Alkohol unerlässlich ist."[66]

Die frühen Anfänge der Konstitutionsmedizin bzw. -forschung ermöglichten den Verweis auf das individuelle Zutun (die Technik des Selbst), sie wird nicht verordnet, sondern ist Teil der modernen Selbstdisziplinierung um leistungsfähig und -bereit für die moderne Gesellschaft zu sein.

Gleichzeitig werden durch messende Verfahren, allgemeine Daten und Durchschnittswerte über Körpergröße, Gewicht und Proportionen zusammengetragen und als körperliche Normwerte präsentiert und verbreitet. In der Weimarer Republik wurde dies insbesondere durch die

---

62 Vgl. Möhring (2006), 3.
63 Ebd.
64 Ebd., 4.
65 Hueppe (1895), 504.
66 Ebd.

Arbeiten der Deutschen Hochschule für Leibesübungen systematisiert und weiterentwickelt. [67]

Die Arbeiten Ferdinand Hueppes belegen beispielhaft wie Hygieniker und (Konstitutions-)mediziner in den ersten beiden Dekaden des 20. Jahrhunderts bemüht waren neue Körperpraktiken zu propagieren. Aufgegriffen wurden die modernen Sportarten, die durch ihren Wettkampfcharakter leistungsoptimierende Elemente beinhalteten. Auch neue Systeme des Körpertrainings (Bodybuilding) suchte er wissenschaftlich zu fundiere, um die Medizin als Leitwissenschaft zu profilieren, wobei die Selbsttechniken zur gesundheitlich und ästhetischen Verbesserung nicht eine Frage individueller Bereitschaft, sondern für seine rassenideologische „Volkshygiene" unverzichtbar waren.

Die Medizin erlangte in dieser Zeit entscheidenden Einfluß auf die Prägung und Propagierung neuer „Körperbilder" und die Normierung des männlichen und wie auch des weiblichen Körpers.

---

67 Auf den Zusammenhang Hochleistungssport und physiologische Grenzen des menschlichen Organismus (Wissenschaft von den menschlichen Leistungen) kann in diesem Zusammenhang nicht näher eingegangen werden. Vgl. hierzu Hoberman, John M.: The Early Development of Sports in Medicine in Germany, in: *Sport and Exercise Science. Essays in the History of Sports Medicine*, hrsg. v. Jack W. Berryman und Roberta J. Park, Urbana, Chicago 1992, S. 233–282; ders.: *Mortal Engins. The Science Performance and Dehumanization of Sport*, New York 1992; die deutsche Ausgabe hierzu erschien 1994 unter dem Titel „*Sterbliche Maschinen. Doping und die Unmenschlichkeit des Hochleistungssports*", Aachen 1994. Sarasin, Philipp: *Reizbare Maschinen. Eine Geschichte des Körpers 1765–1914*. Frankfurt a. Main 2001. Brinkschulte (2002), 64–101.

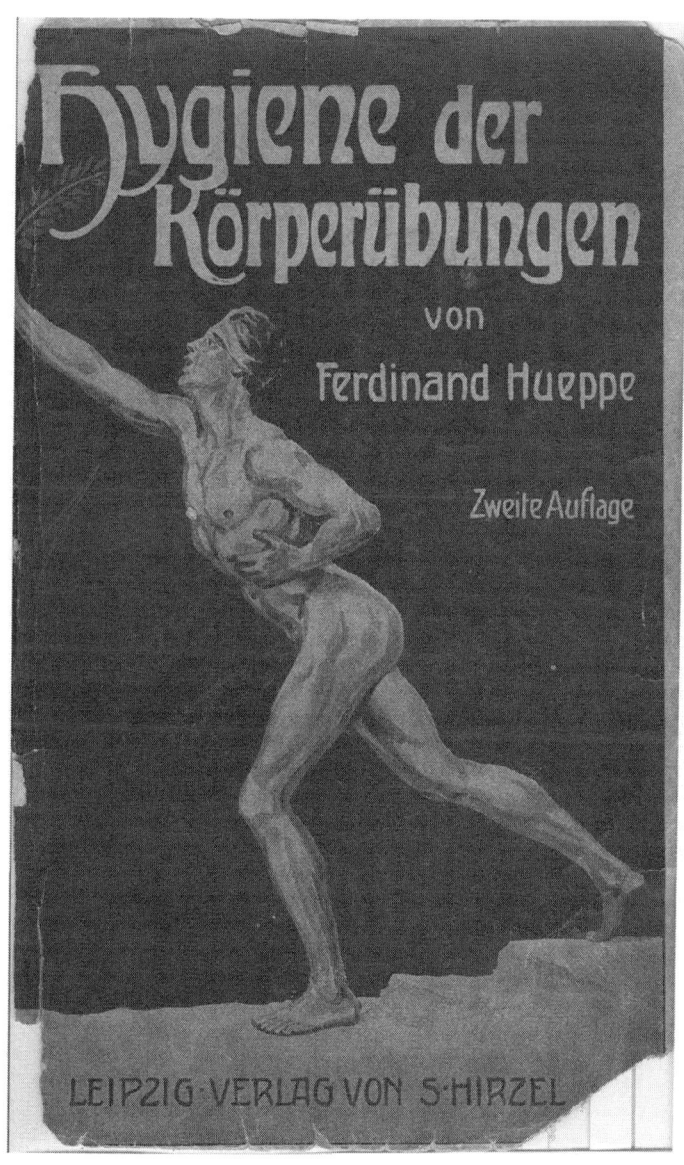

Abb. 1: Titelblatt: „Hygiene der Körperübungen", 1922.

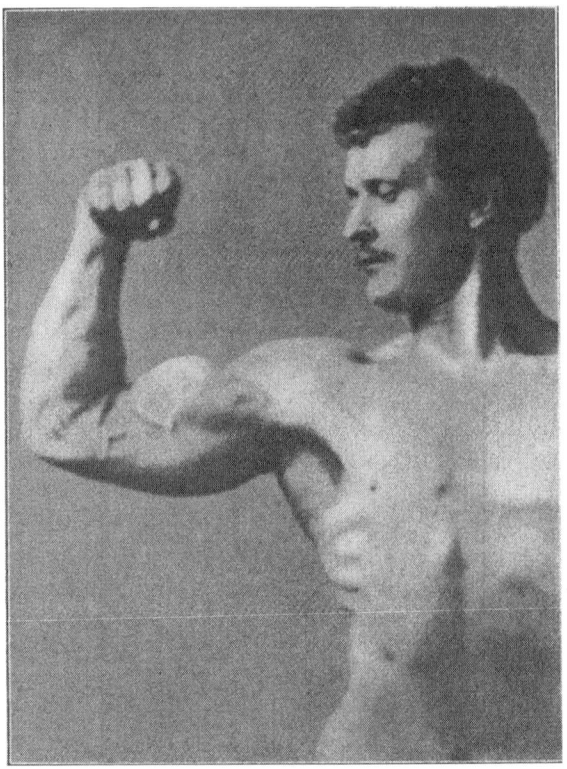

Abb. 2: Eugen Sandow.

„Eugen Müller gen. Sandow ursprünglich Hermes-Typ, später durch Übermäßige Entwicklung Herkules-Typ; Größe: 1,75 m; Schönste Bizeps-entwicklung bei analoger Ausbildung der ganzen Muskulatur; erst Par-force-Reiter, dann Gewichtsathlet, später von Attila mit leichten Hanteln in Posen ausgebildet."[68]

---

68 Hueppe (1922), 81.

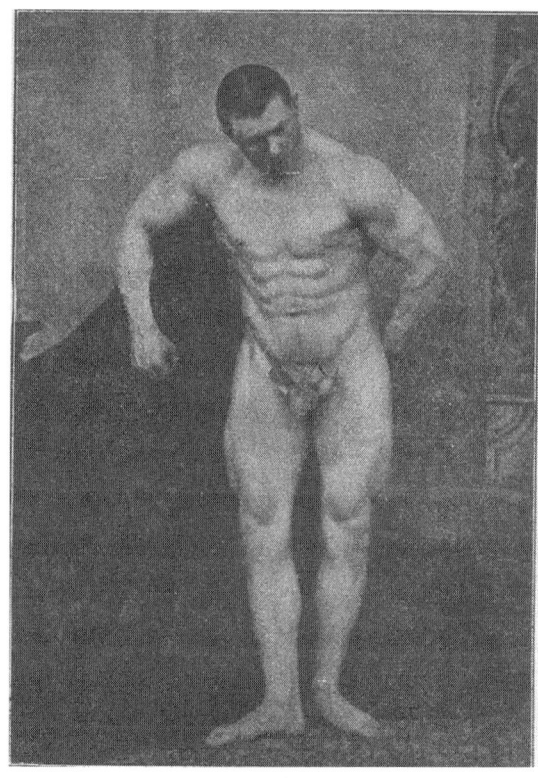

Abb. 3: Hackenschmidt.

„Um die Jahrhundertwende bester Ringer u. Gewichtsathlet, herkulische Muskulatur; Größe: 1,75 m, Entwicklung durch deutsches Turnen, Radfahren, dann durch Schwergewichte u. Ringen; Oberschenkel zu massig, Wade zu schwach im Verhältnis zu den Schenkeln, Fuß flach zu wenig gewölbt.[69]

69 Ebd., 95.

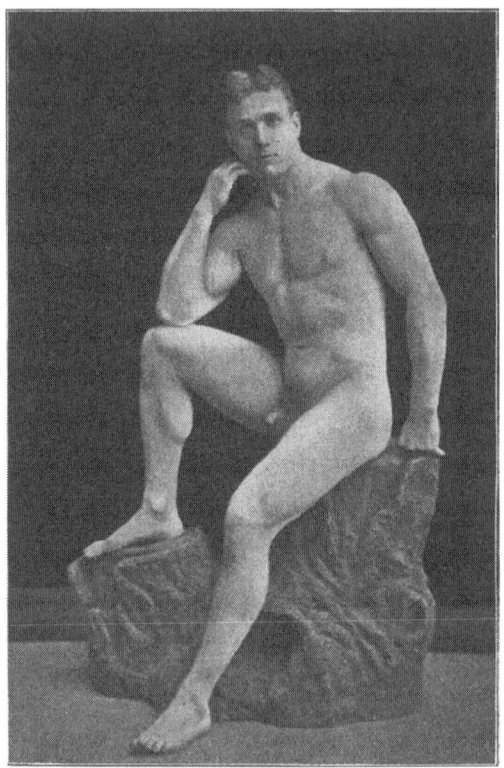

Abb. 4: Unger, gen. Lionel Stronfort.

„Ebenmäßig entwickelt, nur Kapuzenmuskel etwas zu stark; schöner
Fünfkämpfertypus; Größe 1,72 m, ohne besondere Methode aufgewach-
sen, dann mit Attila-System oder 5 Pfd.-Hantel Methode planmäßig entwickelt, dann Schwergewicht und Boxen" [70]

---

70 Ebd., 101.

Literatur

Albu, Albert: Die Wirkung körperlicher Ueberanstrengung beim Radfahren, in: *Berliner Klinische Wochenschrift* 34 (1897), 202–206.

Brinkschulte, Eva: Körperertüchtigung(en) – Sportmedizin zwischen Leistungsoptimierung und Gesundheitsförderung 1895–1933. Habilschrift, Berlin 2002.

Eisenberg, Christiane: ,*English Sports* ' *und deutsche Bürger. Eine Gesellschaftsgeschichte*, Paderborn 1999.

Flesch, Philipp: Ganzheit und ihre Apparaturen – konstitutionelle Medizin um 1900, in: Maß und Eigensinn. Studien im Anschluß an Georges Canguilhem hrsg. von Cornelius Borg, Volker Hess und Henning Schmidtgen, München 2005, 135–156.

Frevert, Ute: Das Militär als „Schule der Männlichkeit". Erwartungen, Angebote, Erfahrungen im 19. Jahrhundert, in: Frevert, Ute (Hrsg.): *Militär und Gesellschaft im 19. und 20. Jahrhundert* (= Industrielle Welt. Schriftenreihe des Arbeitskreises für moderne Sozialgeschichte hrsg. von Reinhardt Koselleck und M. Rainer Lepsius, Bd. 58), Stuttgart 1997, 145–173.

Foucault, Michel: *Analytik der Macht*, Frankfurt am Main, 2005.

Haefs, Michael: *Die Rolle des Sports in der Konstitutionshygiene. Das Beispiel Ferdinand Hueppe (1852–1938),* Diss. med. Düsseldorf 1996.

Hau, Michael: Gender and Aesthetic Norms in Popular Hygienic Culture in Germany from 1900–1914, in: *Social History of Medicine* 12 (1999), 271–292.

Hau, Michael: *The Cult of Health and Beauty in Germany. A social History, 1890–1930*, Chicago and London 2003.

Hoberman, John M.: The Early Development of Sports in Medicine in Germany, in: *Sport and Exercise Science. Essays in the History of Sports Medicine*, hrsg. v. Jack W. Berryman und Roberta J. Park, Urbana, Chicago 1992, S. 233–282.

Hoberman, John M. *Mortal Engins. The Science Performance and Dehumanization of Sport*, New York 1992; die deutsche Ausgabe hierzu erschien 1994 unter dem Titel „*Sterbliche Maschinen. Doping und die Unmenschlichkeit des Hochleistungssports*", Aachen 1994.

Hubenstorf, Michael: *Die Genese der Sozialen Medizin als universitäres Lehrfach in Österreich bis 1914. Ein Beitrag zum Problem der Disziplinbildung und wissenschaftlichen Innovation*, Diss. med. Berlin 1994, unveröffentl. Ms., Teil I, 299–324.

Hueppe, Ferdinand: Über einige Grundlehren des deutschen Turnens, ihre Verwerthung bei Turnfesten und ihre Beziehung zum englischen Sport, in: *Deutsche Turn-Zeitung* 26 (1881), 369–372.

Hueppe, Ferdinand: Ueber deutsches Hiebfechten, in: *Deutsche Turn-Zeitung* 27 (1882), 369–372 und 381–383.

Hueppe, Ferdinand: Über die Körperübungen in Schule und Volk und ihren Werth für die militärischen Übungen, in: *Festschrift zur 100jährigen Stiftungsfeier des medizinisch-chirurgischen Friedrich-Wilhelms-Instituts gewidmet von Lehrern und ehemaligen Studirenden der militärärztlichen Bildungsanstalt*, hrsg. von der Medizinal-Abteilung des Königlich Preußischen Kriegsministeriums, Berlin 1895, 485–520.

Hueppe, Ferdinand: Der nackte Mensch – ein Lichtluftgeschöpf, in: *Kraft und Schönheit* 1 (1901/02), 6–7.

Hueppe, Ferdinand: Gibt es deutschen Sport?, in: *Illustrierte Athletik-Sportzeitung* 11 (1902), 242, 258, 274.

Hueppe, Ferdinand: Über Körperkultur und neue Systeme des Zimmerturnens, in: *Körper und Geist* 15 (1906/07), 17–22, 38–41 und 56–58.

Hueppe, Ferdinand: *Hygiene der Körperübungen*, 1. Aufl. Leipzig 1910.

Hueppe, Ferdinand: Sport und Reizmittel, in: *Berliner Klinische Wochenschrift* 50 (1913), 481–484 und 549–552.

Hueppe, Ferdinand: *Deutsche Volkskraft und Wehrfähigkeit*, Berlin 1916.

Hueppe, Ferdinand: *Hygiene der Körperübungen*, 2. überarb. Aufl. Leipzig 1922.

Hueppe, Ferdinand, „Ferdinand Hueppe", in: Grote, L.R. (Hrsg.): *Die Medizin der Gegenwart in Selbstdarstellungen*, Leipzig 1923.

Kaup, J.: Ferdinand Hueppe (Zu seiner Würdigung beim Eintritt ins biblische Alter), in: *Münchner Medizinische Wochenschrift* 69 (1922), 1547–1549, 1548.

Krabbe, Wolfgang R.: *Gesellschaftsveränderung durch Lebensreform. Strukturmerkmale einer sozialistischen Bewegung im Deutschland der Industrialisierungsperiode* (= Studien zum Wandel von Gesellschaft und Bildung im 19. Jahrhundert, hrsg. v. Otto Neuloh und Walter Rüegg, Bd. 9), Göttingen 1974.

Kraus, Friedrich: *Ermüdung als Mass der Constitution*, Cassel 1897.

Krüger, Arnd: There Goes this Art of Manliness: Naturism and Racial Hygiene in Germany, in: *Journal of Sport History* 18 (1991), 135–158.

Kimmel, Michael S.: *Manhood in America. A Cultural History*, 2. Aufl. New York / Oxford 2006.

Lemke, Thomas: Neoliberalismus, Staat und Selbsttechnologien. Ein kritischer Überblick über die governmentality studies, in: *Politische Vierteljahresschrift* 41 (2000), 31–47.

Möhring, Maren: Die Regierung der Körper –„Gouvernementalität" und „Techniken des Selbst", in: Zeithistorische Forschungen 3 (2006), 2, vgl. http://www.zeithistorische-forschungen.de/site/40208654/default. aspx (Stand: 17.07.2013).

Sarasin, Philipp: *Reizbare Maschinen. Eine Geschichte des Körpers 1765–1914*. Frankfurt a. Main 2001.

Schröder, Christian: *Die Rolle des Zentralausschusses für Volks- und Jugendspiele (1891–1922) als „Führerorganisation" auf dem Gebiet der Körperkultur*. Diss. Leipzig 1966.

von Vogl, Zur Frage der Militärdiensttauglichkeit der zum jährigfreiwilligen Dienst berechtigten Wehrpflichtigen Deutschlands, in: *Münchner Medizinische Wochenschrift* 1909, Nr.56.2, vom 21.12.1909, 2639–2640.

Wedemeyer, Bernd: „Der Weg zur Kraft". Die „Bodybuilding-Ideologie" um 1900 als Gegenentwurf zum industrialisierten Menschen, in: Dauskardt, Michael / Gerndt, Helge (Hrsg.): *Der industrialisierte Mensch*. Vorträge des 28. Deutschen Volkskunde-Kongresses vom 7. bis 11.

Oktober 1991, i. A. der Deutschen Gesellschaft für Volkskunde, Hagen 1993, 183–190.

Wedemeyer, Bernd: „Zum Licht". Die Freikörperkultur in der wilhelminischen Ära und der Weimarer Republik zwischen völkischer Bewegung, Okkultismus und Neuheidentum, in: *Archiv für Kulturgeschichte* 81 (1999) 173–197.

Wedemeyer, Bernd: Body-Building or Man in Making: Aspects of German Bodybuilding Movement in the Kaiserreich and Weimar Republic, in: *The International Journal of History of Sport* II.3 (1994), 472–484.

Wietig, Christina: *Der Bart. Zur Kulturgeschichte des Bartes von der Antike bis zur Gegenwart*, Diss. Hamburg 2005.

Mathias Wirth

Es lebe die Erbsünde!?
Schnittstellen zwischen Degenerationstheorie und Erbsündendoktrin

Abstract

Das Krankheitsbild der erblichen Entartung ist eines der großen Konzepte der späten Psychiatrie des 19. Jahrhunderts. Unsittliche und gesundheitsschädliche Verhaltensweisen werden nicht begangen, weil sie begangen werden wollen, sondern weil sie begangen werden müssen. Ererbte Dispositionen verweisen Kinder auf moralische Mängel der Eltern und bedeuten degenerativen Einfluss der Eltern-Generation auf die Nachkommenschaft. Indem die christliche Anthropologie den Postadamiten einen Erbsünder nennt, spricht sie sein konkretes Personsein als einen defizitären Modus an. Indem die Degenerationslehre in der Medizin den Menschen degeneriert nennt, spricht sie sein konkretes Personsein als einen defizitären Modus an. In der Medizingeschichte wird immer wieder auf die Nähe von Degenerationslehre und Erbsündendoktrin hingewiesen. In diesem Beitrag wird das Entartungsdenken des Psychiaters Richard von Krafft-Ebing auf die Beziehung zur Erbsündenlehre hin analysiert, um so Quellen einer normativen Psychiatrie offen zu legen.

Einleitung

Dem finitistischen Empfinden einer entnumisierten Welt muss jede hermeneutische Operation zunächst fremd erscheinen, die nach den religiösen oder sogar christlichen Quellen der ‚somatischen' Psychiatrie fragt. Die hier vorgelegte Untersuchung möchte mit ihrem Verweis auf theologisch-anthropologische Implikate der psychiatrischen Theoriebildung einen kleinen Beitrag zur Erforschung der kulturellen Quellen psychiatrischer Normativität leisten. Genauer geht es um die immer wieder erwähnte, nie aber genauer analysierte These der Psychiatriegeschichte, die neuerdings Harry Oosterhuis mit Blick auf Richard von Krafft-Ebing (1840–1902)

wiederholt hat, die Degenerationslehre stehe in der Tradition der Erbsündenlehre als Theorie der Abweichung (lat. *degenerare*) von der
psychischen und physischen Norm.[1]

Obwohl sich die Psychiatrie des 19. Jahrhunderts von der Naturphi-
losophie abwendet, um in der Hinwendung zur Naturwissenschaft den
Traum von der Anschlussfähigkeit an die übrigen medizinischen Fächer
zu versuchen[2], behauptet die Degenerationslehre im ideengeschichtlichen
Vergleich in ihrem Kern, so Oosterhuis, eine analoge Erbsünde, mithin also
die Heredität von Charakter- und Körpermerkmalen mit Krankheitswert,
deren Ursachen im Freiheitsvollzug des Menschen liegen – eine These übrigens, die, was ihre Herkunft aus dem Christentum und seiner Sündenlehre angeht, in der gegenwärtigen Medizingeschichte breit vertreten wird.[3]
Oosterhuis fasst das anthropo-ethische Konzept der Degenerationstheorie
als Diagnose der Desintegration von menschlichem Willen und menschlichen Gefühlen zusammen. Der moderne Mensch scheint zunehmend

---

1   Hermle, Leopold: Die Degenerationslehre in der Psychiatrie, in: *Fortschritte
    der Neurologie Psychiatrie* 54 (1986), 67–79: 70; Schott, Heinz / Tölle, Rainer:
    Geschichte der Psychiatrie. Krankheitslehrern, Irrwege, Behandlungsformen,
    München 2006, 101.
2   Engstrom, Eric J.: Psychiatrie zwischen Psychologie und Philosophie. Moritz
    Lazarus, Wilhelm Wundt, Theodor Ziehen, in: Helmchen, Hanfried (Hrsg.):
    Psychiater und Zeitgeist. Zur Geschichte der Psychiatrie in Berlin, Lengerich
    2008, 43–58: 45; Oosterhuis, Harry: *Stepchildren of Nature. Krafft-Ebing,
    Psychiatry and the Making of Sexual Identity*, Chicago 2000, 36; Schmiede-
    bach, Heinz-Peter: Von Menschen und psychischen Apparaten. Subjektivität
    und Objektivität in der Psychiatrie des 19. Jahrhunderts, in: Heinze, Martin /
    Priebe, Stefan (Hrsg.): *Störenfried Subjektivität. Subjektivität und Objektivität
    als Begriffe psychiatrischen Denkens*, Würzburg 1996, 43–66: 44–45; Sigusch,
    Volkmar: Richard von Krafft-Ebing zwischen Kaan und Freud. Bemerkungen
    zur 100. Wiederkehr seines Todestages, in: *Zeitschrift Sexualforschung* 15
    (2002), 211–238: 213.
3   Heinz, Andreas / Kluge, Ulrike: „Entfremdung" und „Entartung" bei Wil-
    helm Griesinger und Bénédict-Augustin Morel. Bezug zu aktuellen psychiatri-
    schen Konzepten, in: Helmchen (2008), 199–212: 199; vgl. auch Schott / Tölle
    (2006), 99. Heinz und Kluge verweisen auf Topsell, Blumenbach und Schelling,
    die jeder auf seine Weise den Zusammenhang zwischen Degeneration und Ab-
    fall von Gott ab dem 17. Jahrhundert so formuliert hatten, dass die psychiatri-
    schen Denker der „Degenerations-Zeit" sich leicht auf diese Theorien beziehen
    konnten, siehe Heinz / Kluge (2008), 200–201.

nicht dazu in der Lage, seine physischen Bedürfnisse durch ein Sittengesetz zu kontrollieren.[4] Zur gleichen Diagnose über den faktischen Menschen kommt die theologische Anthropologie mit der Doktrin von der Erbsünde. Auch sie geht von der Beobachtung aus, dass der Mensch nicht tut, was er will. Die auch bei von Krafft-Ebing markierte Desintegration von Natur und Person harpuniert trotz diverser Ätiologie von Erbsündenlehre (Niedergang der gesamten Menschheit durch die Einzeltat eines Menschen ‚vor' der Zeit) und Degenerationslehre (Niedergang der psycho-physischen Gesundheit der Nachkommenschaft von Vorfahren mit normwidrigem Verhalten) immerhin die erbsündentheologische Diagnose der antinomischen Verfasstheit existierender Freiheit.

Die Degenerationslehre unterscheidet zwar von der Erbsündendoktrin die theologische Rede vom universellen „Fall" des Menschen ‚vor der Zeit', das Resultat der Übertretung des Sittlichen und Gebotenen ist aber für den Einzelnen gleich: Die Unfähigkeit des Menschen sich von den Kräften der Natur und der äußeren Welt zu distanzieren.[5] Dabei darf der Unterschied in der Universalität nicht verdeckt werden, denn nur im Gefüge der Erbsündenlehre sind alle Menschen betroffen und nicht bloß eine Anzahl Erkrankter, vermeintlich Degenerierter. Damit ist bereits betont, dass die Art der hier zu untersuchenden Ähnlichkeit die der Analogie ist. Analogizität bedeutet anders als Univozität und Äquivozität in einem philosophischen Sinn weder Deklaration von Gleichem (Univokation), noch von völlig Anderem (Äquivokation), sondern meint Ähnlichkeit bei stets überwiegender Ungleichheit. Unschwer zu erkennen, dass im Vergleich von Erbsünden- und Degenerationslehre der Unterschied zwischen Universalität (Erbsünde) und Partikularität (Degeneration) entscheidend ist.

Auch vor dem Hintergrund eines bei von Krafft-Ebing feststellbaren theologischen Interesses, scheint die Suche nach säkularisierten Residuen der Erbsündenkonzeption nicht aussichtslos. Es ist zwar nicht im Einzelnen belegbar, welche theologischen Positionen von Krafft-Ebing kannte. Dass er sich theologisch interessierte, beweist beispielhaft, dass er in seiner *Psychopathia sexualis*, hier im Zusammenhang mit „religiösem und sexuellem

---

4 Oosterhuis (2000), 54.
5 Roelcke, Volker: Art. Degeneration, in: *Enzyklopädie Medizingeschichte*, Berlin 2005, 290.

Delir", auf die theologische Konzeption des berühmten evangelischen
Theologen und Philosophen Friedrich Schleiermacher (1768–1834) zu
Sprechen kommt und seine Grundthese zum Gefühl „schlechthinniger
Abhängigkeit" ausführt. Hier stellt von Krafft-Ebing außerdem Überle-
gungen zur sexuellen und religiösen Ekstase an. Beiden, Sexualität und
Religiosität, ist die Gleichzeitigkeit von Seligkeit und Abhängigkeit eigen,
ebenso ihr „unendlicher Gegenstand", ihr Opfercharakter, und die Gefahr
„pathologischer Grausamkeit". Auch dieser Exkurs belegt theologische
Kenntnis des von Krafft-Ebing, wenn nicht sogar ein entsprechendes Interesse. In diesem Kontext kann auch die Zölibats-Diskussion des von Krafft-
Ebing interpretiert werden.[6] Man wird daraus den vorsichtigen Schluss
ziehen können, dass von Krafft-Ebing weder die Theologie insgesamt noch
ihre Hauptdenker fremd gewesen sein dürften.[7]

　Die Frage nach einer möglichen Säkularisierung der Erbsündenlehre durch die Degenerationslehre bei von Krafft-Ebing, wie sie Oosterhuis nahelegt, legt folgenden Aufbau dieser Studie nah: In einem ersten
Schritt wird die Theologie der Erbsünde skizziert, besonders mit Blick
auf ihr Menschenbild. In einem zweiten Schritt wird die Geschichte der

---

6　Krafft-Ebing, Richard von: *Psychopathia sexualis. Mit besonderer Berücksich-
　　tigung der konträren Sexualempfindung. Eine medizinisch-gerichtliche Studie
　　für Ärzte und Juristen*, Stuttgart ⁹1894, 9–15. Und es können weitere Kontexte
　　angeführt werden, in denen Krafft-Ebing sich religiös-christlicher Metaphorik
　　bedient. So vergleicht er seine autoritär-psychologische Therapie von Geistes-
　　krankheiten mit der christlichen Beichte, siehe Oosterhuis, Harry: Extending
　　the Boundaries of Psychiatry. The Professional Strategies of Richard von Krafft-
　　Ebing, in: Engstrom, Eric / Roelcke, Volker (Hrsg.): *Psychiatrie im 19. Jahrhun-
　　dert. Forschungen zur Geschichte von psychiatrischen Institutionen, Debatten
　　und Praktiken im deutschen Sprachraum*, Mainz 2003, 158–178: 162.
7　Was nicht schon bedeutet, dass er sich der Beeinflussung durch das theologische
　　Denken seiner Zeit bewusst gewesen ist. Eher wird er im Flair des neuzeitli-
　　chen Objektivitäts-Begriff von der reinen Beobachtbarkeit seiner Wissenschaft
　　ausgegangen sein, um dabei zu überblenden, dass Erkenntnis die Konstruktion
　　eines Subjekts ist, vgl. Rauschenbach, Brigitte: Von uns selber aber sprechen
　　wir nicht. Störenfried Subjektivität als Symptom und Methode unserer Zeit,
　　in: Heinze / Priebe (1996), 15–42: 21. Auch Schmiedebach bemerkt, dass trotz
　　„Objektivierung psychischer Phänomene […] subjektive Überzeugungen" in
　　der Psychiatrie ab der Mitte des 19. Jahrhunderts weiter eine wichtige, aber
　　eher klandestine Rolle gespielt haben, vgl. Schmiedebach (1996), 45.

Degenerationslehre in Erinnerung gerufen, um sie in einem folgenden dritten Schritt für das Werk des von Krafft-Ebing zu präzisieren. Es folgt vier-
tens und letztens das vorzustellende Fazit, das gefundene Ähnlichkeiten
und Unähnlichkeiten in Anlage und Denken von Erbsündenlehre und Degenerationslehre gegeneinander abwägt, um die gestellte Frage beantworten zu können, ob die medizintheoretische These belegbar ist, nach der das
Degenerationsdenken eines von Krafft-Ebing ein profaniertes Denken der
erbsündlichen Belastetheit des Menschen darstellt.

1. Was meint überhaupt Erbsünde?

Es ist in der Theologie mit einem bekannten ‚Bild‘ gefragt worden, ob
die Welt nicht mit einem Baugerüst zu vergleichen wäre, das der Mensch
betritt und stürzt. Nicht der Arbeiter, der betrunken war, sondern jeder,
der das Baugerüst betritt, stürzt. Die in diesem bekannten Bild geschilder-
te Tragik hat Augustinus, der Nestor der Erbsündenlehre, mit Blick auf
den Menschen und sein Auftreten auf der Bühne der Geschichte pointiert:
Jeder Mensch sündigt! Die Erbsündenlehre versucht eine Antwort darauf
zu finden, woher das Böse einer Welt kommt, in der Menschen notorisch
schuldig werden (*malum morale*) und die Natur in oft zerstörerischer
Brutalität nicht bloß Index von Endlichkeit ist (*malum physicum*). Als
„geschichtliche Ätiologie"[8] schickt sich die Erbsündenkonzeption dazu an,
aus den gegenwärtigen Verhältnissen Rückschlüsse auf einen Ursprung zu
ziehen[9], und entdeckt so das Böse nicht in Gott (dem Erbauer des Gerüsts)
und auch nicht in seiner Schöpfung (dem Material des Gerüsts), sondern
beim Menschen und der Tat seiner Freiheit.[10] Indem sie in der menschlichen Geschichte eine Schuld ausmacht, sagt sie, dass der Mensch sich nicht
mit Verweis auf die Konditionen der Welt entschuldigen kann.
   Das Bild vom Baugerüst beschreibt dabei das erbsündentheologische
Anliegen, in dem alle Reformatoren übereinstimmen: Dass es nicht um die
Einzelsünden geht, sondern um eine diesen vorausliegende Gebrochenheit

8 Dohmen, Christoph: *Schöpfung und Tod. Die Entfaltung theologischer und
   anthropologischer Konzeptionen in Gen 2/3*, Stuttgart ²1997, 199–217.
9 Rahner, Karl: *Sämtliche Werke 22/2*, Freiburg im Breisgrau 2008, 15–16.
10 Westermann, Claus: *Welt und Mensch im Urgeschehen. Die biblische Urgeschichte Genesis (1. Mose) 1–11*, Stuttgart 1999, 235–238.

von Welt und Mensch, die niemals aufhört das Leben des Menschen zu krümmen.[11] In diesem Sinn hat Martin Luther (1483–1546) die Erbsünde ein Gebrechen („geprech") genannt, das die ganze Person und Natur des Menschen verdirbt.[12] Weiter betont Luther, dass Freiheit und Wille den Menschen nicht aufrichten können, dass er lediglich die passive Möglichkeit hat, sich von der *gratia sanans* ergreifen zu lassen.[13] Diese Korrumpierung von Freiheit und Willen erben Kinder von ihren Eltern, wie Luther festhält, denn es

> „haist darumb eine erbsünde, daß wir sie nicht gethan haben, sondern wir bringen sie mit uns von unseren eltern her, und wirt uns nit weniger zu gerechnet, denn als heten wir sie selbs gethan".[14]

Gerade die Vorstellung, dass Kinder elterliche Schuld tragen (*peccatum haereditarium*), die als *vere peccatum* bestimmt wird – einzig Ulrich Zwingli (1448–1531) teilt diese Auffassung gegen die anderen Reformatoren nicht – führt heute zu einer harschen Kritik und zur Forderung der Theologie, die Doktrin der Erbsündenlehre aufzugeben. Für die evangelische Theologie sind es besonders Karl Barth (1886–1968) und Paul Tillich (1886–1965), in der katholischen Theologie neuerdings Thomas Pröpper (1941–2015) und Magnus Striet (geb. 1964), die sich dezidiert gegen das Dogma vom *peccatum originale* wenden.[15]

Unabhängig von der Frage nach der Schuld bestimmen sowohl Philipp Melanchthon (1497–1560) in der *Confessio Augustana*[16] als auch Ulrich Zwingli[17] die Erbsünde als *morbus* (Krankheit). Melanchthon betont

---

11 Axt-Piscalar, Christine: Art. Sünde VII [Reformation und Neuzeit], in: *Theologische Realenzyklopädie (TRE)* 32 (2001) 400–434: 400–401.

12 Weimarer Ausgabe (WA), 10 I, 1, 508, 6–8.

13 Axt-Piscalar (2001), 402.

14 WA 17, II, 282, 19–21.

15 Pröpper, Thomas: *Theologische Anthropologie, Band II*, Freiburg im Breisgau 2011, 1089; Striet, Magnus: Wie heute über Sünde reden? Zwischen Ballast und Befreiung, in: *Herder Korrespondenz* 11 (2011), 568–572. Außerdem Wiedenhofer, Siegfried: Die Lehre der Kirche von der Erbsünde. Geschichte, Entwicklung und heutiges Verständnis, in: Ders. (Hrsg): *Erbsünde – was ist das?* Regensburg 1999, 35–65.

16 Bekenntnisschriften der evangelisch-lutherischen Kirche (BSLK) 53, 2–8.

17 Corpus Reformatorum (CR) 90, 708 und CR 92, 372, 4.

dabei die von Geburt an zu beobachtenden Mängel und Selbstsüchte des Menschen und nennt diesen *morbus* selbstverschuldet.[18] Zwingli hingegen reflektiert genauer auf den Krankheitscharakter der Erbsünde und betont die Angeborenheit einer Krankheit, für die der Einzelne keine Schuld haben könne.[19]

2. Normiertes Ohr, normierter Kopf, normierter Mensch

Angewachsene Ohrläppchen, hohe Stirn, übermäßige Körperbehaarung, Zahnfehlstellungen und eine Vielzahl sogenannter Atavismen galten in der Psychiatrie des 19. Jahrhunderts als Degenerationszeichen (*stigmata degenerationis*).[20] Eine damit einhergehende psychopathologische Disposition, die sich in einer Vielzahl pathoplastischen Auffälligkeiten in Anatomie und Morphologie äußert, galt als ererbt. Deviantes und deliquentes Verhalten von Eltern durch z. B. Alkoholismus, erotische Episoden jenseits bürgerlicher Norm, wirke sich degenerierend auf die Folgegenerationen aus. Nicht degenerative Prozesse alleine, sondern das Faktum der Heredität degenerativer Erkrankungen mit ihren patho-gnomonischen Charakteristika ist Skopus des *dégénéré-héréditaire*.

Zwei Jahre bevor Charles Darwin (1809–1882) sein epochemachendes Werk zur Evolutionstheorie vorlegt, hat der französische, jesuitisch-theologisch[21] geprägte Psychiater Benedict Auguste Morel (1809–1873) in umgekehrter Blickrichtung die Frage gestellt, wie eine regressive Entwicklung von Physis, Psyche und Moral möglich sei. Morel antwortet 1857 mit seinem Werk *Traité des dégénérescences physiques, intellectuelles et morales de l'espèce humaine* auf diese Frage.[22] Unter Verweis auf erworbene

---

18 BSLK 53, 2–8.

19 CR 90, 708 und CR 92, 372, 4.

20 Krafft-Ebing, Richard von: *Lehrbuch der Psychiatrie. Auf klinischer Grundlage für Practische Ärzte und Studierende, Band III [Klinische Casuistik]*, Stuttgart 1880, 68; Krafft-Ebing, Richard von: *Lehrbuch der gerichtliche Psychopathologie. Mit Berücksichtigung der Gesetzgebung von Österreich, Deutschland und Frankreich*, Stuttgart 1892, 283–284. Zu den Degenerationszeichen weiter Hermle (1986), 71.

21 Heinz / Kluge (2008), 201.

22 Eine erste ganz knappe Einführung in seine Grundthese vom Abfall des Menschen von Gottes Konzept vom perfekten Menschen bietet Morel in den

ebenso wie ererbte psycho- und neuropathische Dispositionen, zu deren
Verbreitung insbesondere die moderne Zivilisation mit ihren Noxen, z. B.
Alkohol, beiträgt, erklärt Morel psychiatrische Erkrankungen. Mit Morel
wird die Entartung eine zentrale medizinische Kategorie, die explizit von
einem gottgeschaffenen „*type normal*" ausgeht, von dem der Geisteskran-
ke als „*type primitif*" abweicht.[23] Siehe hierzu beispielhaft die Abbildung
aus Morels „Traité" am Ende dieses Beitrages.

Konkret: Nach dem „Fall" des Menschen kann er sich nicht mehr gegen die Kräfte der Natur wehren.[24] Auf die Frage nach der Ätiologie von
Pathologien wie Alkoholismus, Kretinismus, Pellagra und Geisteskrankheiten, antwortet Morel unter Verweis auf das Verhalten der Elterngenera-
tionen, das sich in erblichen Bahnen von einer behavioralen Abweichung
der Vorfahren in der Generationen der Nachkommenschaft zu einer pathologischen Prädisposition entwickelt hat.

Im späteren 19. Jahrhundert wurde die Degenerationstheorie besonders
in Frankreich vertreten. Nicht nur Morel, sondern auch der französische
Psychiater Jacques-Joseph Moreau de Tours (1804–1884) etablieren die
Lehre von der hereditären Verursachung von Geisteskrankheiten. Die erbliche Degenerationslehre war ab 1860 breit akzeptiert.[25] Das Überzeugen-
de der Degenerationskonzeption war ihre Bipolarität, die sowohl die ge-
wonnenen Erkenntnisse einer somatischen Hirn-Psychiatrie aufgriff, zum
anderen aber auch die alte und doch weiter oder wieder aktuelle sozial-
moralische Dimension der Psychiatrie integrierte.[26] Auf diese Weise scheint
die erbliche Degenerationslehre als ein vermeintlicher Realismus, der den
aufklärerischen, liberalen Optimismus und seine Hoffnung auf Fortschritt

---

Prolegomena seines Werkes, siehe Morel, Bénédict Augustin: *Traité des dégéné-
rescenes physiques, intellectuelles et morales de l'espèce humaine*, Paris 1857,
5–6. Einen Eindruck von Degeneration im Sinne Morels erhält man mit Blick
auf die über 25 Seiten Portraits von Menschen mit körperlichen Degenerationszeichen, vgl. ebd. 25–53.

23 Hermle (1986), 70 und Schott / Tölle (2006), 102. Dabei entstammt der Begriff
der Degeneration aus der Zoologie und der Tierzucht des 18. Jahrhunderts. Bereits im 17. Jahrhundert wird das Lexem in der Alltagssprache mit abwertender
Konnotation gebraucht, siehe Schott / Tölle (2006), 100.

24 Roelcke (2005), 290.

25 Oosterhuis (2000), 104.

26 Ebd., 106–107.

der Moral, der Kultur und der Wissenschaften einschränkt.[27] Alkoholismus, Kriminalität, sexuelles Fehlverhalten, Suizidalität seien Indikatoren für eine Kultur, die keineswegs nur von Fortschritt, sondern ebenso von Rückschritt geprägt ist und dabei breite Bevölkerungsmassen betrifft.[28] Eine Chance auf Fortschritt trotz Degenerationspotential sah von Krafft-Ebing etwa in einem Programm der „Sozialhygiene", die einen gesunden und sittenstrengen Lebensstil fördern wollte.[29]

Der Historiker Oosterhuis ordnet die Theorie von der erblichen Degeneration ideengeschichtlich in die christliche Doktrin vom Niedergang der menschlichen Natur im postadamitischen Zustand ein. Das mehr von Augustin als von Paulus herrührende Konzept der Erbsünde (*peccatum originale*) verwandelt Morel, so Oosterhuis, in eine „biologische Metapher".[30] Die Lehre Morels hat nicht nur französische Psychiater des 19. Jahrhunderts, sondern auch den deutschen Psychiater von Krafft-Ebing beeinflusst.[31] Es ist besonders der durch die Degenerationslehre artikulierte

---

27 Pick, Daniel: *Faces of Degeneration. A European Disorder*, Cambridge 1989, 2–3.

28 Oosterhuis (2000), 107–108. Zu einem vigilanten Interesse an der „Volksgesundheit" trug politisch die Entstehung des Nationalstaates im 19. Jahrhundert bei. Für seinen kraftvollen Fortbestand bedurfte es vitaler Bürger. Verhaltensweisen, die Bürger möglicherweise schwächten, vom Alkoholismus bis zur Prostitution, gerieten in den Fokus von Politik und einer Medizin, die sich den bürgerlichen Interessen und Werten verschrieben hatte, siehe Petersen, Claudia: Vorreiter, Tabubrecher oder Emanzipationsgegner? Die Sexualwissenschaftler Richard Freiherr von Krafft-Ebing und Havelock Ellis, in: *Historische Mitteilungen* 13 (2000), 57–75: 59. In diesem Ambiente ist auch an das Anliegen der Sozialpsychiatrie zu erinnern, die unter anderem nach den sozialen Bedingungen von ‚Wahnsinn' fragt, vgl. Schmiedebach, Heinz-Peter / Priebe, Stefan: Open Psychiatric care and Social Psychiatry in 19th and Early 20th Century Germany, in: Engstrom / Roelcke (2003), 263–281: 263–265, sowie Priebe, Stefan / Schmiedebach, Heinz-Peter: „Soziale Psychiatrie und Sozialpsychiatrie". Zum historischen Gebrauch der Begriffe, in: *Psychiatrische Praxis* 24 (1997), 3–9.

29 Oosterhuis (2000), 110.

30 Ebd., 52: „His [Morel, M.W.] theory of hereditary degeneration, which translated the Christian doctrine of man's regression after original sin into a biological metaphor, was the medical counterpart to Lamarckian rather than Darwinian biology."

31 Ebd., 52.

Zusammenhang von empfundenem kulturellen Niedergang und pathologischen Entwicklungen, der dem Zeitgeist zu entsprechen scheint.[32] Die
Stigmatisierung und Inferiorisierung spezifischer Gruppen der Gesellschaft
bei sozialmedizinischem Anliegen ist die andere Seite der Medaille. Die äußersten Konsequenzen des stigmatisierenden Entartungsdenkens werden
in der Vernichtung von Kranken und Behinderten im Nationalsozialismus
sichtbar.

3. Das Degenerationsparadigma bei Richard von Krafft-Ebing

Neben Emil Kraepelin (1856–1926) und Sigmund Freud (1856–1939)
gehört von Krafft-Ebing zu den bedeutendsten Psychiatern des späten
19. Jahrhunderts.[33] Von Krafft-Ebing, der im Sommer 1863 bei Wilhelm
Griesinger (1817–1868) studiert, rezipiert Elemente aus gängigen psychiatrischen Theorien (biologische Modelle zur Geisteskrankheit, pathologisch-
anatomische Zugänge zur Geisteskrankheit, Degenerationslehre[34]). Dabei
erlag er nicht der Versuchung der späteren Psychiatrie des 19. Jahrhunderts, Geisteskrankheit rein somatisch zu erklären. Stattdessen berücksich-
tigte er immer auch psychologische Einflussfaktoren.[35] Die Rezeption der
Degenerationstheorie ist ein Beispiel für den Wandel im psychiatrischen
Denken des von Krafft-Ebing. Schloss er sich zunächst dem hirnpathologi-
schen Paradigma der somatischen Psychiatrie seines Lehrers Griesinger an,
so wurde die Degenerationslehre nach und nach für ihn bedeutender, als
Hirnsektionen den Nachweis schuldig blieben, Geisteskrankheiten seien
Hirnkrankheiten.[36] Bei Hirnsektion verstorbener psychisch Kranker ließen

---

32 Ebd., 53.
33 In ganz formaler Hinsicht ist es u. a. von Krafft-Ebings Verdienst, der Lehrstüh-
   le in Strasbourg, Graz und Wien inne hatte, dass die Psychiatrie sich vom Asyl
   zum klinischen Fach der Universitätsmedizin entwickelte, siehe Oosterhuis
   (2000), 76 und Oosterhuis (2003), 154.
34 Schott / Tölle (2006), 103. Neben von Krafft-Ebing ist es besonders Schüle, der
   die Degenerationslehre in seinen Ansatz integriert. Auch Kraepelin rezipiert zunächst die Degenerationslehre, um sich später aber kritisch von ihr abzusetzen,
   vgl. Ebd.
35 Oosterhuis (2000), 75.
36 Schott / Tölle (2006), 100.

sich in der Regel keine pathoanatomischen Veränderungen feststellen.[37] Mit der verhältnismäßig unspezifischen Diagnose einer zerebralen Degeneration konnte man in der Psychiatrie das somatische Paradigma der Griesinger-Schule weiter aufrecht erhalten.[38]

Von Krafft-Ebing wurde zum Nestor der Degenerationslehre in Zentraleuropa und damit zum Vertreter eines ätiologischen Krankheitskonzepts, das Vererbung als wesentliche Ursache für Geisteskrankheiten angab.[39] In seinem Werk *Gerichtliche Psychopathologie* widmet von Krafft-Ebing der Degenerationslehre das gesamte elfte Kapitel, betitelt „Die psychische Entartung". Gleich zu Beginn nennt er Morel als wichtigsten Gewährsmann. Von Krafft-Ebing bestimmt die psychopathische Entartung wie folgt:

> „Insofern die höchsten geistigen Funktionen [...] theils verkümmert, theils pervers geartet sich darstellen, solche Menschen demgemäss von der Norm der psychischen Entwicklung und Artung abweichen, kann man sie als Entartete und ihr abnormes psychisches Dasein als ‚psychische Entartung' bezeichnen. [...] Jene Störung der Hirnentwicklung führt, wenn auch nicht zu Schwachsinn (ausser in Uebergangsfällen), so doch zu einer mangelhaften Entwicklung der höchsten geistigen Funktionen (Vernunft, moralische Gefühle und Vorstellungen)."[40]

Beachtenswert ist bei dieser Definition, dass die Störung der Hirnentwicklung nicht immer Auswirkungen auf die formale Intelligenz hat; im Unterschied zu einer moralischen, emotionalen und sozialen Intelligenz. Gestört ist hingegen die moralische Klugheit bei Diagnose Degeneration, mithin die Ausrichtung auf ein angemessenes Lebensziel. Werte, die durch

---

37 Außer bei spezifisch neurologischen Erkrankungen wie der Neurosyphilis (dementia paralytica), der Epilepsie, oder muskularer Atrophie konnten pathoplastische Veränderungen des Hirns bei den meisten psychischen Krankheiten kaum gefunden werden, siehe Scull, Andrew: *Social order, Mental Disorder. Anglo-American Psychiatry in Historical Perspective*, London 1989, 24; Shorter, Edward: *A History of Psychiatry. From the Era of Asylum to the Age of Prozac*, New York 1997, 69–112. Dazu auch: Oosterhuis (2000), 102.

38 Oosterhuis (2000), 102–103 und Oosterhuis (2003), 159. Oosterhuis äußert aber den Verdacht: "It is difficult to escape the impression that Krafft-Ebing, like other psychiatrists, consciously or unconsciously capitalized on the imprecision of degeneration theory in order to divert attention away from the lack of empirical evidence of the somatic basis of mental illness [...].", Oosterhuis (2003), 160.

39 Oosterhuis (2000), 103.

40 Krafft-Ebing (1892), 276–277.

Normen und Pflichten vorgegeben werden, haben bei „psychischer Entartung" im Sinne der *moral insanity* keine charakterbildende Funktion.[41]
Entsprechend erklärt von Krafft-Ebing die Auswirkungen der Degeneration auf Alltag und Leben der Betroffenen:

> „Die psychischen Folgen sind Unfähigkeit der Erreichung und Behauptung einer
> socialen Stellung, Unfähigkeit zu einem energievollen, zielbewussten Denken und
> Streben, zur Verwerthung der Mittel (Geld) zur Erreichung höherer Lebensziele,
> Unfähigkeit einer sittlichen Selbstführung, mit der Gefahr unsittlichen und selbst
> verbrecherischen, dazu vielfach pervers und mit krankhafter Stärke sich geltend
> machenden Antrieben zu erliegen."[42]

Sexualität wird zum Diagnosekriterium psychischer Entartung der zu untersuchenden, oft forensisch zu begutachtenden Personen.[43] Von Krafft-
Ebing scheint eine fehlende, überfrühte, übermäßige oder objektgestörte
(„perverse", nicht auf Reproduktion zielende) sexuelle Appetenz ein si-
cherer Indikator für Degeneration. In seiner forensischen Begutachtung
spielen insbesondere die *Hyperaesthesia sexualis* („Abnorme Intensität"
des Geschlechtstriebs) und die *Paraesthesia sexualis* („Perversion des Geschlechtstriebs") eine auffallende Rolle.[44] Insgesamt zeigt sich, dass von
Krafft-Ebing die Sexualität zum Hauptfeld erklärt, auf das sich degenerative Dispositionen als *psychopathia sexualis* auswirken.[45]

Stigmata degenerationis, besonders neben anatomische Auffälligkeiten,
die die Morphologie des Gesichts und des Schädels vermeintlich betreffen
sollen, sind eine unüberschaubar große Anzahl von „Entartungsphänome-
nen in der psychischen Sphäre", von sexueller Devianz über Paranoia, bis
zu „Verschrobenheit" und Misanthropie von „Sonderlingen"[46]:

---

41 Ebd., 277.
42 Ebd.
43 Obwohl das Sexualverhalten häufig pathologische Züge trage, verkennt von
   Krafft-Ebing nicht ihre konstitutive Bedeutung für alle Lebensbereiche des
   Menschen und nennt daher die Sexualität einen „mächtigen Impuls" für alles
   mögliche kulturelle Agieren, vgl. Krafft-Ebing (1894), 1–2.
44 Krafft-Ebing (1892), 279–280. Sexuelle Anomalien, anatomisch und funktionell, begegnet in der Medizin nach von Krafft-Ebing häufig, vgl. Krafft-Ebing
   (1924), 71.
45 Ebd., 7.
46 Krafft-Ebing (1892), 284–285.

„[...] gewisse Anomalien der Schädelbildung [...], Disproportion zwischen Hirn-
und Gesichtsschädel, ungleiche Entwicklung der Gesichtshälften, fehlerhafte
Stellung, abnorme Größe oder Kleinheit der Ohren, [...] Misswachs der Zähne,
falsche Stellung derselben, [...] abnorm großer oder kleiner Mund, Hasenschar-
te, Wolfsrachen, [...] Albinismus, Klumpfuss, Klumphand, ungleiche Hände, abnorm kleiner Penis, [...] Hermaphroditismus, Entwicklungsanomalien der weiblichen Genitalien, fehlende oder abnorme Behaarung am Körper, Bartwuchs bei
Weibern etc."[47]

Neben sexueller Devianz ist es die sittliche Depravation, das „moralische
Irresein", das nach von Krafft-Ebing zwar keine eigene psychische Erkrankung ist, aber als wichtiges Zeichen der Degeneration betrachtet wird.[48]
„Moralische Idioten" oder „Defektmenschen", wie von Krafft-Ebing sie
nennt, leiden insgesamt an Defiziten.[49] Besonderen Krankheitswert hat
ihre Unfähigkeit zur Bildung moralischer, religiöser und ästhetischer Urteile. Ihr Handeln basiert nicht auf Reflexion über das Gutsein und Schlecht-
sein von Zielen und Wegen.[50] Menschen mit der Diagnose „angeborene
moralische Insanie", „moralischer Blödsinn", „moralische Insensibilität",
„sittliche Farbenblindheit" oder „Irresein der altruistischen Gefühle", alles
Bezeichnungen der französischen und deutschen Psychiatrie ab den 1820er
Jahren[51], sind nach von Krafft-Ebing:

„Interesselos für alles Edle und Schöne, stumpf für alle Regungen des Herzens,
befremden [...] durch Mangel an Kindes- und Verwandtenliebe, [sie zeichnen
sich aus durch das (M.W.)] Fehlen aller socialen geselligen Triebe, Herzenskälte,
Gleichgültigkeit gegen das Wohl und Wehe ihrer nächsten Angehörigen, durch
Interesselosigkeit für alle Fragen des sozialen Lebens."[52]

„Moralisch Irre" sind nach Einschätzung des von Krafft-Ebing Risiko-
faktor für die Sicherheit einer Gesellschaft und zudem nicht heilbar. Die

---

47 Ebd. 283–284. Insgesamt hat die Psychiatrie des 19. Jahrhunderts ca. 110
    Degenerationszeichen beschrieben, vgl. Schott / Tölle (2006), 100.
48 Damit folgt von Krafft-Ebing der allgemeinen Tendenz, der auch Morel folgte,
    die ‚moral insanity' Prichards in die Degenerationskonzeption aufzunehmen,
    vgl. Schott / Tölle (2006), 365.
49 Krafft-Ebing (1880), 52.
50 Krafft-Ebing (1892), 292–294.
51 Ebd., 293.
52 Ebd.

Degeneration ihres moralischen Empfindens exkludiert sie aus der bürgerlichen Gesellschaft, die sie gefährden:

> „Man halte sie [die „moralischen Idioten"] hinter Schloss und Riegel auf Lebens-
> zeit, aber man brandmarke sie nicht als Verbrecher, sie sind Unglückliche, die
> Mitleid verdienen."[53]

Wie alle Entartungserscheinungen kann auch die „moralische Idiotie"
Derivat einer „allgemeinen psychischen Insufficienz" sein, so von Krafft-
Ebing, und dabei von Entwicklungsstörungen oder Erkrankungen und Lä-
sionen des Hirns abhängen.[54] Als organische Ursache von erblicher Dege-
neration listet von Krafft-Ebing eine überschaubare Anzahl anatomischer
Sonderheiten des Gehirns auf. Dazu zählen makroskopisch anormale Win-
dungen des Hirns, Anomalien in der Gefäßstruktur versorgender Leitungs-
bahnen und mikroskopisch zum Beispiel Zellwachstumsstörungen in der
Embriogenese. Weiter nennt er Traumata und Erkrankungen während des
Fötallebens, der Geburt oder der frühen Kindheit, etwa Hirnschäden nach
Rachitis und anderen kindlichen Erkrankungen.[55] Zur Feststellung von
„moralischem Wahnsinn" nennt von Krafft-Ebing drei Diagnosekriterien
und zeigt so exemplarisch die morbide Konvergenz von (1) Heredität, (2)
anatomischen und funktionellen Entartungszeichen (wie morphologischen
Sonderheiten und Anomalien des Sexualverhaltens) und (3) vasomotori-
schen und motorischen Funktionsstörungen.[56]

Konkret: Von Krafft-Ebing berichtet in seiner *Gerichtlichen Psychopathologie* unter Beobachtung Nr. 114 von einem 19-jährigen jungen Mann
namens Lemaire, den er mit seinem blonden Haar, trotz Diagnose Klump-
fuß und Strabismus, einen hübschen jungen Mann nennt, der vor Gericht
kam, nachdem er eine Frau B. getötet hatte, die sein Vater nach dem Tod
der Mutter heiraten wollte. Vor Gericht erklärte Lemaire, dass er seine
Eltern hasse und ihn der Tod seiner Mutter keinesfalls bewegt habe. Vielmehr habe er sich gefreut, weil nun eine Person weniger ernährt werden

---

53 Ebd., 299. Zum Aspekt des Mitleids in der Psychiatriekonzeption des von
    Krafft-Ebing, jenseits von „Entrüstung, Abscheu und Bestrafung", vgl. Sigusch
    (2002), 213.
54 Krafft-Ebing (1892), 295.
55 Ebd., 278.
56 Ebd., 296.

müsse. Es wäre ihm auch ein Leichtes seinen Vater zu töten; so wie andere Fliegen erschlügen. Den Mord an der Geliebten seines Vaters, die wiederum eine Tochter mit in die Beziehung brachte, gestand er rührungslos vor Gericht. Die psychiatrische Anamnese ergab, dass Lemaire seit der Jugend zu Faulheiten und Exzessen neigt, nie moralische Gefühle gezeigt hat und sich vielfach der Onanie hingegeben hat. Der junge Lemaire wird zum Tod verurteilt und nimmt auch dies völlig gelassen zur Kenntnis. Die anschließende Sektion nennt organische Gründe für die „moralische Idiotie": „[…] Hemmungsbildung des Schädelwachstums und damit des Gehirns, Meningitis in der Kindheit mit Convulsionen und zurückbleibendem Strabismus und Klumpfuss als somatische, moralische Verkümmerung und ethische Entartung als psychische Merkmale einer anormalen Hirnorganisation."[57]

Insgesamt fällt die Vagheit des Krankheitsbildes ‚psychische Entartung' ins Auge.[58] Die Suche nach und die Bestimmung von Degenerationszeichen zeigt sich als arbiträres Unterfangen, vor allem weil es kaum einen Menschen geben wird, der nicht das eine oder andere Degenerationszeichen an sich aufweist.[59] Abgesehen davon, dass das nosologische Anliegen der Degenerations-Theorie von der rechtfertigungsbedürftigen Annahme erblicher Bahnen geleitet ist, fällt die epistemische Unsicherheit der hereditären Degeneration auf.[60]

Das Elend derjenigen, die in Zeiten sehr eng gefasster Normalität einem biologischen und psychiatrischen Vorurteil zum Opfer fielen, da sie für „entartet" erklärt wurden, darf hier nicht verschwiegen werden.[61] Die Diagnose Degenerationspsychose oder „Entartungsirresein"[62] bedeutet Nobilitierung und Stigmatisierung in der Kontrastierung von nicht-erbbelastet und erbbelastet. Die letzten Konsequenzen einer solchen Sozialpsychiatrie und ihrer Verwandten, dem Sozialdarwinismus, der Eugenik und

---

57 Ebd., 253–254.
58 Pick (1989), 7 und Schott / Tölle (2006), 101.
59 Hermle (1986), 69; 75. Hermle erinnert hier an Robert Sommer (1864–1937), der die Signifikanz der Degenerationszeichen kritisierte, weil diese ebenso bei Gesunden vorkommen können, wie sie bei entsprechend „Erkrankten" fehlten.
60 Oosterhuis (2003), 161.
61 Ebd., 160.
62 Hermle (1986), 74.

„Rassenhygiene"[63], hat der in der nationalsozialistischen Ideologie propagierte Hass auf Krankheit und Anderssein demonstriert.[64]

4. Fazit: Die Degenerationslehre von Krafft-Ebings als Säkularisierung der Erbsündentheorie?

Die Psychiatrie verabschiedet sich im Laufe des 19. Jahrhunderts von Konzepten, die abnormes Verhalten als Sünde verstehen. Der theonome Rahmen psychiatrischen Denkens wird vielfach durch einen physikalisch-biologischen Zugang ersetzt. Dabei verliert die Psychiatrie keinesfalls ihren normativen Charakter, nennt nun deviantes Verhalten nicht mehr sündig, sondern krank.[65] Die These von der Säkularisierung theologischer Begriffe durch psychiatrische Denkmodelle kann folglich nur nach impliziten Zusammenhängen fragen, die sich aus der vergleichenden Perspektive von Erbsündenlehre und Entartungstheorie ergeben, wobei Ungleichheit zwischen beiden Konzeptionen deren Gleichheit überwiegt (Analogizität):

a) Über das gesamte 19. Jahrhundert firmiert unter Sexualmedizinern die These, sexuelle Akte wie Onanie, Homosexualität, Prostitution, Sodomie, Nymphomanie etc. führten zu einer Schwächung des Gesamtorganismus und zu Geisteskrankheit.[66] In allen psychiatrischen Ätiologien, die den Konnex zwischen sexueller Deviation, Schwächung und Geisteskrankheit sanktionieren, liegt bereits eine erste anthropologische Ähnlichkeit zur christlichen Doktrin der Erbsünde vor, die von einer

---

63 Schott / Tölle (2006), 104.

64 Zum Zusammenhang zwischen Degenerationslehre und nationalsozialistischer „Rassenhygiene", siehe Roelcke (2005), 290 und Hermle (1986), 76.

65 Oosterhuis (2000), 67. Michel Foucault hat darauf hingewiesen, dass die einstmalige „Sünde", die in der Psychiatrie des 19. Jahrhunderts in eine Krankheit zurückgeführt wird, nun durch psychiatrische Absonderung und Stigmatisierung „bestraft" wird, da man sich eines jenseitigen Vergeltungsortes nicht mehr sicher sein konnte, siehe Foucault, Michel: *Schriften, Band 2*, Frankfurt am Main 2002, 475.

66 Oosterhuis (2000), 39. Besondere Aufmerksamkeit schenkten Degenerationstheoretiker der Onanie, weil sie im Ruf stand, das sich entwickelnde Gehirn organisch und funktionell zu schädigen, und somit in einer direkten Weise zu cerebraler Degeneration zu führen, siehe Hermle (1986), 73.

durch den Menschen verursachten Schwächung der Natur des Menschen
ausgeht. Und diese Schwächung oder Brechung basiert auf moralischer
Verfehlung. So wie die Sehnsucht des paradiesischen Menschen aus
dem ersten Buch Mose (Genesis) so wie Gott zu sein zu einer Zerstörung seines Lebensraums mit Gott führt, so führt die vom Bürgertum des
19. Jahrhunderts und seinen Ärzten moralisch abgeurteilte vermeintlich
abnorme *vita sexualis* zu einer Erschütterung seiner physischen und psychischen Kräfte. Der mythisch-anmutende Baum der Erkenntnis von Gut
und Böse reizt demnach nicht mehr so wie Gott sein zu wollen, sondern
animiert zu einem Sexualverhalten, das in ähnlicher Weise das Gute vom
Bösen trennt.

b) Wenn die christliche Anthropologie den Postadamiten einen Erbsünder nennt, spricht sie sein konkretes Personsein als einen defizitären Modus an. Indem die Degenerationslehre den Menschen degeneriert nennt,
spricht sie sein konkretes Personsein als einen defizitären Modus an. Beide
Entwürfe operieren mit einem Konzept vom perfekten Menschen.[67] Dieser perfekte Mensch verliert nach einer selbstverursachten Katastrophe
prompt oder schleichend seine Integrität. Die Rede von Erbsünde und Degeneration lehrt, dass es einen Zustand der Vollkommenheit gab. Ohne
diese Annahme wäre alle Verfallsrhetorik gegenstandslos.

c) Im Verlauf des 19. Jahrhunderts bestimmen immer mehr Psychiater
sexuelle Abweichungen als pathologische Zeichen von Erkrankungen des
Gehirns und des Nervensystems.[68] Unsittliches und Gesundheitsschädli-
ches wird nicht begangen, weil es begangen werden will, sondern weil es
begangen werden muss. Ererbte Dispositionen verweisen Kinder auf die
moralische Schwäche der Eltern und bedeuten degenerativen Einfluss der
Eltern-Generation auf ihre Nachkommenschaft; wobei die Eltern-Generation selbst durch das Schuld-Residuum der eigenen Eltern degenerierte
Biologie und Moral aufweisen kann. Theologen haben in der Tradition
des Augustinus die Erblichkeit von Schuld betont. Und dies gilt *mutatis
mutandis* auch im Entartungsdenken.

d) Von Krafft-Ebing weiß ebenso wie die christliche Anthropologie um
den menschlichen Zustand der Desintegration von Natur und Person,

---

67 Heinz / Kluge (2008), 203.
68 Oosterhuis (2000), 43.

in der der Mensch, wie von Krafft-Ebing sagt, wie ein Tier zum Sklaven
von Trieb und Lustbarkeit wird. Im Gegensatz zum Tier aber könne der
Mensch sich aufgrund seines Existierens über die Dominanz seiner Lust
und Unlust erheben und ein sittliches Leben führen.[69] Besteht also zwischen der psychiatrischen Anthropologie des von Krafft-Ebing und der
christlichen Anthropologie in der Interpretation der antinomischen Verfasstheit menschlicher Freiheit kein Unterschied, so tritt ein solcher dort
auf, wo die Frage virulent wird, wie der Mensch den Zwiespalt zwischen
Wollen und Vollbringen überwinden kann. Schließlich wird man sagen
können, dass von Krafft-Ebing ebenso wie die christliche Anthropologie
den Menschen auf eine Instanz verweist, die obligates in adäquates Handeln wandeln hilft; bei von Krafft-Ebing ein Set vielfältiger Maßnahmen
aus Sozialpolitik, Hygiene, Disziplin, Erziehung, medizinischer aber auch
religiös-sittlicher Intervention.[70] Aus christlicher Perspektive betrachtet,
ist es der Herabstieg (Deszendenz) Gottes mit seiner *gratia sanans*, die
den Menschen und seiner Freiheit *post* Adam immer wieder aufrichten
hilft.[71]

e) Die Ursache für die Gebrochenheit der Natur des Menschen wird
in vergleichender Perspektive einmal durch das soziale Übel evoziert
(Degenerations-Konzeption)[72], oder durch eine Einzeltat am Beginn der
Geschichte der Menschheit (*peccatum originale*). Somit ist die Situiertheit
des Menschen Resultat seines Freiheitsgebrauchs und nicht Determinante
einer „bösen" Natur oder eines „bösen" Gottes. So sehr die Folgen des
Falls für die Nachkommenschaft unausweichlich sind, so sehr agiert sich

---

69 Krafft-Ebing (1894), 1.

70 Es ist nach von Krafft-Ebing besonders der willensstarke Charakter, der den no-
    torischen Kampf zwischen Natur und Person meistern kann, vgl. ebd. (1894), 6.

71 Zum reformatorischen Erbe in der Interpretation der Sündenverfallenheit des
    Menschen gehört das zentrale Theologumenon vom Menschen als *simul iustus
    et peccator*. Dieses Diktum besagt, dass die erbsündliche Belastetheit auch im
    Getauften verharrt, sodass die *gratia sanans* nicht bloß einmal, sondern das
    Leben des Menschen begleitet, siehe Kleffmann, Tom: Acht Thesen zur Erbsün-
    denlehre – zu ihrer Notwendigkeit und Bedeutung für die Reformation der Kir-
    che, in: Leonhardt, Rochus (Hrsg.): *Die Aktualität der Sünde. Ein umstrittenes
    Thema der Theologie in interkonfessioneller Perspektive*, Frankfurt am Main
    2010, 144–160: 155–156.

72 Oosterhuis (2003), 160.

hier keine üble Welt und kein übler Demiurg aus; vielmehr handelt es sich um Schuld-Residuen. Dabei ergeben sich auch strukturelle Ähnlichkeiten in der Argumentationsweise von Erbsündenlehre und Degenerationslehre. Beide schließen nämlich von einem konkreten Zustand auf einen Ursprung in der Vergangenheit und stoßen dabei auf die Freiheit des Menschen.

f) Wie oben gesehen bestimmt von Krafft-Ebing die „psychische Entartung" in seiner *Gerichtlichen Psychopathologie* nicht als völlige Zerstörung der geistigen Kräfte der Betroffenen. Vielmehr degenerieren im Maß einer gestörten zerebralen Genese die sittlichen Fähigkeiten. Damit trifft sich die Degenerationslehre darin mit der Erbsündenlehre, als sie den Menschen nicht in jeder Hinsicht als verfallen bestimmt, zumindest wenn man die katholisch-theologische Interpretation der Erbsündendoktrin zugrunde legt.[73] Die Reformatoren hingegen betonen die radikale Verderbtheit des Menschen, dem nur *mere passive* bleibt, sich der aufrichtenden Gnade zu öffnen.

g) Die signifikanteste Gemeinsamkeit beider Konzepte ist nicht, dass sie zunehmend ihr wirklichkeitserschließendes Potential eingebüßt haben, sondern vor allem, dass beide in der Erbsünde oder der Degeneration eine dem Menschen nicht rein äußerlich bleibende Affektion erkennen, sondern vielmehr davon ausgehen, dass Menschen *in toto* betroffen sind, somatisch ebenso wie psychisch. Dass Melanchthon und Zwingli beide von der Erbsünde als *morbus* sprechen, ist ein weiterer Beleg für die tiefe und auch natürliche Auswirkung einer epochalen Freiheitsentscheidung. Wie tiefgreifend die ganzmenschliche Betroffenheit ist, wie weit der Radius der Freiheit noch reicht, ist weder für Theologen noch Degenerationstheoretiker einheitlich zu beantworten. Allen gemeinsam ist jedenfalls die Betonung der Betroffenheit des gesamten Menschen in seiner Individualität und Sozialität.

Unterschiede und Gemeinsamkeiten zwischen Degenerationslehre und Erbsündenlehre treten dort hervor, wo es um verfehlte oder gänzlich stagnierende Sittlichkeit geht. Dabei ist klar, dass Unterschiede bei

---

73 Die reformatorische Tradition bestimmt den Menschen unter der Last der Erbsünde hingegen als tief, böse, und unerforschlich verderbt, siehe Leonhardt, Rochus: Zur gegenwärtigen Aktualität der christlichen Sündenlehre, in: Leonhardt (2010), 177–204: 197–198.

gleichzeitiger Ähnlichkeit ein Verwandtschaftsverhältnis nicht bereits frag-
lich machen. Betont nämlich die christliche Theologie, dass der Sünden-
begriff nicht moralisierend verengt werden darf[74], als ob es das Wesen der
Sünde sei, gegen Gebote und Verbote zu verstoßen[75] und, nach den Worten
von Gerhard Ebeling, nicht etwas Partielles im Leben ist[76], so darf dabei
die Tatsünde der faktischen Unmoral nicht unbeachtet bleiben, verweist
sie doch immer wieder auf die grundlegendere Verkehrtheit des Menschen.
In ähnlicher Weise reflektieren die konkreten Normabweichungen bei De-
generierten eine fundamentale pathologische Disposition.

Summa summarum kann die Degenerationslehre als Analogon der Erbsündenlehre gelten. Damit ist betont, dass die Ungleichheit beider Konzeptionen deren Gleichheit überwiegt. Denn trotz frappierender struktureller
und anthropologischer Ähnlichkeiten, darf nicht übersehen werden, dass
beide Theorien von etwas völlig Verschiedenem reden: die Erbsündenlehre
über das notorisch gekrümmte Verhältnis des Menschen zu Gott und den
Auswirkungen auf das Leben der so Gebrochenen, und die Entartungstheorie über den Einfluss verschiedenster, auch sozialer Noxen, auf den
Menschen und seine Erbanlagen, die zum Niedergang einer Familie führen
können. Es macht dennoch Sinn von einer bestimmten Säkularisation der
Erbsündenlehre im Degenerationsdenken zu sprechen, denn beide Konzepte sind geprägt von einem illusionslosen Blick auf die Depravation des
Menschen und einem notorischen Zwiespalt zwischen Sein und Sollen. In
dieser Hinsicht, nicht so sehr aufgrund der Heredität, kann die Degenerationslehre als erbsündentheologisch inspiriert gelten.

---

74 Ebd., 178.
75 Pannenberg, Wolfhard: *Anthropologie in theologischer Perspektive*, Göttingen
1983, 103.
76 Die Reduktion der Sünde auf einzelne, benennbare empirische Sünden, für die es
   dann entsprechende „Tarife" der Sühne zu leisten gilt, ist eine Entwicklung innerhalb des frühmittelalterlichen irischen Christentums, vgl. Angenendt, Arnold:
   Das Frühmittelalter. Die abendländische Christenheit von 400 bis 900, Stuttgart ³2001, 210–211. Dies hängt mit der Beichtbarkeit zusammen, die durch die
   entstehende Beichtpraxis des Mittelalters immer wichtiger wurde, vgl. Ebeling,
   Gerhard: *Dogmatik des christlichen Glaubens, Band 1 [Prolegomena], erster
   Teil [Der Glaube an Gott den Schöpfer der Welt]*, Tübingen 1979, 357: „Die
   Sünde wird als Tatsünde mit konkret Erzählbarem identifiziert. Dadurch wird
   sie zu etwas Partiellem im Leben, mag sie sich auch noch so oft wiederholen."

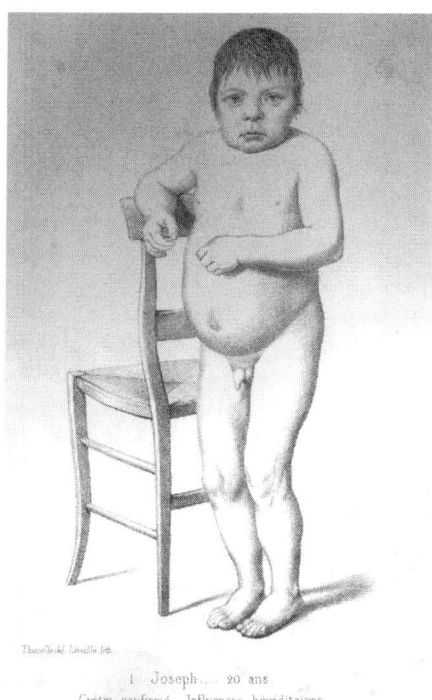

Abb. 1: *Joseph...20ans Crétin confirmé. Influences héréditaires*, aus: Morel, Bénédict Augustin: Traité des dégénérescences physiques, intellectuelles et morales de l'espèce humaine, Paris 1857.

Literatur

Angenendt, Arnold: *Das Frühmittelalter. Die abendländische Christenheit von 400 bis 900*, Stuttgart ³2001.

Axt-Piscalar, Christine: Art. Sünde VII [Reformation und Neuzeit], in: *Theologische Realenzyklopädie (TRE)* 32 (2001), 400–434.

Barth, Hans-Martin: *Dogmatik. Evangelischer Glaube im Kontext der Weltreligionen*, Gütersloh 2001.

Dohmen, Christoph: *Schöpfung und Tod. Die Entfaltung theologischer und anthropologischer Konzeptionen in Gen 2/3*, Stuttgart ²1997.

Du Bois-Reymond, Emil: *Vorträge über Philosophie und Gesellschaft*, Hamburg, 1974.

Ebeling, Gerhard: *Dogmatik des christlichen Glaubens, Band 1 (Prolegomena), Erster Teil (Der Glaube an Gott den Schöpfer der Welt)*, Tübingen 1979.

Engstrom, Eric J.: Psychiatrie zwischen Psychologie und Philosophie. Moritz Lazarus, Wilhelm Wundt, Theodor Ziehen, in: Helmchen, Hanfried (Hrsg.): *Psychiater und Zeitgeist. Zur Geschichte der Psychiatrie in Berlin*, Lengerich 2008, 43–58.

Foucault, Michel: *Schriften, Band 2*, Frankfurt am Main 2002.

Heinz, Andreas / Kluge, Ulrike: „Entfremdung" und „Entartung" bei Wilhelm Griesinger und Bénédict-Augustin Morel. Bezug zu aktuellen psychiatrischen Konzepten, in: Helmchen, Hanfried (Hrsg.): *Psychiater und Zeitgeist. Zur Geschichte der Psychiatrie in Berlin*, Lengerich 2008, 199–212.

Hermle, Leopold: Die Degenerationslehre in der Psychiatrie, in: *Fortschritte der Neurologie Psychiatrie* 54 (1986), 67–79.

Hutter, Jörg: Richard von Krafft-Ebing, in: Lautmann, Rüdiger (Hrsg): *Homosexualität. Handbuch der Theorie- und Forschungsgeschichte*, Frankfurt am Main 1993, 48–53.

Kleffmann, Tom: Acht Thesen zur Erbsündenlehre – zu ihrer Notwendigkeit und Bedeutung für die Reformation der Kirche, in: Leonhardt, Rochus (Hrsg.): *Die Aktualität der Sünde. Ein umstrittenes Thema der Theologie in interkonfessioneller Perspektive*, Frankfurt am Main 2010, 144–160.

Krafft-Ebing, Richard von: *Lehrbuch der gerichtliche Psychopathologie. Mit Berücksichtigung der Gesetzgebung von Österreich, Deutschland und Frankreich*, Stuttgart, [3]1892.

Krafft-Ebing, Richard von: *Lehrbuch der Psychiatrie. Auf klinischer Grundlage für Practische Ärzte und Studierende, Band III (Klinische Casuistik)*, Stuttgart 1880.

Krafft-Ebing, Richard von: *Psychopathia sexualis. Mit besonderer Berücksichtigung der konträren Sexualempfindung. Eine medizinisch-gerichtliche Studie für Ärzte und Juristen*, Stuttgart [9]1894 und [17]1924.

Leonhardt, Rochus: Zur gegenwärtigen Aktualität der christlichen Sündenlehre, in: Ders. (Hrsg.): *Die Aktualität der Sünde. Ein umstrittenes Thema der Theologie in interkonfessioneller Perspektive*, Frankfurt am Main 2010, 177–204.

Morel, Bénédict Augustin: *Traité des dégénérescences physiques, intellectuelles et morales de l'espèce humaine*, Paris 1857.

Oosterhuis, Harry: Extending the Boundaries of Psychiatry. The Professional Strategies of Richard von Krafft-Ebing, in: Engstrom, Eric J. / Roelcke, Volker (Hrsg.): *Psychiatrie im 19. Jahrhundert. Forschungen zur Geschichte von psychiatrischen Institutionen. Debatten und Praktiken im deutschen Sprachraum*, Mainz 2003, 158–178.

Oosterhuis, Harry: *Stepchildren of Nature. Krafft-Ebing, Psychiatry, and the Making of Sexual Identity*, Chicago 2000.

Pannenberg, Wolfhard: *Anthropologie in theologischer Perspektive*, Göttingen 1983.

Petersen, Claudia: Vorreiter, Tabubrecher oder Emanzipationsgegner? Die Sexualwissenschaftler Richard Freiherr von Krafft-Ebing und Havelock Ellis, in: *Historische Mitteilungen* 13 (2000), 57–75.

Pick, Daniel: *Faces of Degeneration. A European Disorder*, Cambridge 1989.

Priebe, Stefan / Schmiedebach, Heinz-Peter: „Soziale Psychiatrie und Sozialpsychiatrie". Zum historischen Gebrauch der Begriffe, in: *Psychiatrische Praxis* 24 (1997), 3–9.

Pröpper, Thomas: *Theologische Anthropologie*, Bd. II, Freiburg im Breisgau 2011.

Rahner, Karl: *Sämtliche Werke, Band 22/2 (Theologische Anthropologie und Ekklesiologie)*, Freiburg im Breisgau 2008.

Rauschenbach, Brigitte: Von uns selbst aber sprechen wir. Störenfried Subjektivität als Symptom und Methode unserer Zeit, in: Heinze, Martin / Priebe, Stefan (Hrsg.): *Störenfried Subjektivität, Subjektivität und Objektivität als Begriffe psychiatrischen Denkens*, Würzburg 1996, 15–42.

Roelcke, Volker: Art. Degeneration, in: *Enzyklopädie Medizingeschichte*, Berlin 2005, 290.

Schmiedebach, Heinz-Peter: Gesundheit und Prävention in Abhängigkeit vom Gesellschaftsbegriff im 19. Jahrhundert, in: Stöckel, Sigrid / Walter, Ulla (Hrsg.): *Prävention im 20. Jahrhundert. Historische Grundlagen und aktuelle Entwicklungen in Deutschland*, Weinheim / München 2002, 28–38.

Schmiedebach, Heinz-Peter / Priebe, Stefan: Open Psychiatric Care and Social Psychiatry in 19th and Early 20th Century Germany, in: Engstrom, Eric J. / Roelcke, Volker (Hrsg.): *Psychiatrie im 19. Jahrhundert. Forschungen zur Geschichte von psychiatrischen Institutionen, Debatten und Praktiken im deutschen Sprachraum*, Mainz 2003, 263–281.

Schmiedebach, Heinz-Peter: Von Menschen und psychischen Apparaten, Subjektivität und Objektivität in der Psychiatrie des 19. Jahrhunderts, in: Heinze, Martin / Priebe, Stefan (Hrsg.): *Störenfried Subjektivität, Subjektivität und Objektivität als Begriffe psychiatrischen Denkens*, Würzburg 1996, 43–66.

Schott, Heinz / Tölle, Rainer: *Geschichte der Psychiatrie. Krankheitslehren, Irrwege, Behandlungsformen*, München 2006.

Scull, Andrew: *Social Order, Mental Disorder. Anglo-American Psychiatry in Historical Perspective*, London 1989.

Shorter, Edward: *A History of Psychiatry. From the Era of Asylum to the Age of Prozac*, New York 1997.

Sigusch, Volkmar: Richard von Krafft-Ebing zwischen Kaan und Freud. Bemerkungen zur 100. Wiederkehr seines Todestages, in: *Zeitschrift Sexualforschung* 15 (2002) 211–238.

Striet, Magnus: Wie heute über Sünde reden? Zwischen Ballast und Befreiung, in: *HerrKorr* 11 (2011) 568–572.

Walter, Tillmann: Rez. Harry Oosterhuis, Stepchildren of Nature, in: *Zeitschrift Sexualforschung* 15 (2002), 180–182.

Westermann, Claus: *Welt und Mensch im Urgeschehen. Die biblische Urgeschichte Genesis (1. Mose) 1–11*, Stuttgart, 1999.

Wiedenhofer, Siegfried: Die Lehre der Kirche von der Erbsünde. Geschichte, Entwicklung und heutiges Verständnis, in: Ders. (Hrsg.): *Erbsünde – was ist das?* Regensburg 1999, 35–65.

Thomas Beddies

„Generaloberstsachverständige für alle Lebensformen und Lebensgestaltungen" Zu gesellschaftlichen Vorstellungen von Ordnung und Normierung „angewandter Psychiatrie" nach dem Ersten Weltkrieg

Abstract

Deutsche Psychiater sahen nach 1918 in der Erscheinung einer „gesteigerten Suggestibilität der Massen" ebenso wie in dem Moment zahlreich auftretender „psychopathischer Führertypen" die akute Gefahr eines Zurückfallens auf eine primitivere Form psychischer Gesamtverfassung des „Volkskörpers". Über die allgegenwärtigen, ansteckenden und sich ausbreitenden Ausprägungen dieses Phänomens in der Revolution und in den darauf folgenden Jahren wurde nicht nur umfangreich (populär-) wissenschaftlich publiziert; sie fanden auch Eingang in Kultur und Medien und beeinflussten konkret medizinisch-psychiatrisches und gesellschaftliches Handeln. Diesem Phänomen wird anhand zeitgenössischen psychiatrischen Schrifttums für die Jahre bis 1923/24 nachgegangen. Die Beschreibung und Analyse rivalisierender politischer und kultureller Ordnungsvorstellungen und wissenschaftlicher Normierungen aus der Perspektive der Psychiatrie und ihrer Vertreter soll im Ergebnis eine Vorstellung der urbanen Moderne und ihrer vielfältigen Äußerungen aus der Verneinung heraus ermöglichen.

Vorbemerkung*

Für Zeiten politischer Umbrüche – darauf hat Mitchell Ash aktuell noch einmal hingewiesen – gilt, dass die Vorzüge einer Wechselwirkungsperspektive

---

* Der Beitrag entstand im Rahmen des von der DFG geförderten Projekts „Die Revolution als ‚psychopathologische Fundgrube'. Städtische Lebenswelten, Kriegsfolgen und Krisenbewältigung aus psychiatrischer Sicht (Berlin 1918–1923)" zusammen mit Petra Fuchs und Wolfgang Rose am Institut für Geschichte der Medizin, Charité – Universitätsmedizin Berlin (PROJEKT A im

auf Politik und Wissenschaft besonders deutlich werden: „Denn gerade in solchen Zeiten verflüssigen sich die beiden vermeintlich festen Größen ‚Wissenschaft' und ‚Politik'".[1] Beide Bereiche wirken kognitiv, apparativ, personell, institutionell, rhetorisch sowie ideologisch als Ressourcen füreinander. Hiervon ausgehend sollen im Folgenden die gesellschaftlichen Brüche der Jahre zwischen 1918/19 und 1923/24 in Deutschland im Spiegel psychiatrischer Erklärungsansätze und Wertungen betrachtet werden, um sich so der urbanen Moderne und ihren vielfältigen Äußerungen aus dem psychopathologischen Blickwinkel ihrer bekennenden Gegner beschreibend zu nähern.

Versteht man die „Normalität" gesellschaftlicher Verhältnisse als Ergebnis konsentierten Verhaltens und Erlebens von Individuen, so wird deutlich, dass revolutionäre Handlungen und Ereignisse als plötzliche und ungestüme Abweichungen von Vernunft und Ordnung wahrgenommen und psychopathologisch gedeutet werden können. Der Begriff der Normalität kann sich in diesem Zusammenhang in gleicher Weise auf individuelles Verhalten, wie auch auf die Situation einer Gesellschaft beziehen. Auch die deutsche Revolution von 1918 kann so als dramatischer Verlust von Normalität begriffen werden, der gegen Ende des Krieges mit dem rapiden Machtverfall der staatlichen Eliten einsetzte und als Umbruchs- und Übergangszeit mit politischen und wirtschaftlichen Beunruhigungen und Unsicherheiten erst nach dem „Kapp-Putsch" und den Ereignissen um die „Münchener Räterepublik" mit dem „Ruhrkrieg" 1920 ein vorläufiges Ende fand. Eine erweiterte Sicht auf diese Zeit (Erzberger- und Rathenau-Mord, Ruhrbesetzung, Hitlers Putschversuch, Hyperinflation) rechtfertigt es sogar, den Blick auf die Jahre bis 1923/24 auszudehnen. Versuche von medizinischer Seite, Ordnungs- und Normalitätsvorstellungen der Zeit vor 1914 in Bezug auf Gesundheit und Leistungsfähigkeit des Einzelnen wie auch der Gemeinschaft

---

Rahmen der Forschergruppe „Kulturen des Wahnsinns. Schwellenphänomene der urbanen Moderne (1870–1930)" [FOR 1120]). Vgl. auch: http://www. kulturen-des-wahnsinns.de (1.12.2012).

1 Ash, Mitchell G.: Wissenschaft und Politik. Eine Beziehungsgeschichte im 20. Jahrhundert, in: Kruke, Anja / Woykek, Meik (Hrsg.): *Beiträge zum Rahmenthema „Verwissenschaftlichung von Politik nach 1945"*, (Archiv für Sozialgeschichte 50), Bonn 2010, 11–46: 18.

aufrechtzuerhalten oder möglichst rasch wiederherzustellen, bezogen sich sowohl auf die körperliche Krankheitserscheinungen (Mangelerscheinungen, Infektionskrankheiten, Kriegsverletzungen) wie auch auf seelische (Erschöpfung, Trauer, Furcht), stießen aber vor dem Hintergrund der desolaten Verhältnisse nach dem verlorenen Krieg auf nahezu unüberwindliche Probleme.

Auch die Psychiater, Experten der Unterscheidung seelischer Normalität und Abnormität, zeigten sich im Jahr 1919 – nach Krieg und Systemwechsel – zunehmend ratlos:

> „Die ungeheuren Erlebnisse, die über das deutsche Volk hereingebrochen sind, haben sein Seelenleben auf das tiefste erschüttert. Eine Reihe von Erscheinungen sind in dem Verhalten der Massen hervorgetreten, die, an dem Maßstabe früherer Zeiten gemessen, fremdartig und kaum begreiflich erscheinen."[2]

Die Gunst der Stunde nutzend, unternahm es der Münchener Psychiater Emil Kraepelin (1856–1926) in seinen „Randbemerkungen zur Zeitgeschichte" natürlich trotzdem, den gesellschaftlichen Umbruch in Deutschland zu deuten und scheute auch vor dem Gedanken einer Intervention nicht zurück: Die Herrschaft des Volkes müsse zu einer Herrschaft der Besten werden; besonderes Gewicht sollte auf die „Auslese der wertvollsten und leistungsfähigsten Bestandteile" des Nachwuchses gelegt werden, deren „sorgfältigste Ausbildung" zu Führern auf alle Weise zu begünstigen sei.[3]

Psychiatrische Deutungsmacht war freilich nicht allein für den zivilen Bereich gefragt. Nach seinem Ende beschäftigte der erste „totale Krieg" in seinen Auswirkungen auf Körper und Seelen der Kombattanten weiterhin auch das breitere Publikum,[4] so dass sich die Nervenärzte immer wieder veranlasst sahen etwa zum Massenphänomen der „Kriegszitterer" Stellung zu nehmen. Als populäre (und wissenschaftspopularisierende) Einschätzung galt in diesem Zusammenhang, dass die „Kriegsneurosen" (Kraepelin) vor allem „weniger gefestigte, gemütlich erregbare, nervöse und

---

2   Kraepelin, Emil: Psychiatrische Randbemerkungen zur Zeitgeschichte, in: *Süddeutsche Monatshefte* 9 (1919), 171–183: 171.
3   Ebd., 183.
4   Einleitung zu: Bauerkämper, Arnd / Julien, Elise (Hrsg.): *Durchhalten! Krieg und Gesellschaft im Vergleich 1914–1918*, Göttingen 2010, 7.

haltlose Persönlichkeiten" befallen hätten, und dass in wachsender Zahl „Unfähige, Schwachsinnige, Haltlose" zum Dienst herangezogen worden seien.[5]

Die militärmedizinischen und im engeren Sinne psychiatriehistorischen Implikationen der „Kriegspsychosen" (Hoche) werden in den folgenden Ausführungen jedoch nicht (erneut) im Fokus stehen.[6] Ziel ist es vielmehr, die Rolle, die diese „Kriegsmüden" und „Minderwertigen" nach psychiatrischer Einschätzung in der Revolution und den unruhigen ersten Jahren der Weimarer Republik spielten, zu untersuchen und in den Kontext einer zeitgenössisch diskutierten „angewandten Psychiatrie" einzuordnen. Dabei ist evident, dass die „Psychopathologisierung der Revolution" vielfältig auf die Effekte des Weltkriegs für Staat, Gesellschaft und Wirtschaft in Deutschland bezogen werden kann: Krieg und Kriegsfolgen gehörten in der Weimarer Republik zu den Leitkategorien sozialen, kulturellen, ökonomischen und politischen Handelns und prägten wesentlich die Selbstbeobachtung und -beschreibung der Gesellschaft als normal bzw. als „verrückt".

---

5   Kraepelin (1919), 173.
6   Den Traumatisierungen der Soldaten und deren Auswirkungen auf die Wehrkraft und die militärische Ordnungs- und Männlichkeitsvorstellungen war bereits vor 1918 breite Aufmerksamkeit zuteil geworden. Mittlerweile stellt die „Kriegshysterie" auch für die Medizingeschichte ein gut erforschtes Untersuchungsfeld dar; vgl. etwa: Micale, Marc / Lerner, Paul (Hrsg.): *Traumatic Pasts. History, Psychiatry, and Trauma in the Modern Age, 1870–1930*, Cambridge 2001; Lerner, Paul Frederick: *Hysterical Men: War, Psychiatry, and the Politics of Trauma in Germany, 1890–1930*, (Cornell Studies in the History of Psychiatry), Ithaca u. a. 2003; Majerus, Benoit: Kriegserfahrung als Gewalterfahrung. Perspektiven der neuesten internationalen Forschung zum Ersten Weltkrieg, in: Jansen, Christian (Hrsg.): *Der Bürger als Soldat. Die Militarisierung europäischer Gesellschaften im langen 19. Jahrhundert*, Essen 2003, 271–297; Hofer, Hans-Georg: *Nervenschwäche und Krieg: Modernitätskritik und Krisenbewältigung in der österreichischen Psychiatrie (1880–1920)*, Wien u. a. 2004; Seidler, Günter / Eckart, Wolfgang U. (Hrsg.): *Verletzte Seelen. Möglichkeiten und Perspektiven einer historischen Traumaforschung*, Gießen 2005; Köhne, Julia B.: *Kriegshysteriker. Strategische Bilder und mediale Techniken militärpsychiatrischen Wissens (1914–1920)*, (Abhandlungen zur Geschichte der Medizin und der Naturwissenschaften 106), Husum 2009.

Städtische Lebenswelten, Kriegsfolgen und Krisenbewältigung aus psychiatrischer Sicht

Ereignisgeschichtlich nimmt die Darstellung ihren Ausgang bei den revolutionären Ereignissen in der Folge des Kieler Matrosenaufstands und der Proklamation der Republik am 9. November 1918 in Berlin, die zeitlich mit der Demission der Regierung Max von Badens (1867–1929), der Abdankung Wilhelm II. (1859–1941) und dem Waffenstillstand von Compiègne am 11. November zusammenfielen.[7] Die im persönlichen Erfahrungsraum „Heimat" sich abspielende Revolution stand für die Deutschen also in direktem Zusammenhang mit dem militärischen Zusammenbruch, der sich jedoch in der unwirklichen Ferne Frankreichs (im „Feindesland") ereignete.[8] Das Machtvakuum nach dem Vergehen des „Zweiten Reichs" und dem „Verscheuchen" (Haffner) des Kaisers war gekennzeichnet durch gewaltsame Auseinandersetzungen, die sich – performativ repräsentiert durch die konkurrierende Ausrufung durch Philipp Scheidemann (1865–1939) und Karl Liebknecht (1871–1919) – an den ideologischen Polen einer deutschen parlamentarischen bzw. einer „freien sozialistischen" Republik ausrichteten. An den Kämpfen und Kundgebungen im öffentlichen Raum beteiligten sich individuell oder in militärischer Formation auch Soldaten. Ende 1918 kehrten in schneller Überwindung großer Distanzen auch die Fronttruppen zurück, Fremdkörper im urbanen Umfeld, die die motorisierte, moderne Gewalt in die Städte trugen: „Während des ganzen Kriegs hatte ich keinen Schuss fallen gehört. Jetzt aber, da der Krieg zu Ende ging, fing man bei uns in Berlin zu schießen an", erinnert sich Sebastian Haffner (1907–1999).[9] Sinne und Verhalten der Städter wurden in ungewohnter Weise gefordert: Massendemonstrationen und Straßenkämpfe gehörten zur täglichen

---

7 Wilhelm II. ging am 10. November in die Niederlande ins Exil, offiziell dankte er erst am 28. November ab; zu den Ereignissen im Herbst 1918 vgl.: Mai, Gunther: *Das Ende des Kaiserreichs. Politik und Kriegsführung im Ersten Weltkrieg*, München ³1993.

8 Der Frage, ob die Revolution Folge oder Ursache des militärischen Zusammenbruchs war, kann hier nicht weiter nachgegangen werden, vgl. dazu: Benz, Wolfgang (Hrsg.): *Legenden, Lügen, Vorurteile. Ein Wörterbuch zur Zeitgeschichte*, München ⁶1992, 59 ff.

9 Haffner, Sebastian: *Geschichte eines Deutschen. Die Erinnerungen 1914–1933*, Stuttgart / München 2000, 28.

Realität, gesellschaftliche Orientierungsmuster verloren an Gültigkeit, Umkehrungen in den Hierarchien und soziale Turbulenzen verstörten die Menschen in gleicher Weise wie die Unübersichtlichkeit der Lage und die Unfähigkeit der Exekutive, ihren Aufgaben nachzukommen. Die Revolution mündete zunächst nicht in eine nachhaltige Reorganisation der öffentlichen Angelegenheiten, sondern in eine bis dahin unvorstellbare Auflösung traditioneller Ordnung und Beschleunigung der historischen Gangart.

Besonders dem bis dahin „staatstragenden" wilhelminischen Bürgertum (zu dem in ihrer Mehrheit hier auch die Psychiater gerechnet werden sollen) fiel es schwer,[10] den militärischen Zusammenbruch, die Rasanz der Veränderungen und die Zerstörung seiner beschaulichen Lebenswelt als Konsequenz eines von ihm befürworteten („herbeigesehnten") Krieges zu akzeptieren.[11] Für diese gesellschaftliche Gruppe ging die Revolution, die „Fortsetzung der Politik auf dem kürzesten Weg",[12] einher mit der endgültigen Auflösung einer durch den „Geist von 1914" auf Zusammenhalt und Überwindung der politischen, sozialen und ökonomischen Konflikte angelegten Gesellschaft,[13] die der Psychiater Alfred E. Hoche (1865–1943), dessen Sohn in den ersten Kriegstagen gefallen war, so beschrieben hatte:

> „Unser subjektiver Anspruch auf alles Individuelle ist zusammengeschrumpft, es gibt kein Recht mehr auf Einzelfreude, kein Recht auf Einzeltrauer, das ganze Volk ist umgewandelt in einen einheitlichen geschlossenen Organismus höherer Ordnung […]. Die Telegraphendrähte sind die Nervenfäden dieses neuen großen

---

10 Mit dem Begriff „Bürgertum" wird jener Teil der Bevölkerung bezeichnet, der sich zu Beginn des 20. Jahrhunderts in Deutschland vom Adel, den Bauern und der Arbeiterschaft eindeutig unterschied. Ohne dass jeweils eine scharfe Abgrenzung möglich wäre, können die (freien) Berufe mit akademischer Qualifikation (hier die Ärzte) jedenfalls zum Bürgertum gezählt werden, vgl.: Bieber, Hans-Joachim: *Bürgertum in der Revolution. Bürgerräte und Bürgerstreiks in Deutschland 1918–1920*, (Hamburger Beiträge zur Sozial- und Zeitgeschichte 28), Hamburg 1992, 15.

11 Barth, Boris: *Dolchstoßlegenden und politische Desintegration. Das Trauma der deutschen Niederlage im Ersten Weltkrieg 1914–1933*, (Schriften des Bundesarchivs 61), Düsseldorf 2003.

12 Marx, Hugo: Das Gesetz des kürzesten Weges. Ein kriminalphilosophisches Vorwort, in: *Vierteljahrsschrift für gerichtliche Medizin* 56 (1918), 216–227: 219.

13 Verhey, Jeffrey: *Der „Geist von 1914" und die Erfindung der Volksgemeinschaft*, Hamburg 2000.

Körpers, durch den identische Gefühle, identische Willensstrebungen unter Auf-
hebung von Raum und Zeit im selben Augenblick und in gleicher Schwingung
hindurchoszillieren."[14]

Noch 1916 beschwor er die „Zusammenschweißung vieler Millionen Exem-
plare von Einzelbewußtsein zu einem großen Volkssammelbewußtsein".[15]
Entpersonalisiert, gleichgestimmt und gleichgetaktet sollten die Deutschen
unter Vernachlässigung von Einzel- und Partikularinteressen auf den militärischen Sieg hinarbeiten. Die mangelnde Fähigkeit oder der fehlende
Wille sich hier einzufügen, wurde dem Bereich des Pathologischen, nicht
selten auch der forensischen Beurteilung zugewiesen.

Stellt man in Rechnung, dass Psychiater und Nervenärzte längst vor 1914
„am Wahrnehmungsprozess und an der Formulierung von Deutungsmodel-
len für individuelle und kollektive Befindlichkeit des Bürgertums" beteiligt
gewesen waren,[16] so wird deutlich, dass Hoche nur eine Tradition fortsetzte,
als er bereits zu Beginn des Kriegs (und noch in Erwartung des militärischen
Sieges) prophezeite, dass nach dem „Gewitter", wenn die „Luft am politischen Himmel längst wieder klar geworden" sei, „die Bäche [des] bürgerlichen Lebens noch lange trübe fließen" würden.[17] Tatsächlich zeigten sich
diese Kreise 1918/19 – zumal nach der Kapitulation – ebenso geschockt
von der Radikalität und Kompromisslosigkeit der inneren Auseinandersetzungen, wie gedemütigt und empört angesichts des Versailler „Schandfrie-
dens" vom Juni 1919; und entsprechend schwer fiel es ihnen, die neuen
Verhältnisse anzunehmen. Die kollektive Beschämung durch die infolge von
Realitätsverlust und Realitätsbeschönigung unerwartete militärische Niederlage überschattete die Transformation der Kriegs- in eine Friedensgesell-
schaft nachhaltig;[18] die Volkssouveränität musste in einer Phase improvisiert

---

14 Hoche, Alfred E.: Krieg und Seelenleben (1914), in: Ders.: *Aus der Werkstatt*,
   München / Berlin ²1941, 181–203: 198.
15 Hoche, Alfred E.: Seelische Massenerscheinungen (1916), in: Ders.: *Aus der
   Werkstatt*, München / Berlin ²1941, 204–217: 206.
16 Roelcke, Volker: *Krankheit und Kulturkritik. Psychiatrische Gesellschaftsdeutungen im bürgerlichen Zeitalter (1790–1914),* Frankfurt am Main / New York
   1999, 215.
17 Hoche (1914), 201.
18 Epkenhans, Michael: Die Politik der militärischen Führung 1918: „Kontinuität der Illusionen und das Dilemma der Wahrheit", in: Duppler, Joerg /

werden, in der auch die Erfahrungen des Weltkriegs zu verarbeiten waren.[19]
Die Enttäuschung kam also mit dem Frieden, und vor dem Hintergrund
drängender Alltagssorgen wurde der Systemwechsel zu einem durchaus ne-
gativ konnotierten Ereignis: „Das Selbstverständnis der Weimarer Republik
[und ihrer Träger] gründete sich nicht auf die Revolution, sondern auf deren
Überwindung."[20] Da auf geordnete Zustände noch nicht (wieder) verwiesen
werden konnte, wurden Sicherheit und Regelhaftigkeit reklamiert. Das Po-
chen darauf kann als Versuch verstanden werden, im Sinne einer rückwärts
gewandten Utopie eine Vorkriegs-„Ordnung" einzufordern, die freilich
auch unabhängig von der Revolution längst überholt war und deren end-
gültiges Vergehen nach 1914 sich nicht zuletzt diejenigen zuschreiben lassen
mussten, die den Krieg – diesen „großen, grundanständigen, ja feierlichen
Volkskrieg"[21] – begeistert begrüßt hatten. Es gehört dabei zu den Sonderbar-
keiten der Reaktionen auf den Ersten Weltkrieg, dass sich die schockieren-
den Erfahrungen der Materialschlachten und Menschenverluste nicht in Ri-
tualen einer „Schuldkultur" niederschlugen. Die Gräuel der Kulturnationen
und das Aussetzen des individuellen Gewissens wurden nicht in Formen einer Introspektion ergründet und in Geständnissen erläutert, vielmehr lenkte
man gerade in Deutschland den Blick (und den Zeigefinger) sehr schnell auf
die „grausamen" Sieger und den „inneren" Feind.[22]

Gross, Gerhard P. (Hrsg.): *Kriegsende 1918. Ereignis, Wirkung, Nachwirkung*, (Schriften des Militärgeschichtlichen Forschungsamtes. Beiträge zur Militärge-schichte 53), München 1999, 217–236.

19 Lethen, Helmut: *Verhaltenslehren der Kälte. Lebensversuche zwischen den Kriegen*, Frankfurt am Main 1994, 7.

20 Rürup, Reinhart: *Die Revolution von 1918/19 in der deutschen Geschichte. Vortrag vor dem Gesprächskreis Geschichte der Friedrich-Ebert-Stiftung am 4. November 1993*, Bonn 1993, 27.

21 Mann, Thomas: *Betrachtungen eines Unpolitischen*, Frankfurt am Main 2009, 9.

22 Vielleicht, so Lethen, „trifft sich in dieser Blickwendung eine marginale Künstlerbewegung wie der Dadaismus mit der Nachkriegsstimmung der ein-fachen Landser. Jedenfalls mehren sich jetzt die Anzeichen, dass eine peri-phere Strömung wie der Dadaismus eine weit verbreitete mentale Einstellung zum Ausdruck bringt, die nicht mehr gewillt ist, sich mit der inneren Geißel der ‚Schuldkultur' herumzuplagen. ‚Sämtliche Symptome des schlechten Ge-wissens (bim!), der Schuld (bam!), wie tiefes Erröten, Erbleichen, Stottern, unsteter Blick, Zwang zum Sprechen von dem, was verrät, etc. pp. Quatsch (…)', liest man in Walter Serners dadaistischem Manifest aus dem Jahr

Besonders aus der „rechten", strikt antikommunistischen und national-
konservativen Perspektive wurden die Verwerfungen des privaten und
öffentlichen Lebens als bedrohliches Chaos wahrgenommen, in dem sich
Egoismus, Neid und Gier, ja überhaupt alle „entfesselten niedrigsten Triebe im Menschen" ungehemmt austoben konnten und Kultur sowie politische Gesittung radikal in Frage stellten.[23] Von dieser Seite her wurde die
„Tradition" gegen die „Moderne", die „Gemeinschaft" gegen die „Gesellschaft", die „Nation" gegen die „Klasse" ins Feld geführt; und „Erfül-
lungspolitiker", Sozialisten, Inflationsgewinnler, aber auch die künstleri-
sche Avantgarde als existenzielle Bedrohung bürgerlichen Lebensgefühls
und seiner Äußerungen aufgefasst. In diesem Kontext erschien auch der
Zusammenbruch psychischer Schranken und personaler Identität durch
das Wirken „triebhafter Impulse" naheliegend,[24] indem – so die Wahrnehmung – mit den festen Strukturen in Staat und Gesellschaft auch die Ordnung der seelischen Innenwelt ins Wanken geraten war: Archaische Regungen durchbrachen verinnerlichte Normen und Kontrollmechanismen und
drohten die Menschen mit sich zu reißen, so wie auch das „Individuum",
gleichsam das Allerheiligste des bürgerlichen Welt- und Menschenbildes[25]
von den entfesselten Massen drohte hinweg gespült zu werden. Die Revolution, als deren konstitutives Merkmal die nicht vom Verstand, sondern
vom Trieb gesteuerte, suggestionierte Masse galt,[26] stellte sich so als ein
gegen Bildung, Kultiviertheit und Selbständigkeit gerichteter Akt dar, mit
dem jede persönliche Eigenart zum Verschwinden gebracht wurde. Das
heraufbeschworene Schreckensbild verwies dabei auf einen bereits im 19.

1920. Helmuth Plessner warnt vor den fatalen Folgen, die die Überbetonung
des Gewissens für die moralische Haltung habe." (Lethen (1994), 27 [mit
Nachweisen]).

23 Zitat aus: Hagener, Hermann (i.e. Dreyhaus, Hermann): *Lava*, Berlin 1921, 94.

24 Vgl. Theweleit, Klaus: *Männerphantasien 1+2*, unveränderte Taschenbuchausgabe der Ausgabe Frankfurt am Main / Basel 1978, erw. durch ein Nachwort,
München / Zürich 2000, Band 2, 8 ff.

25 Hettling, Manfred / Hoffmann, Stefan-Ludwig: Der bürgerliche Wertehimmel.
Zum Problem individueller Lebensführung im 19. Jahrhundert, in: *Geschichte
und Gesellschaft* 23 (1997), 333–359.

26 „Revolution ohne Masse ist Absurdum.", Geiger, Theodor: *Die Masse und ihre
Aktion. Ein Beitrag zur Soziologie der Revolutionen*, Faksimile-Nachdruck der
1. Auflage 1926 mit einem Geleitwort von Horst Baier, Stuttgart 1987, 53.

Jahrhundert verbreiteten Diskurs, der den gewöhnlichen Menschen, „diese Fabrikware der Natur",[27] als zentrales Phänomen der Beunruhigung und Unsicherheit in der modernen Welt betrachtete; insbesondere, wenn in einer brüchig gewordenen Gesellschaft die fanatisch „blinde Macht der Masse" zum Ausdruck komme.[28]

Abnorme Affektivität zwischen Masse und abweichendem Individuum

Ausgehend von der Masse von den Ge- und Verführten gehörte auch die Frage nach ihren „guten" oder „schlechten" Leitfiguren, den Führern, zu den zentralen Themen bei der Beurteilung der Revolution. Wiederum vor allem von „rechts" wurden wahrhaft dämonische Gestalten beschworen, die die Menge zu manipulieren und für ihre Zwecke einzusetzen wüssten. Im Zuge des Versuchs einer Pathologisierung wurden die Revolutionäre als Wahnsinnige und der Aufruhr als „geistig-seelische Verirrung" aufgefasst.[29] Die Abtretung dieser Phänomene bzw. Symptome und der Akteure an die Psychiatrie steht dabei in einer Tradition, in der bereits seit den 1890er Jahren die tief greifenden Veränderungen der Moderne Wissenschaftlern und auch Psychiatern zur Beobachtung und

---

27 „Der gewöhnliche Mensch, diese Fabrikware der Natur, wie sie solche täglich zu Tausenden hervorbringt, ist wie gesagt, einer in jedem Sinn völlig uninteressierten Betrachtung, welches die eigentliche Beschaulichkeit ist, wenigstens durchaus nicht anhaltend fähig: er kann seine Aufmerksamkeit auf die Dinge nur insofern richten, als sie irgend eine, wenn auch nur sehr mittelbare Beziehung auf seinen Willen haben.", Schopenhauer, Arthur: *Die Welt als Wille und Vorstellung*, 1819, Drittes Buch, § 36 (http://www.schopenhauer-web.org/textos/MVR.pdf; 1.12.2012).

28 Vgl. dazu: Le Bon, Gustave: *Psychologie der Massen*, Stuttgart [15]1982, 5: „Ist das Gebäude einer Kultur morsch geworden, so führen die Massen seinen Zusammenbruch herbei. Jetzt tritt ihre Hauptaufgabe zutage. Plötzlich wird die blinde Macht der Masse für einen Augenblick zur einzigen Philosophie der Geschichte."

29 Hahnemann, Andy: „Der Tod jagt durch die Straßen…" Zur Psychopathologisierung der Revolution in Max Glass' Die entfesselte Menschheit (1919), in: Kittstein, Ulrich / Zeller, Regine (Hrsg.): *Friede, Freiheit, Brot! Romane zur deutschen Novemberrevolution*, Amsterdam 2009, 41–57.

Beschreibung überlassen wurden.[30] Dabei war es auch zur Übertragung medizinischer Kategorien auf gesellschaftliche Kollektive gekommen.[31] In ihrer Mehrheit akzeptierten die Psychiater nach 1918 die professionelle Zuweisung ohne weiteres, nahmen die „Patienten" auf ihre Abteilungen auf, erstellten Gutachten und konstatierten überwiegend, dass zumindest „die Führerschaft der Linksradikalen sich grossenteils aus psychopathischen Persönlichkeiten und geistig Minderwertigen" rekrutiere.[32] In wissenschaftlichen Beiträgen wurden Kasuistiken publiziert, die Anführer und Mitläufer der Revolution klar im Bereich der „Abweichung von der Breite [psychischer] Gesundheit" verorteten.[33] Psychiater als Angehörige der traditionellen Elite, verstört durch den „abrupten und ungeschminkten Durchbruch der Modernisierung einerseits und [der] Verknüpfung allzu vieler Krisenfaktoren andererseits",[34] suchten als Pathographen der Revolution Chancen zur Stärkung bewahrender Kräfte und alter Ordnungen. Die Pathologisierung der Masse wie auch einzelner Akteure bot Kreisen, die ihre parteipolitische Unabhängigkeit mit moralischer Integrität gleichsetzten und Politik als ein Geschäft betrachteten, von dem sich der kontrollierte, geistige, emotional austarierte Mensch (Mann) fernzuhalten hatte, eine willkommene Möglichkeit, das System zu desavouieren.[35] Arthur Kronfelds (1886–1941) Mahnung, an

---

30 Lichtblau, Klaus: *Kulturkrise und Soziologie um die Jahrhundertwende. Zur Genealogie der Kultursoziologie in Deutschland*, Frankfurt am Main 1996; Peukert, Detlev J. K.: *Die Weimarer Republik. Krisenjahre der Klassischen Moderne*, Frankfurt am Main 1987; Roelcke (1999).

31 Roelcke (1999), 172; vgl. etwa Kraepelin, Emil: Zur Entartungsfrage, in: *Zentralblatt für Nervenheilkunde und Psychiatrie* 27 (= N.F. 15) (1908), 745–751: 750 f.

32 Brennecke, Hans: Debilität, Kriminalität und Revolution, in: *Archiv für Psychiatrie und Nervenkrankheiten* 63 (1921), 247–260: 247.

33 Ebd., 248.

34 Peukert (1987), 271.

35 Uffa Jensen und Daniel Morat weisen darauf hin, dass bereits vor dem Weltkrieg die zunehmende Verbreitung von Neurasthenie und anderen „Gefühlkrankheiten" einen individuellen Kontrollverlust mit Folgewirkungen für das Ideal bürgerlicher Affektkontrolle und politischer Selbständigkeit gerade in den bürgerlichen Mittelschichten heraufbeschworen hätte. Angesichts der Medikalisierung und Psychologisierung entsprechender Krankheitssymptome hätte sich die Vorstellung einer aus dem Lot geratenen Emotionalität geradezu aufgedrängt, vgl. Jensen, Uffa / Morat, Daniel: Die Verwissenschaftlichung des

sich könne der „objektiv eingestellte psychiatrische Arbeiter" unmöglich „die Rolle der Affektivität übersehen, welche oft gerade diejenigen psychiatrischen Urteile getrübt hat, die sich mit den Revolutionspsychopathen beschäftigen",[36] verhallte weitgehend ungehört.

Volker Roelcke hat für die Zeit vor dem Ersten Weltkrieg darauf hingewiesen, dass politische und soziale Veränderungen im bürgerlichen Zeitalter nicht nur eine ständige Reflexion in der Psychiatrie fanden, sondern dass „in besonderem Maße die durch die Autorität der Medizin und der Naturwissenschaften legitimierten Deutungsmodelle aus der Psychiatrie wiederum im Bereich von Politik und öffentlichem Leben wirksam" wurden.[37] Dies gilt zweifellos auch für die Zeit nach 1918, als die krisenhaften Erscheinungen mit psychopathologischen Einflüssen im Volkskörper erklärt und dabei nicht selten Ideeninhalte zum Maßstab der Krankhaftigkeit genommen wurden. Karl Bonhoeffer (1868–1948) hatte zwar gewarnt, dass nichts so sehr imstande sei, die Psychiatrie „zu diskreditieren, als wenn sie mit dem Anspruch wissenschaftlicher, also scheinbar objektiver Methodik zeitbewegende Ideen um ihres Inhalts willen für ihr Ressort in Anspruch nehmen will."[38] Doch vertrat auch er die Ansicht, dass man „bei sozial, politisch oder aus sonstiger Ideengemeinschaft zusammengehörigen Gesellschaftskreisen" Bewusstseinsvorgänge (i.e. „psychische Epidemien", Th.B.) beobachten könne, „die im sozialen Leben zu etwas der individuellen Wahnbildung Wesensverwandtem" führten.[39] Als „Grundlage der Neigung zum epidemischen Umsichgreifen bestimmter Ideenkomplexe im kulturellen Leben" machte Bonhoeffer eine zeitspezifische, über die Norm hinausgehende „Steigerung der Affektivität" aus und zog den Schluss: „Man wird die Äußerungsformen im sozialen Körper deshalb nicht nur im

---

Emotionalen in der langen Jahrhundertwende (1880–1930), in: Dies. (Hrsg.): *Rationalisierungen des Gefühls. Zum Verhältnis von Wissenschaft und Emotionen 1880–1930*, München 2008, 26.

36 Kronfeld, Arthur: Eine Bedenklichkeit der „angewandten Psychiatrie", in: *Zeitschrift für die gesamte Neurologie und Psychiatrie* 65 (1921), 364–367: 366.

37 Roelcke (1999), 215.

38 Bonhoeffer, Karl: Inwieweit sind politische, soziale und kulturelle Zustände einer psychopathologischen Betrachtung zugänglich?, in: *Klinische Wochenschrift* 2 (1923), 598–601: 599.

39 Ebd.

übertragenen, sondern im tatsächlichen Sinne als pathologisch ansprechen dürfen."[40] Auch für ihn trat zum „passiven Moment der gesteigerten Suggestibilität der Masse" ein aktiver Faktor, der in den Führern der Bewegung gegeben sei: Krankhaft bedingte, kulturelle und soziale Erscheinungen würden demnach durch eine abnorme Affektivität der Masse verursacht, „die durch eine besondere Affinität mit gewissen psychopathischen Führertypen in ihrem pathologischen Charakter eine Steigerung erfährt."[41] Und auch für Ernst Kretschmer (1888–1964) waren Urheber der Revolutionen nicht „Leute der mittleren Linie", sondern die aus ärztlicher Sicht davon abweichenden Individuen, die wie die „Bazillen" immer dann „virulent" würden, wenn irgendwo etwas „faul und morsch" sei, und dann die „ganze gesunde Volksmasse in Entzündung und Gärung" brächten. Revolutionen würden, heißt es hier im Stakkato-Stil weiter, initiiert „von den seelisch Abnormen, den Nervösen, den Psychopathen, den Geisteskranken", die von den „beiden äußersten Flügeln her die politische Lage beherrschten und ihre eigene Nervosität auf die Massenseele übertragend, das Gemüt oft erschöpfter und ruhebedürftiger Völker immer aufs neue in stürmischen Wellenschlag versetzten". Anführer seien „die Fanatiker, die stürmischen, verbissenen Affektmenschen, die Schwärmer und Prophetennaturen" sowie die „dekadenten Literaten, die entgleisten Existenzen, die Überlebten und Blasierten, [...] die Schwindler und Hochstapler, die Schwätzer und Poseure, die Mörder und Perversen", letztlich also dieselben Menschen, die den Nervenärzten in ruhigen Zeiten alltäglich durch die Hände gingen: „Aber in den kühlen Zeiten begutachten wir sie, und in den heißen – beherrschen sie uns."[42]

Geht aus dem bisher Gesagten bereits hervor, dass hinsichtlich der revolutionären Ereignisse seit 1918 Wünsche und Bereitschaft der Psychiater bestanden, zeitbedingte Fragestellungen und Probleme zu bearbeiten und zu beurteilen, so muss zugleich festgestellt werden, dass psychiatrische Entscheidungskompetenz nicht von einer weltanschaulich neutralen Wissenschaft

---

40 Ebd.
41 Ebd.
42 Kretschmer, Ernst: *Geniale Menschen*, Berlin 1929, 17–20; hier und zuvor zitiert nach: Matz, Bernhard: *Die Konstitutionstypologie von Ernst Kretschmer. Ein Beitrag zur Geschichte von Psychiatrie und Psychologie des Zwanzigsten Jahrhunderts*, Diss. FU Berlin 2000, 387.

ausging; vielmehr kann von einer ideologisch motivierten Selbst-Indienststel-
lung des Standes für den „seelischen Wiederaufbau des deutschen Volkes"
(Stransky) ausgegangen werden, die vielfach auch offensiv vertreten wurde. So
erschien nach dem Ersten Weltkrieg eine ganze Anzahl von Beiträgen, die sich
auf grundsätzlicher Ebene (Weltanschauung der Masse), aber auch kasuistisch
(revolutionäre Führer) mit den Wechselwirkungen gesellschaftlicher Umbrüche und individueller oder kollektiver seelischer Veränderungen, also mit psychiatrischen Aspekten politischer Zeitfragen beschäftigte;[43] ganz überwiegend
urteilten die Psychiater dabei im Sinne einer Pathologisierung der kollektiven
wie auch einzelner Akteure, manchmal sogar der „Weltanschauung".[44]

Psychiatrie und „ärztlicher Imperialismus"

Im Geiste durchaus einig mit den Kollegen, ging der Wiener Psychiater Erwin
Stransky (1877–1962) noch einen Schritt weiter,[45] indem er das Modell einer

---

43 Vgl. etwa Brennecke für Hamburg, Kahn für München und Hildebrandt für
    Berlin (Brennecke (1921); Kahn, Eugen: Psychopathen als revolutionäre Führer,
    in: *Zeitschrift für die gesamte Neurologie und Psychiatrie* 52 (1919), 90–106.
    Ders.: Psychopathie und Revolution, in: *Münchener Medizinische Wochenschrift*
    66 (1919), Nr. 34, 968–969.; Hildebrandt, Kurt: Forensische Begutachtung eines
    Spartakisten, in: *Allgemeine Zeitschrift für Psychiatrie* 76 (1920), 479–518).

44 Vgl. hierzu die Kontroverse der Psychiater Wexberg und Allers „Zur Psychopa-
    thologie der Weltanschauung". Während Allers aus individualpsychologischer
    Sicht argumentierte, „Psychopathologie und die Psychologie sind inkompetent,
    über Weltanschauungsfragen zu Gericht zu sitzen, und jede solche Grenzüber-
    schreitung kann nur zu ihrem eigenen Schaden ausschlagen" (Allers (1926),
    331), vertrat Wexberg – etwas spitzfindig – die Meinung, eine Psychopatho-
    logie der Weltanschauung käme als „Psychologie der weltanschaulichen Stel-
    lungnahme bei Psychopathen" durchaus in Frage (Wexberg, (1925), 322). Vgl.
    Wexberg, Erwin: „Zur Psychopathologie der Weltanschauung", in: *Zeitschrift
    für die gesamte Neurologie und Psychiatrie* 96 (1925), 295–311; Allers, Rudolf:
    Zur Frage nach einer Psychopathologie der Weltanschauungen, in: *Zeitschrift
    für die gesamte Neurologie und Psychiatrie* 100 (1926), 323–331; Wexberg,
    Erwin: Noch einmal „Zur Psychopathologie der Weltanschauungen". Erwide-
    rung auf Rudolf Allers' Aufsatz „Zur Frage nach einer Psychopathologie der
    Weltanschauungen" in Band 100, Heft 2/3 dieser Zeitschrift, in: *Zeitschrift für
    die gesamte Neurologie und Psychiatrie* (1926), 322 f.

45 Stransky bezieht sich u. a. auf Kraepelin, Kahn und Stelzner, vgl. dazu etwa: Krae-
    pelin (1919); Kahn (1919); Stelzner, Helenefriederike: Psychopathologisches in der

„angewandten Psychiatrie" als intervenierende Wissenschaft propagierte, die unter Zugrundelegung „eines gesunden ärztlichen Imperialismus" geradezu die Pflicht habe, in das Zeitgeschehen einzugreifen. „Ärzteimperialismus", so Stransky, sei letztlich „Kulturimperialismus", mit dem der Arzt „ein gut Stück seiner Sendung als Menschheitserzieher" erfüllen und den Weg bahnen könnte, „die Menschengeister im Sinne der Rassenhygiene und des Gesellschaftsschutzes zu zügeln und zu beherrschen".[46] Als „weltlicher Seelenhirte", „Schicksalsbestimmer" und „Generaloberstsachverständiger" für alle Lebensformen und Lebensgestaltungen" sei der Seelenarzt „wie geschaffen zum Berufsvormund für alle Welt" und berufen, „Lehrer und Wegweiser für Staatsmänner und Diplomaten der Zukunft zu werden".[47] In diesem Sinne forderte Stransky 1920 zur wirksamen Bekämpfung „degenerativer Entartungserscheinungen" in einem weiteren Artikel eine wirksame Propaganda gegen Genussgifte und Geschlechtskrankheiten und für eugenetische Bestrebungen; im Einzelnen plädierte er u.a. für „die breiteste Landerziehung der Stadtkinder" und die Abwehr „der Verführung zum Lotterluxus durch das böse Beispiel der neuen Reichen".[48] Ausdrücklich stellte er sich gegen die deutsche („preußische") Neigung einer „endopsychischen und individuellen Eigenartskultur" mit einer damit einhergehenden „Abblendung gegenüber den innen- und außenpolitischen Lebensbedingungen des deutschen Volkes" und sprach sich für eine „exopsychische, soziale Ausdruckskultur" aus, die allein in der Lage, sei „echtes Nationalgefühl" im Sinne einer „Selbstbehauptungstendenz" zu gewährleisten.[49] Arthur Kronfeld hielt Stranskys Programm einer „angewandten Psychiatrie" nicht nur für hypertroph, sondern „bezogen auf die Gegenwartspolitik [...] für eine der gefährlichsten Entgleisungen, denen wir die sachliche und logische Integrität unserer Disziplin aussetzen können". Die „angewandte Psychiatrie" dürfe ebenso wenig wie

---

Revolution, in: *Zeitschrift für die gesamte Neurologie und Psychiatrie* 49 (1919), 393–408.

46 Stransky, Erwin: Angewandte Psychiatrie. Motive und Elemente zu einem Programmentwurf, in: *Allgemeine Zeitschrift für Psychiatrie* 74 (1918), 22–53: 35.

47 Ebd., passim.

48 Stransky, Erwin: Der seelische Wiederaufbau des deutschen Volkes und die Aufgaben der Psychiatrie, in: *Zeitschrift für die gesamte Neurologie und Psychiatrie* 68 (1920), 271–280: 274 und 277.

49 Ebd., 276.

die Psychiatrie an sich, dem „Totschlag von Ideen" dienen.[50] Konkret merkte er an: „Die historische Bedeutung und der ethische und soziale Sinn der revolutionären Gegenwartsperiode ist nicht damit erschöpft, dass man sie psychiatrisch als eine psychische Volkserkrankung hinstellt."[51] Stransky verteidigte gegen Kronfelds „Zimperlichkeit" die „Pflicht, auch kulturelles, soziologisches und politisches Geschehen [...] vom Standpunkte psychopathologischer Denkweise zu untersuchen" und beharrte darauf, dass „historisches Geschehen in seinen Hauptqualitäten" nicht anders geartet wäre als „individual-seelisches".[52] Unter Verweis auf „reichlich Entartungserscheinungen" und ihrer verhängnisvollen Einflüsse auf das Volk reklamierte er eine führende Mitwirkung der Psychiater in allen Belangen „der Strafgesetzgebung, des Strafvollzuges oder in rassenbiologischen Angelegenheiten aller Art".[53]

Die über die Grenzen der Disziplin weit hinausweisende Stoßrichtung des Ansatzes einer „angewandten Psychiatrie" wird erst im größeren Zusammenhang der Idee von der Entstehung einer „Volksgemeinschaft" so recht deutlich.[54] Dabei wird davon ausgegangen, dass die Vorstellung der Überwindung politischer, sozialer und konfessioneller Konflikte durch den viel beschworenen „Geist von 1914"[55] seit dem Ende des ersten Kriegsjahres

---

50 Kronfeld (1921), 367.

51 Ebd., 366.

52 Stransky, Erwin: Die neue Richtung der Psychopathologie, in: *Monatsschrift für Psychiatrie und Neurologie* 50 (1921), 35–158. (=1921a).
Stransky, Erwin: *Psychopathologie der Ausnahmezustände und Psychopathologie des Alltags*, (= Arbeiten zur angewandten Psychiatrie 3), Bern 1921. (=1921b).
Stransky, Erwin: Keine Bedenklichkeit der „angewandten Psychiatrie", in: *Zeitschrift für die gesamte Neurologie und Psychiatrie* 69 (1921), 327–331: 328. (=1921c).

53 Ebd., 329.

54 Die folgenden Ausführungen zu den „Ideen von 1914" und zur „Volksgemeinschaft" verdanken sich wesentlich dem Aufsatz Bruendel, Steffen: Die Geburt der „Volksgemeinschaft" aus dem „Geist von 1914". Entstehung und Wandel eines „sozialistischen" Gesellschaftsentwurfs, in: *Zeitgeschichte-online*, Thema: Fronterlebnis und Nachkriegsordnung. Wirkung und Wahrnehmung des Ersten Weltkriegs, Mai 2004 (URL: http://www.zeitgeschichte-online/md=EWK-Bruendel; 1.12.2012); ausdrücklich sei auf den ausführlichen wissenschaftlichen Apparat Bruendels verwiesen.

55 Rolffs, Ernst: Der Geist von 1914, in: *Preußische Jahrbücher* 158.3 (1914), 377–391: 391.

unter der Bezeichnung der „Ideen von 1914" in der Absicht weiter entwickelt wurde, Deutschland und die Deutschen aus einer temporären nationalen „Verteidigungsgemeinschaft" in eine auf Dauer angelegte „Volksgemeinschaft" zu überführen. Steffen Bruendel weist darauf hin, dass, während der „Geist von 1914" sich noch als gemeinschaftsorientierte Haltung beschreiben lässt, mit den „Ideen" bereits die Umsetzung in ein konkretes politisches Programm einherging.[56] Vor allem Vertreter des Bildungsbürgertums, wie Professoren, die sich in besonderer Weise als nationale Sinnstifter begriffen, formulierten Reformvorschläge und entwarfen einen „neuen deutschen Staat".[57] Sie deuteten die „Ideen von 1914" als Überwindung der „Ideen von 1789" und stellten den modernen Vorstellungen von „Freiheit, Gleichheit und Brüderlichkeit" nationale Werte wie „deutsche Freiheit", „Kameradschaft" und „Sozialismus" gegenüber. „Deutsche Freiheit" umfasste demnach überindividuelle Bindung und freiwillige Einordnung in die Gesamtheit der Nation. „Kameradschaft" stellte im Sinne kollektiver Pflichterfüllung unter Beibehaltung der sozialen Hierarchie einen Gegenentwurf zur verpönten „Gleichmacherei" westlicher Prägung dar: Ausgehend von natürlicher Ungleichheit wurde eine organische Gleichheit im Sinne militärischer „Kameradschaftlichkeit" propagiert. Und „(Staats-)Sozialismus" oder „nationaler Sozialismus" galt schließlich als spezifisch deutsche Form von „Brüderlichkeit und Einheit". Die Volksgemeinschaftsidee bildete damit einen Gegenentwurf sowohl zur Klassengesellschaft des Kaiserreichs, als auch zur revolutionären Staatsvision der Linken. Die Spaltung der Kriegsgesellschaft und der endgültige Bruch des Burgfriedens bedeuteten 1917 zwar das Ende aller Hoffnungen auf eine schnelle Realisierung dieser gesellschaftlichen Zielvorstellung,[58] gleichzeitig markiert jedoch die Gründung der „Deutschen Vaterlandspartei" im selben Jahr den Beginn konkreter politischer Arbeit für das angestrebte Ziel.[59] Es ist in diesem Zusammenhang bezeichnend, dass mit Emil Kraepelin und Alfred E. Hoche bereits im ersten Zugriff zwei

---

56 Bruendel (2004), 6.

57 Vgl. etwa: Plenge, Johann: *Der Krieg und die Volkswirtschaft*, Münster 1915, 189.

58 Wehler, Hans–Ulrich: *Deutsche Gesellschaftsgeschichte, Band 4: Vom Beginn des Ersten Weltkriegs bis zur Gründung der beiden deutschen Staaten 1914–1949*, München 2003, 122 ff.

59 Hagenlücke, Hans: *Deutsche Vaterlandspartei. Die nationale Rechte am Ende des Kaiserreichs*, Düsseldorf 1997, 119 ff.

führende Psychiater ausgemacht werden können, die prominent – auch in
öffentlichen Auftritten – die Programmatik der Vaterlandspartei vertraten.[60]
Emil Kraepelin war es dabei ein wesentliches Anliegen, „die verderblichen
Einflüsse der Großstadt zu bekämpfen, die wir wohl als den gefährlichsten
Feind unseres Volkswohles betrachten dürfen".[61]

Wandelbare Ordnungen: Revolution und Stadt

Tatsächlich traten in der Stadt die Veränderungen im Übergang vom Kaiserreich zur Demokratie besonders deutlich zutage, in der polarisierenden
Umgebung prallten Aktion und Reaktion unmittelbar aufeinander, hier
wurden politische und soziale Konflikte auch handgreiflich im öffentlichen
Raum ausgetragen. Die Revolution in der Stadt war gekennzeichnet durch
soziale und kulturelle Momente der Destabilisierung, der Unterbrechung,
der Störung, des Rausches und des Schwindels; eine Zeit der Irritationen,
Turbulenzen, Experimente, die als ästhetische Selbstversuche und Kultur-
techniken verführerisch wirken und mitreißen konnten. So fand sich die
Revolution nicht nur in politischen und populären, sondern auch in künst-
lerischen und wissenschaftlichen Praktiken wieder.[62]

Konkreter gefasst ist die Geschichte der deutschen Revolution aber
nicht nur ganz überwiegend eine Geschichte der Großstadt; ihr Ort und
ihre Zeit können darüber hinaus im „kulturellen Koordinatensystem"[63]

---

60 In Bayern galt der Mediziner und Hygieniker Max von Gruber, der auch die
   Ortsgruppe der Gesellschaft für Rassenhygiene leitete, noch vor Emil Kraepelin
   und Alfred Ploetz als führender Kopf der Vaterlandspartei; in Freiburg führte Alfred E. Hoche zunächst die dortige Ortsgruppe und wurde später Landesvorsit-
   zender in Baden (Hagenlücke (1997), 229 [zu München] und 245 [zu Freiburg]);
   vgl. auch: Engstrom, Eric: Emil Kraepelin: Psychiatry and Public Affairs in Wilhelmine Germany, in: *History of Psychiatry* 2 (1991), S. 111–132; Weber, Max:
   Zur Politik im Weltkrieg. Schriften und Reden 1914–1918, hrsg. von Wolfgang
   J. Mommsen in Zusammenarbeit mit Gangolf Hübinger, Tübingen 1984, 767.
61 Kraepelin (1919), 183.
62 Vgl.: Ilinx: *Berliner Beiträge zur Kulturwissenschaft* Band 1, 2009, s: http://
   www.ilinx-kultur.org/de/aktuelles_heft; 1.12.2012. In Band I mit dem inhaltli-
   chen Schwerpunkt „Wirbel, Ströme, Turbulenzen" werden Konfigurationen der
   Destabilisierung als prägende Momente von Kultur in den Blick genommen.
63 Kaschuba, Wolfgang: *Die Überwindung der Distanz. Zeit und Raum in der
   europäischen Moderne*, Frankfurt 2004, 13.

der Moderne recht eindeutig im Berlin der späten Zehner und frühen Zwanziger Jahre ausgemacht werden.[64] Die Hauptstadt nach 1918 ist als Brennpunkt „sozialer Desorganisation" zu beschreiben,[65] ein Ort, an dem die vertrauten Orientierungsschemata der wilhelminischen Gesellschaft unwiederbringlich außer Kraft gesetzt worden waren. Berlin war der Ort, an dem die Politik in den öffentlichen Raum verlegt worden war, indem sich auf wiederkehrenden (Schau-)Plätzen Menschenmassen versammelten, indem auf Straßen Kämpfe stattfanden, indem im Zirkus (!) Busch die Versammlung der Großberliner Arbeiter- und Soldatenräte tagte und indem im Zeitungsviertel die Ereignisse dokumentiert und kommentiert wurden.[66] Die revolutionären Akteure eigneten sich die Räume der Stadt Berlin, den Regierungssitz, das Industrie- und Dienstleistungszentrum, den Verkehrsknotenpunkt zumindest teil- und zeitweise gewaltsam an, verbarrikadierten, verteidigten, monopolisierten, gestalteten und zerstörten sie. Dabei waren die Räume – im Sinne Martina Löws –

„weder starr noch einheitlich [...], sondern kulturell und historisch wandelbare Ordnungen – relational sowohl zu darin befindlichen sozialen Gegenständen und Akteuren als auch zu den Wahrnehmungen, Einstellungen und Erinnerungen der in ihnen und durch sie platzierten Menschen"[67]:

„Straßen und Plätze stehen in Berlin [...] bewegungslos herum, friedlich, wie es ihre Natur ist, und der graue Novemberhimmel blinzelt sie mit Interesse an. (...) Man ist ihnen dankbar, dass sie nicht an der allgemeinen Raserei der Zeit teilnehmen und ohne Nervenkrise zu jeder Stunde dasselbe Gesicht zeigen."[68]

64 Trotz der Präponderanz Berlins wird nicht verkannt, dass auch in München, Hamburg, dem Ruhrgebiet und weiteren Orten und Regionen revolutionäre Ereignisse mit erheblichen Konsequenzen stattfanden.
65 König, René: *Leben im Widerspruch. Versuch einer intellektuellen Autobiographie*, Frankfurt am Main / Berlin / Wien 1984, 62.
66 Engel, Gerhard (Hrsg.): *Groß-Berliner Arbeiter- und Soldatenräte in der Revolution 1918/19*, 3 Bde, Berlin 1993–2002 (Band 1: Vom Ausbruch der Revolution bis zum 1. Reichsrätekongress, 1993; Band 2: Vom 1. Reichsrätekongress bis zum Generalstreikbeschluss am 3. März 1919, 1997; Band 3: Vom Generalstreikbeschluss am 3. März 1919 bis zur Spaltung der Räteorgane im Juli 1919, 2002).
67 Löw, Martina: *Raumsoziologie*, Frankfurt am Main 2001.
68 Döblin Alfred: *November 1918. Romantetralogie (1949/50), Band 2: Verratenes Volk*, Berlin (Ost) 1981, 27.

Während Alfred Döblin (1878–1957) in „November 1918" die Stadt (zunächst) nur als Kulisse revolutionärer Ereignisse identifiziert, wird der urbane Raum bei Max Glass (1882–1964) zur Bürger-Hölle:

> „Das Erwachen der Stadt war ein Stöhnen. Die Straße begann zu rasen, die Luft
> zu zittern, die Häuser zu wanken. Das Menschenantlitz verzerrte sich. Die Seele
> entfloh […] aus dunklen, verpesteten Winkeln sprang das Laster empor, wälzte
> sich durch die breiten Straßen, die Luft schwoll an von ihrem gierigen Atem."[69]

Der konkrete historische Ort der Revolution wurde hier als einer „der
Denaturierung der Kultur, des Schmutzes, der Perversion und Gewalt" beschrieben; ein Ort, „an dem aus der Sicht des konservativen Bürgertums
Entmenschlichung größten Stils stattfand, in der die natürliche Ordnung
der Gesellschaft aufgelöst wurde und niedere Triebe sich daran machten,
das soziale Leben zu gestalten."[70]

Gleichzeitig ist das Berlin dieser Jahre aber auch als dynamisches Element
anzusprechen, das als „Synchronisationsmaschine"[71] mit den fortschrittlichen
Prinzipien seiner Raumorganisation zunehmend und immer weiter gehend
öffentliches und privates Leben durchdrang und den Rhythmus des modernen Lebens so nachhaltig bestimmte, dass schließlich ein räumliches Ensem-
ble vielfältig verbundener städtischer und ländlicher Orte als Groß-Berlin zu-
sammengeführt werden konnte:[72] Im Herbst 1920 wurde zum politisch und
historisch wohl „einzig möglichen Zeitpunkt" mit dem „Gesetz über die Bildung einer neuen Stadtgemeinde" Berlin endgültig zur Metropole erhoben.[73]
Damals verdoppelte sich mit dem Zusammenschluss von acht Städten (Berlin,
Charlottenburg, Köpenick, Lichtenberg, Neukölln, Schöneberg, Spandau und

---

69 Glass, Max: *Die entfesselte Menschheit*, Leipzig 1919, 299.
70 Hahnemann (2009), 44.
71 Nassehi, Armin: Dichte Räume. Städte als Synchronisations- und Inklusionsma-
    schinen, in: Löw, Martina (Hrsg.): *Differenzierung des Städtischen*, Opladen 2002.
72 Vgl. auch Geisthövel, Alexa / Knoch, Habbo: Einleitung zu: Dies. (Hrsg.): *Orte
    der Moderne, Erfahrungswelten des 19. und 20. Jahrhunderts,* Frankfurt / New
    York 2005.
73 Köhler, Henning: Berlin in der Weimarer Republik (1918–1932), in: Ribbe,
    Wolfgang (Hrsg.): *Geschichte Berlins, Band 2: Von der Märzrevolution bis zur
    Gegenwart,* München 1987, 797–923: 814; das „Gesetz über die Bildung einer
    neuen Stadtgemeinde Berlin" ist abgedruckt in: Engeli, Christian / Haus, Wolf-
    gang (Bearb.): *Quellen zum modernen Gemeindeverfassungsrecht,* (Schriften
    des Deutschen Instituts für Urbanistik 45), Stuttgart u. a. 1975, 579–605.

Wilmersdorf), 59 Landgemeinden und 27 Gutsbezirken die Einwohnerschaft im Vergleich zu „Alt-Berlin" auf knapp vier Millionen Menschen.[74] Revolutionen als Krisen wirken freilich nicht nur auf den Raum; sie unterbrechen darüber hinaus den „langsamen Lauf des historischen Geschehens"[75] und beschleunigen das ohnehin rasch pulsierende Leben in der Stadt zusätzlich.[76] Diese Beobachtungen fügten sich zeitgenössisch ohne weiteres in die pejorative Beurteilung der Moderne ein und erneuerten damit fast zwangsläufig ein weiteres Argument zur Pathologisierung der Zeitereignisse:

> „In den Revolutionen und besonders in den Revolten überstürzt sich der Fortschritt, der Philoneismus [Neuerungssucht, Th.B.], wenn er einmal angefangen hat [...] bis zu den äussersten Extremen."[77]

Zur Geschwindigkeit tritt das Argument der Plötzlichkeit in der gesellschaftlichen und wirtschaftlichen Entwicklung während und nach der Revolution, indem Unterbrechungen, Störungen und Turbulenzen zu dauernden Irritationen und wiederkehrenden Ausnahmezuständen führen. Die Revolution ist flüchtig; sie befördert unerwartete anonyme Nähe ebenso wie plötzliches Auseinanderrücken. Diesem Befund widerspricht nicht, dass sich die revolutionäre Phase – bei aller Rasanz der Ereignisse – letztlich als Zwischenzeit oder sogar Stillstehen der Zeit präsentiert. Ein Effekt, der sich nach Meinung Magnus Hirschfelds (1868–1935) noch dadurch verstärkte, dass an der Revolution Soldaten teilnahmen, die direkt von der

---

74 Statistisches Amt der Stadt Berlin (Bearb.): *Erster Verwaltungsbericht der neuen Stadtgemeinde Berlin für die Zeit vom 1. Oktober 1920 bis 31. März 1924*, Heft 1, Berlin 1926, 155 ff.

75 Kahn (1919), 90.

76 Karl Marx spricht von der „Revolution als Lokomotive der Geschichte" und bezieht sich damit sowohl auf die Durchsetzungskraft als auch auf den Beschleunigungseffekt im historischen Geschehen. Vgl. Marx, Karl / Friedrich Engels: Die Klassenkämpfe in Frankreich 1850, in: Werke, Bd. 7, Berlin/ DDR 1960, 9–107: 85 Für seinen Namensvetter, den Gerichtsmediziner Hugo Marx, waren Revolutionen „nichts anderes, als der Ausdruck dafür, dass im seelisch körperlichen Geschehen von Völkern [...] mächtige Verkürzungen der Tempi und der Wege Platz gegriffen haben.", Marx, Hugo: Das Gesetz des kürzesten Weges, in: *Zeitschrift für die gesamte Strafrechtswissenschaft* 41 (1920), 61–73: 66.

77 Lombroso, Cesare / Laschi, Rodolfo: *Der politische Verbrecher und die Revolutionen in anthropologischer, juristischer und staatswissenschaftlicher Beziehung*, unter Mitw. der Verf. hrsg. von H. Kurella (2 Bde.), Hamburg 1891, Band 1, 37.

Front kamen: „Es währte lange, bis sie den Zeitsinn eines Zivilsten wieder-
gewannen. Dem Soldaten ist es im Kriege zur zweiten Natur geworden, in
der Gegenwart zu leben."[78]

Zusammenfassung

Psychiatrie und Politik in Deutschland waren gerade auch im Gefolge der
Zeitereignisse um Krieg, Umsturz und Anfänge der Republik eng aufeinander bezogen. In besonderer Weise waren die bildungsbürgerlichen national-
konservativ eingestellten Psychiater, die vor Kriegsende der außerparlamen-
tarischen Deutschen Vaterlandspartei (1917/18) oder in der Weimarer Zeit
der DNVP politisch nahe standen oder angehörten, geneigt, das beunruhi-
gende, ihre Lebenswelt in Frage stellende Zeitgeschehen als vom „Normalen
abweichend" psychopathologisch zu deuten. Diese Psychiater waren unter
politisch-sozialen Gesichtspunkten schon deshalb entschieden gegen „Ver-
sailles und Moskau" eingestellt,[79] weil sie als Angehörige der relativ kleinen
Gruppe akademisch gebildeter Beamter die Revolution fürchten mussten
und in der Inflation nur verlieren konnten.[80] Weit darüber hinausreichend
hatte sich ihre Aversion jedoch bereits vor 1918 auf einer tieferen soziolo-
gischen und psychologischen Ebene grundsätzlich gegen den von ihnen ge-
fürchteten sozialen Wandel gerichtet, gegen die industrielle und urbane Ge-
sellschaftsordnung, gegen den Parlamentarismus und das damit verbundene
Majoritätsprinzip, kurz: gegen die Moderne. Die Demokratie, die u. a. auch
die Abschaffung des Dreiklassenwahlrechts mit sich gebracht hatte, machten
sie nun als „Herrschaft der Masse", als „Proletendiktatur", verächtlich: Ab-
surd erschien es ihnen, dass in der Republik die Stimme eines Psychiaters so
viel gelten sollte wie die eines „minderwertigen" Psychopathen.
    Vor dem Hintergrund des als Bedrohung wahrgenommenen Moder-
nisierungs- und Demokratisierungsszenarios verharrten die Psychiater in
hergebrachten Denkweisen und unterstützten argumentativ einen völkisch-
konservativen Widerstand. Die Verfolgung der Debatten um die Psychologie der Massen und der Massenbewegungen offenbart den Versuch, die

---

78 Hirschfeld, Magnus (Hrsg.): *Sittengeschichte des Weltkriegs*, Zweiter Band,
   Leipzig / Wien 1930, 311.
79 Braun, Otto: *Von Weimar zu Hitler*, New York 1940, 5.
80 Bieber (1992), 18 f.

vermeintlich soziale und politische „Pathologie" der Revolution zu erfassen, zu systematisieren und im gegenrevolutionären Sinne zu instrumentalisieren. Die Revolution wurde als eine seelische Katastrophe, als ein sozial- oder psychopathologisches Trauerspiel wahrgenommen, in dem die Grundlagen der bürgerlichen Moral und Kultur unterminiert wurden, mithin die Volksgesundheit auf dem Spiel stand.[81] Die zeitgenössischen Texte zur Revolution, zu den Eigenschaften der Masse und ihrer Führer lassen sich – im Gewand psychiatrischer Expertisen – so als subjektive Abneigung gegen den objektiven Tatbestand eines säkularen Wandels hin zur neuen demokratischen Ordnung lesen; ihre Bestrebungen richteten sich dabei auf hergebrachte Wertvorstellungen und die Restauration des traditionellen autoritären Systems im Gewand der „Volksgemeinschaft". Die mangelnde Fähigkeit sich mit der Realität auseinanderzusetzen, legt es nahe von einem unbewussten, gar wahnhaften (!) Abwehrmechanismus der Psychiater gegenüber den Zeitereignissen zu sprechen, der von einer Verklärung der Vorkriegszeit geprägt war. Ein aus dieser Haltung erwachsender renitenter Pessimismus und eine dogmatische Rückwärtsgewandtheit erlauben es von einer antimodernen politisch-kulturellen Schieflage großer, jedenfalls aber tonangebender Teile der Psychiatrie in der Weimarer Republik zu sprechen.

Die Deutung der Revolution als Nervenkrankheit der Gesellschaft ebenso wie der unverhohlene Führungsanspruch der „angewandten Psychiatrie" in praktisch allen Zeitfragen zeugen von der starken Präsenz des Politischen in der psychiatrischen Wissenschaft,[82] die professionell wiederum

---

81 Hahnemann (2009), 46.

82 Wir nutzen die Diskussion der „angewandten Psychiatrie", um die Allianz von Wissenschaft und Politik am Beispiel einer ideologisierten Auseinandersetzung in der Psychiatrie der Zwanziger Jahre darzustellen. Dabei verstehen wir die Analyse des Programms und der Wirkung der „angewandten Psychiatrie" als Beitrag zu einer seit längerem geführten Diskussion zur Verwissenschaftlichung der Politik und Politisierung der Wissenschaft, die zuletzt durch Beiträge von Mitchell G. Ash und Volker Roelcke wieder intensiviert wurde. Vgl. aus der umfangreichen Literatur u.a.: Weingart, Peter: Verwissenschaftlichung der Gesellschaft – Politisierung der Wissenschaft, in: *Zeitschrift für Soziologie* 12 (1983), 225–241; Raphael, Lutz: Die Verwissenschaftlichung des Sozialen als methodische und konzeptionelle Herausforderung für eine Sozialgeschichte des 20. Jahrhunderts, in: *Geschichte und Gesellschaft* 22 (1996), 165–193; Ash, Mitchell G.: Wissenschaft und Politik als Ressourcen füreinander, in: Bruch,

mit dem „zentralen Topos" der Verursachung psychischer Krankheit durch
die Lebensbedingungen in der „modernen" Gesellschaft korrespondierte.[83]
Tatsächlich bereiteten die Demokratisierung des politischen Systems 1918
sowie die zunehmende Bedeutung der Populär- und Massenkultur als ein
Kennzeichen der Moderne einer Entformalisierung von Gefühlsartikulatio-
nen den Weg, so dass sich ein bürgerlich-psychiatrischer Anspruch auf Affektkontrolle immer weniger durchsetzen ließ.[84] In Anlehnung an Helmuth
Plessners These, dass zu Beginn der zwanziger Jahre im plötzlichen Fortfall
staatlich-gesellschaftlichen Drucks ein Elan sichtbar geworden war, der freilich ohne den Übergang zur Republik nicht die Chance einer repräsentativen
nationalen Urbanität geboten hätte,[85] zeigt sich, dass das politische System
jetzt unwiderruflich auf demokratische (also „Massen"-) Einflüsse eingestellt war. Es wird zu belegen sein, inwieweit Helmut Lethens These, wo-
nach ein durch einen sozialen Wandel nachhaltig erschüttertes Machtgefüge
verstärkt Momente der ideologischen Stabilisierung hervorruft, auch auf die
Psychiatrie der Zwanziger Jahre angewendet werden kann:

> „Ein Furor des Rasterns ergreift die Beobachter des sozialen Feldes. Alle Phä-
> nomene vom Körperbau bis zum Charakter, von der Handschrift bis zur Rasse
> werden klassifiziert. […] die symbolische Ordnung [antwortet, Th.B.] mit einem
> klirrenden Schematismus, der allen Gestalten auf dem nebligen Feld des Sozialen
> wieder klare Konturen verleiht.[86]

Rüdiger vom / Kaderas, Brigitte (Hrsg.): *Wissenschaften und Wissenschaftspolitik – Bestandaufnahmen zu Formationen, Brüchen und Kontinuitäten im
Deutschland des 20. Jahrhunderts*, Stuttgart 2002, 32–51; Roelcke, Volker:
Auf der Suche nach der Politik in der Wissensproduktion: Plädoyer für einen
historisch-politische Epistemologie, in: *Berichte zur Wissenschaftsgeschichte*
33 (2010), 176–192; Ash (2010).

83 Roelcke (1999).

84 Jensen / Morat (2008), 26.

85 Plessner, Helmuth: Die Legende von den zwanziger Jahren, in: Ders.: *Gesammelte Schriften Band 6*, Frankfurt am Main 1982, 261–279: 278 f.

86 Lethen (1994), 40.

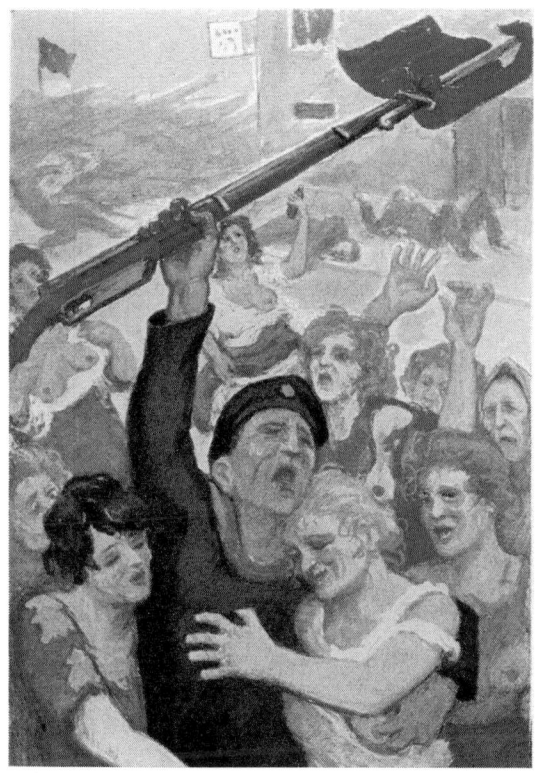

Abb. 1: „Der umjubelte Held". *Szene aus dem Matrosenaufstand in Kiel, Oktober 1918, Aquarell eines Augenzeugen.* In: Wulffen, Erich u.a.: *Sittengeschichte der Revolution. Sittenlockerung und Sittenverfall, Moralgesetze und sexualethische Neuorientierung in Zeiten staatlicher Zersetzung und revolutionären Umsturzes,* (Sittengeschichte der Kulturwelt und ihrer Entwicklung 10), Wien (u.a.)1930, 209.

Literatur

Allers, Rudolf: Zur Frage nach einer Psychopathologie der Weltanschauungen, in: *Zeitschrift für die gesamte Neurologie und Psychiatrie* 100 (1926), 323–331.

Ash, Mitchell G.: Wissenschaft und Politik als Ressourcen füreinander, in: Bruch, Rüdiger vom / Kaderas, Brigitte (Hrsg.): *Wissenschaften und*

Wissenschaftspolitik – Bestandaufnahmen zu Formationen, Brüchen und Kontinuitäten im Deutschland des 20. Jahrhunderts, Stuttgart 2002, 32–51.

Ash, Mitchell G.: Wissenschaft und Politik. Eine Beziehungsgeschichte im 20. Jahrhundert, in: Kruke, Anja / Woykek, Meik (Hrsg.): *Beiträge zum Rahmenthema „Verwissenschaftlichung von Politik nach 1945"*, (Archiv für Sozialgeschichte 50), Bonn 2010, 11–46.

Barth, Boris: *Dolchstoßlegenden und politische Desintegration. Das Trauma der deutschen Niederlage im Ersten Weltkrieg 1914–1933*, (Schriften des Bundesarchivs 61), Düsseldorf 2003.

Bauerkämper, Arnd / Julien, Elise (Hrsg.): *Durchhalten! Krieg und Gesellschaft im Vergleich 1914–1918*, Göttingen 2010.

Benz, Wolfgang (Hrsg.): *Legenden, Lügen, Vorurteile. Ein Wörterbuch zur Zeitgeschichte*, München ⁶1992.

Bieber, Hans-Joachim: *Bürgertum in der Revolution. Bürgerräte und Bürgerstreiks in Deutschland 1918–1920*, (Hamburger Beiträge zur Sozial- und Zeitgeschichte 28), Hamburg 1992.

Birnbaum, Karl: Methodologische Prinzipien der Pathographie, in: *Zeitschrift für die gesamte Neurologie und Psychiatrie* 143 (1932), 69–83.

Bonhoeffer, Karl: Inwieweit sind politische, soziale und kulturelle Zustände einer psychopathologischen Betrachtung zugänglich? in: *Klinische Wochenschrift* 2 (1923), 598–601.

Braun, Otto: *Von Weimar zu Hitler*, New York 1940.

Brennecke, Hans: Debilität, Kriminalität und Revolution, in: *Archiv für Psychiatrie und Nervenkrankheiten* 63 (1921), 247–260.

Bruendel, Steffen: Die Geburt der „Volksgemeinschaft" aus dem „Geist von 1914". Entstehung und Wandel eines „sozialistischen" Gesellschaftsentwurfs, in: *Zeitgeschichte-online*, Thema: Fronterlebnis und Nachkriegsordnung. Wirkung und Wahrnehmung des Ersten Weltkriegs, Mai 2004 (URL: http://www.zeitgeschichte-online/md=EWK-Bruendel; gesehen: 1.12.2012).

Döblin Alfred: *November 1918. Romantetralogie (1949/50), Band 2: Verratenes Volk*, Berlin (Ost) 1981.

Engel, Gerhard (Hrsg.): *Groß-Berliner Arbeiter- und Soldatenräte in der Revolution 1918/19*, 3 Bde, Berlin 1993–2002, (Band 1: Vom Ausbruch der Revolution bis zum 1. Reichsrätekongress, 1993; Band 2: Vom 1. Reichsrätekongress bis zum Generalstreikbeschluss am 3. März 1919, 1997; Band 3: Vom Generalstreikbeschluss am 3. März 1919 bis zur Spaltung der Räteorgane im Juli 1919, 2002).

Engeli, Christian / Haus, Wolfgang (Bearb.): *Quellen zum modernen Gemeindeverfassungsrecht*, (Schriften des Deutschen Instituts für Urbanistik 45), Stuttgart u. a. 1975.

Engstrom, Eric: Emil Kraepelin: Psychiatry and Public Affairs in Wilhelmine Germany, in: *History of Psychiatry* 2 (1991), 111–132.

Epkenhans, Michael: Die Politik der militärischen Führung 1918: „Kontinuität der Illusionen und das Dilemma der Wahrheit", in: Duppler, Joerg / Gross, Gerhard P. (Hrsg.): *Kriegsende 1918. Ereignis, Wirkung, Nachwirkung*, (Schriften des Militärgeschichtlichen Forschungsamtes. Beiträge zur Militärgeschichte 53), München 1999, 217–236.

Geiger, Theodor: *Die Masse und ihre Aktion. Ein Beitrag zur Soziologie der Revolutionen*, Faksimile-Nachdruck der 1. Auflage 1926 mit einem Geleitwort von Horst Baier, Stuttgart 1987.

Geisthövel, Alexa / Knoch, Habbo: Einleitung zu: Dies. (Hrsg.): *Orte der Moderne, Erfahrungswelten des 19. und 20. Jahrhunderts*, Frankfurt / New York 2005.

Glass, Max: *Die entfesselte Menschheit*, Leipzig 1919.

Haffner, Sebastian: *Geschichte eines Deutschen. Die Erinnerungen 1914–1933*, Stuttgart / München 2000.

Hagener, Hermann (i.e. Dreyhaus, Hermann): *Lava*, Berlin 1921.

Hagenlücke, Hans: *Deutsche Vaterlandspartei. Die nationale Rechte am Ende des Kaiserreichs*, Düsseldorf 1997.

Hahnemann, Andy: „Der Tod jagt durch die Straßen…" Zur Psychopathologisierung der Revolution in Max Glass' Die entfesselte Menschheit (1919), in: Kittstein, Ulrich / Zeller, Regine (Hrsg.): *Friede, Freiheit, Brot! Romane zur deutschen Novemberrevolution*, Amsterdam 2009, 41–57.

Hettling, Manfred / Hoffmann, Stefan-Ludwig: Der bürgerliche Wertehimmel. Zum Problem individueller Lebensführung im 19. Jahrhundert, in: *Geschichte und Gesellschaft* 23 (1997), 333–359.

Hildebrandt, Kurt: Forensische Begutachtung eines Spartakisten, in: *Allgemeine Zeitschrift für Psychiatrie* 76 (1920), 479–518.

Hirschfeld, Magnus (Hrsg.): *Sittengeschichte des Weltkriegs, Zweiter Band*, Leipzig / Wien 1930.

Hoche, Alfred E.: Krieg und Seelenleben (1914), in: Ders.: *Aus der Werkstatt*, München / Berlin ²1941, 181–203.

Hoche, Alfred E.: Seelische Massenerscheinungen (1916), in: Ders.: *Aus der Werkstatt*, München / Berlin ²1941, 204–217.

Hofer, Hans-Georg: *Nervenschwäche und Krieg: Modernitätskritik und Krisenbewältigung in der österreichischen Psychiatrie (1880–1920)*, Wien u.a. 2004.

Ilinx: *Berliner Beiträge zur Kulturwissenschaft* Band 1, 2009, s. http://www.ilinx-kultur.org/de/aktuelles_heft; 1.12.2012.

Jensen, Uffa / Morat, Daniel: Die Verwissenschaftlichung des Emotionalen in der langen Jahrhundertwende (1880–1930), in: Dies. (Hrsg.): *Rationalisierungen des Gefühls. Zum Verhältnis von Wissenschaft und Emotionen 1880–1930*, München 2008.

Kahn, Eugen: Psychopathen als revolutionäre Führer, in: *Zeitschrift für die gesamte Neurologie und Psychiatrie* 52 (1919), 90–106.

Kahn, Eugen: Psychopathie und Revolution, in: *Münchener Medizinische Wochenschrift* 66 (1919), Nr. 34, 968–969.

Kaschuba, Wolfgang: *Die Überwindung der Distanz. Zeit und Raum in der europäischen Moderne*, Frankfurt 2004.

Köhler, Henning: Berlin in der Weimarer Republik (1918–1932), in: Ribbe, Wolfgang (Hrsg.): *Geschichte Berlins, Band 2: Von der Märzrevolution bis zur Gegenwart*, München 1987, 797–923.

Köhne, Julia B.: *Kriegshysteriker. Strategische Bilder und mediale Techniken militärpsychiatrischen Wissens (1914–1920)*, (Abhandlungen zur Geschichte der Medizin und der Naturwissenschaften 106), Husum 2009.

König, René: *Leben im Widerspruch. Versuch einer intellektuellen Auto-biographie*, Frankfurt am Main / Berlin / Wien 1984.

Kraepelin, Emil: Zur Entartungsfrage, in: *Zentralblatt für Nervenheilkun-de und Psychiatrie* 27 (= N.F. 15) (1908), 745–751.

Kraepelin, Emil: Psychiatrische Randbemerkungen zur Zeitgeschichte, in: *Süddeutsche Monatshefte* 9 (1919), 171–183.

Kretschmer, Ernst: *Geniale Menschen*, Berlin 1929.

Kronfeld, Arthur: Eine Bedenklichkeit der „angewandten Psychiatrie", in: *Zeitschrift für die gesamte Neurologie und Psychiatrie* 65 (1921), 364–367.

Le Bon, Gustave: *Psychologie der Massen*, Stuttgart [15]1982.

Lerner, Paul Frederick: *Hysterical Men: War, Psychiatry, and the Politics of Trauma in Germany, 1890–1930*, (Cornell Studies in the History of Psychiatry), Ithaca u. a. 2003.

Lethen, Helmut: *Verhaltenslehren der Kälte. Lebensversuche zwischen den Kriegen*, Frankfurt am Main 1994.

Lichtblau, Klaus: *Kulturkrise und Soziologie um die Jahrhundertwende. Zur Genealogie der Kultursoziologie in Deutschland*, Frankfurt am Main 1996.

Löw, Martina: *Raumsoziologie*, Frankfurt am Main 2001.

Lombroso, Cesare / Laschi, Rodolfo: *Der politische Verbrecher und die Revolutionen in anthropologischer, juristischer und staatswissenschaft-licher Beziehung*, unter Mitw. der Verf. hrsg. von H. Kurella (2 Bde.), Hamburg 1891.

Mai, Gunther: *Das Ende des Kaiserreichs. Politik und Kriegsführung im Ersten Weltkrieg*, München [3]1993.

Majerus, Benoit: Kriegserfahrung als Gewalterfahrung. Perspektiven der neuesten internationalen Forschung zum Ersten Weltkrieg, in: Jansen, Christian (Hrsg.): *Der Bürger als Soldat. Die Militarisierung europäi-scher Gesellschaften im langen 19. Jahrhundert*, Essen 2003, 271–297.

Mann, Thomas: *Betrachtungen eines Unpolitischen*, Frankfurt am Main 2009.

Marx, Hugo: Das Gesetz des kürzesten Weges. Ein kriminalphilosophisches Vorwort, in: *Vierteljahrsschrift für gerichtliche Medizin 56* (1918), 216–227.

Marx, Hugo: Das Gesetz des kürzesten Weges, in: *Zeitschrift für die gesamte Strafrechtswissenschaft 41* (1920), 61–73.

Marx, Karl / Friedrich Engels: Die Klassenkämpfe in Frankreich 1850, in: Werke, Bd. 7, Berlin/ DDR 1960, 9–107.

Matz, Bernhard: *Die Konstitutionstypologie von Ernst Kretschmer. Ein Beitrag zur Geschichte von Psychiatrie und Psychologie des Zwanzigsten Jahrhunderts*, Diss. FU Berlin 2000.

Micale, Marc / Lerner, Paul (Hrsg.): *Traumatic Pasts. History, Psychiatry, and Trauma in the Modern Age, 1870–1930*, Cambridge 2001.

Nassehi, Armin: Dichte Räume. Städte als Synchronisations- und Inklusionsmaschinen, in: Löw, Martina (Hrsg.): *Differenzierung des Städtischen*, Opladen 2002.

Peukert, Detlev J. K.: *Die Weimarer Republik. Krisenjahre der Klassischen Moderne*, Frankfurt am Main 1987.

Plenge, Johann: *Der Krieg und die Volkswirtschaft*, Münster 1915.

Plessner, Helmuth: Die Legende von den zwanziger Jahren, in: Ders.: *Gesammelte Schriften Bd. 6*, Frankfurt am Main 1982, 261–279.

Raphael, Lutz: Die Verwissenschaftlichung des Sozialen als methodische und konzeptionelle Herausforderung für eine Sozialgeschichte des 20. Jahrhunderts, in: *Geschichte und Gesellschaft 22* (1996), 165–193.

Roelcke, Volker: *Krankheit und Kulturkritik. Psychiatrische Gesellschaftsdeutungen im bürgerlichen Zeitalter (1790–1914)*, Frankfurt am Main / New York 1999.

Roelcke, Volker: Auf der Suche nach der Politik in der Wissensproduktion: Plädoyer für einen historisch-politische Epistemologie, in: *Berichte zur Wissenschaftsgeschichte 33* (2010), 176–192.

Rolffs, Ernst: Der Geist von 1914, in: *Preußische Jahrbücher 158.3* (1914), 377–391.

Rürup, Reinhart: *Die Revolution von 1918/19 in der deutschen Geschichte. Vortrag vor dem Gesprächskreis Geschichte der Friedrich-Ebert-Stiftung am 4. November 1993*, Bonn 1993.

Schopenhauer, Arthur: *Die Welt als Wille und Vorstellung*, 1819; Drittes Buch, § 36; (http://www.schopenhauer-web.org/textos/MVR.pdf; 1.12.2012).

Seidler, Günter / Eckart, Wolfgang U. (Hrsg.): *Verletzte Seelen. Möglichkeiten und Perspektiven einer historischen Traumaforschung*, Gießen 2005.

Statistisches Amt der Stadt Berlin (Bearb.): *Erster Verwaltungsbericht der neuen Stadtgemeinde Berlin für die Zeit vom 1. Oktober 1920 bis 31. März 1924*, Heft 1, Berlin 1926.

Stelzner, Helenefriederike: Psychopathologisches in der Revolution, in: *Zeitschrift für die gesamte Neurologie und Psychiatrie* 49 (1919), 393–408.

Stransky, Erwin: Angewandte Psychiatrie. Motive und Elemente zu einem Programmentwurf, in: *Allgemeine Zeitschrift für Psychiatrie* 74 (1918), 22–53.

Stransky, Erwin: Der seelische Wiederaufbau des deutschen Volkes und die Aufgaben der Psychiatrie, in: *Zeitschrift für die gesamte Neurologie und Psychiatrie* 68 (1920), 271–280.

Stransky, Erwin: Die neue Richtung der Psychopathologie, in: *Monatsschrift für Psychiatrie und Neurologie* 50 (1921), 35–158.

Stransky, Erwin: *Psychopathologie der Ausnahmezustände und Psychopathologie des Alltags*, (= Arbeiten zur angewandten Psychiatrie 3), Bern 1921.

Stransky, Erwin: Keine Bedenklichkeit der „angewandten Psychiatrie", in: *Zeitschrift für die gesamte Neurologie und Psychiatrie* 69 (1921), 327–331.

Theweleit, Klaus: *Männerphantasien 1+2*, unveränderte Taschenbuchausgabe der Ausgabe Frankfurt am Main / Basel 1978, erw. durch ein Nachwort, München / Zürich 2000.

Verhey, Jeffrey: *Der „Geist von 1914" und die Erfindung der Volksgemeinschaft*, Hamburg 2000.

Weber, Max: *Zur Politik im Weltkrieg. Schriften und Reden 1914–1918*, hrsg. von Wolfgang J. Mommsen in Zusammenarbeit mit Gangolf Hübinger, Tübingen 1984.

Wehler, Hans–Ulrich: *Deutsche Gesellschaftsgeschichte, Bd. 4: Vom Beginn des Ersten Weltkriegs bis zur Gründung der beiden deutschen Staaten 1914–1949*, München 2003.

Weingart, Peter: Verwissenschaftlichung der Gesellschaft – Politisierung der Wissenschaft, in: *Zeitschrift für Soziologie* 12 (1983), 225–241.

Wexberg, Erwin: „Zur Psychopathologie der Weltanschauung", in: *Zeitschrift für die gesamte Neurologie und Psychiatrie* 96 (1925), 295–311.

Wexberg, Erwin: Noch einmal „Zur Psychopathologie der Weltanschauungen". Erwiderung auf Rudolf Allers' Aufsatz „Zur Frage nach einer Psychopathologie der Weltanschauungen" in Bd. 100, Heft 2/3 dieser Zeitschrift, in: *Zeitschrift für die gesamte Neurologie und Psychiatrie* (1926), 322 f.

Rebecca Schwoch

„Krankenbehandler" und „Fremdkörper"
Jüdische Ärzte zwischen 1938 und 1945

Abstract

Am 30. September 1938 erloschen die ärztlichen Approbationen aller jüdischen Ärzte. Als „Krankenbehandler" erhielten einige wenige die jederzeit widerrufbare Erlaubnis, jüdische Patienten und die eigene Familie medizinisch zu versorgen. Das dafür kreierte medizinische Subsystem stand unter strenger Kontrolle der Nationalsozialisten. „Krankenbehandler" fungierten in dieser lebensbedrohlichen Situation wie „Fremdkörper" innerhalb einer normierten NS-Gesundheitspolitik und der „arischen Volksgemeinschaft".

Die NS-Volkskörperideologie beabsichtigte die Verwirklichung der „Volksgesundheit" einer Volksgemeinschaft mit Hilfe der „Erb- und Rassenpflege". Die nationalsozialistischen Gesundheitspolitiker stellten dementsprechend sozialbiologistische Forderungen nach einer „reinrassigen Volksgemeinschaft", die durch eine entsprechende Familien- und Bevölkerungspolitik, durch Eugenik und „Aufartung", Selektion und Vernichtung erfüllt werden sollten.[1] Im Zentrum der nationalsozialistischen Ideologie stand nicht das Individuum: Auf ein reines Leistungswesen reduziert, erhielt der Einzelne nur durch seinen Einsatz für das Volk und als Bestandteil des „Volkskörpers" einen Wert. Der Arzt Heinrich Nelson schrieb 1937 hierzu:

> „Der Grundsatz ‚Dein Körper gehört dir', du darfst ihn pflegen, aber auch misshandeln, gehört einer liberalistisch-bolschewistischen Gedankenwelt an; ihm stellen wir die Forderung entgegen: Du – wie jeder Deutsche – gehörst mit all deinen Gaben und Kräften deinem Volke – deiner Familie, deinem Beruf, dem großen Aufbau des nationalen Lebens."[2]

---

1 Schmiedebach, Heinz-Peter: Der Arzt als Gesundheitsoffizier, in: Bleker, Johanna / Schmiedebach, Heinz-Peter (Hrsg.): *Medizin und Krieg. Vom Dilemma der Heilberufe 1865 bis 1985*, Frankfurt am Main 1987, 191–208: 197.

2 Nelson, Heinrich (Pseudonym für Karl Eduard Wilhelm Kump): Gesundheit ist Pflicht, in: *Gesundes Leben* 1 (1937), 13–15: 13.

Gesundheit wurde zur Pflicht und war Zeugnis des Beitrages eines jeden Einzelnen für die Gesamtheit: Sie war keine Privatsache mehr.[3]

Die von den Nationalsozialisten als Juden Deklarierten gehörten nicht zu dieser Gemeinschaft, dieser normierten Gesundheitsförderung und -pflicht. Sie, wie alle anderen „minderwertigen Elemente", wurden von Versorgungsstrukturen, aber auch von Präventionskonzepten weitgehend ausgeschlossen.[4] Nur noch unter schwierigsten Bedingungen konnten sie von immer weniger werdenden „Befugten", ab Oktober 1938 nur noch von den so genannten Krankenbehandlern, medizinisch versorgt werden. Hermann Hebestreit (geb. 1904), Mitarbeiter des Amtes für Volksgesundheit der Deutschen Arbeitsfront, begründete die Notwendigkeit einer gesundheitlichen Versorgung auch der Ausgegrenzten wie folgt:

> „Die amtlichen Gesundheits- und Fürsorgestellen müssen für alle sorgen, auch für Idioten, Rassenfremde usw. Diese Sorge muss im nationalsozialistischen Staat erhalten bleiben, um zu verhüten, dass in der Volksgemeinschaft Zersetzungs- und Fäulnisherde entstehen, die vom Kranken aus auf das Gesunde und Wertvolle übergreifen."[5]

Diese „Fürsorge" schränkte Friedrich Bartels (1892–1968), 1933 noch Referent im Reichsinnenministerium und später stellvertretender Reichsärzteführer, insofern ein, als dass „erbbiologisch und rassisch Minderwertige" nur so weit versorgt werden sollte, „dass mit dessen Versorgung nicht die Aufgabe am wertvollsten Volkstum gefährdet wird".[6]

---

3 „Man darf seine Gesundheit nicht als Privatsache ansehen", so Reichsgesundheitsführer Leonardo Conti, zitiert nach: B., R.: Wahrheit und Lüge über die deutsche Volksgesundheit. Stärkstes Echo einer gesundheitspolitischen Großkundgebung in Münster. Ein Tatsachenbericht des Reichsgesundheitsführers zerstört die Hoffnungen des Feindes, in: *Deutsches Ärzteblatt* 70 (1940), 172–175: 174.

4 Vgl. Schwoch, Rebecca: „Die amtlichen Gesundheits- und Fürsorgestellen müssen für alle sorgen…" Nationalsozialistische Versorgungsstrukturen: Gesundheitspolitische Vorstellung vs. Versorgung im Alltag, in: Stöckel, Sigrid / Walter, Ulla (Hrsg.): *Prävention in Gesellschaft. Historische Grundlagen und zukünftige Entwicklung*, Weinheim 2002: 136–151.

5 Hebestreit, Hermann: Warum Amt für Volksgesundheit bei der Obersten Leitung der P.O.? In: *Bundesarchiv Berlin*: RAM 34678, Film 4747: o.Bl.; vgl. auch: Schwoch (2002), 144.

6 Bartels, Friedrich: Gesundheitsführung des Volkes – die Aufgabe des Staates, in: *Deutsches Ärzteblatt* 63 (1933), 19–20: 20.

Somit zeichnete sich die nationalsozialistische Gesundheits- und Sozialpolitik durch eine klare Zweiteilung aus, zumindest auf den ersten Blick:
Auf der einen Seite stand die streng reglementierte Förderung der Förderungswürdigen, wenn auch unter permanenter Kontrolle und Pflicht zur
eigenen Leistungsfähigkeit; auf der anderen Seite wurden Schwache, „Un-
produktive" oder Andersseiende verdrängt, verfolgt, ermordet. Dieser erste
Blick macht eine Normierung von Förderung bzw. Nicht-Förderung innerhalb eines politischen Systems sowie innerhalb einer Gesellschaft sichtbar,
die aber einem zweiten Blick nicht mehr standhält, da es in der ausgegrenzten Gruppe wiederum einen Teil gab, der zwar ebenfalls verdrängt und
verfolgt war, jedoch gleichermaßen gebraucht wurde und deshalb geduldet
war. Gemeint sind die „Krankenbehandler", die die noch im Lande lebenden jüdischen Patienten medizinisch zu versorgen hatten.[7] Innerhalb des
normierten Systems der nationalsozialistischen Gesundheits- und Sozialpolitik war demnach mit den „Krankenbehandlern" und der Versorgung
jüdischer Patienten ein Subsystem entstanden, das selbst eigenen Normen
und Regeln unterworfen war. Als „Fremdkörper im arischen Volkskörper"
metaphorisiert, waren „Krankenbehandler" zwischen 1938 und 1945 Teil
eines nicht gewollten, aber zwingend notwendigen Systems. Dabei musste
toleriert werden, dass auch andere, außerhalb der festgelegten Norm des
„arischen Volkskörpers" Stehende, in eine, wenn auch reduzierte, medizinische Versorgung mit eingeschlossen wurden. Die folgenden Ausführungen sollen zeigen, dass auch diese Außenstehenden einer Normierung
unterstanden, in die sie sich einfügen und in der sie funktionieren mussten.
Somit wird zu fragen sein, wie dieses Subsystem innerhalb des Systems
aussah, ein Subsystem, das jüdischen Ärzten zwar Handlungsspielraum
bot, aber wie „Fremdkörper" behandelte, die eigentlich aus dem gesunden Gesellschafts-Organismus hätten abgestoßen werden müssen. Welche

---

7   Vgl. Schwoch, Rebecca: Medizinische Versorgung von Juden für Juden? „Kran-
    kenbehandler" in Berlin 1938–1945, in: Heidel, Caris-Petra (Hrsg.): *Jüdische
    Medizin – Jüdisches in der Medizin – Medizin der Juden?* (= Medizin und
    Judentum, Bd. 10), Frankfurt am Main 2011, 289–307; Schwoch, Rebecca:
    „praktisch zum Verhungern verurteilt". „Krankenbehandler" zwischen 1938
    und 1945, in: Beddies, Thomas / Doetz, Susanne / Kopke, Christoph (Hrsg.):
    *Jüdische Ärztinnen und Ärzte im Nationalsozialismus – Entrechtung, Vertrei-
    bung, Ermordung* (eingereicht).

Strategien haben sich die Akteure dieses Subsystems zwischen 1938 und 1945 angeeignet, um Menschen ärztlich zu versorgen, die auf ihre Hilfe angewiesen waren?

Handlungsspielräume jüdischer Ärzte

Zahlreichen gesetzlichen Maßnahmen gegen Juden sowie alltäglichen Boykottmaßnahmen, Verhaftungsaktionen oder Misshandlungen folgte am 25. Juli 1938 die Vierte Verordnung zum Reichsbürgergesetz.[8] Deren § 1 bestimmte: „Bestallungen (Approbationen) jüdischer Ärzte erlöschen am 30. September 1938." Jüdischen Ärzten war damit gesetzlich verboten, „die Heilkunde auszuüben" (§ 3,1), es sei denn, sie beantragten eine Sondergenehmigung dafür und erhielten diese: „Der Reichsminister des Innern oder die von ihm ermächtigte Stelle" konnte nach § 2 auf Vorschlag der Reichsärztekammer „die Ausübung des Ärzteberufes widerruflich gestatten". Nur dann durften jüdische Ärzte jüdische Patienten sowie die eigene Familie medizinisch versorgen. Als „Krankenbehandler" waren sie in jüdischen Altersheimen, Waisenhäusern, Schulen oder Krankenhäusern tätig; nur in Berlin und in Wien waren sie auch als Niedergelassene in eigener Praxis erlaubt. Rudolf Ramm (1887–1945), Beauftragter des Reichsärzteführers in der so genannten Ostmark, konnte aufatmen: „Vom 1. Oktober d. J. ab ist kein deutschblütiger Mensch der Gefahr mehr ausgesetzt, von jüdischen Ärzten an Körper und Seele vergiftet zu werden."[9] Der Reichsärzteführer selbst stellte befriedigt fest, dass diesen jüdischen Verbrechern jetzt das Handwerk gelegt sei.[10] Die „Ausschaltung" der jüdischen Ärzte galt nun als beendet.

Juden medizinisch zu versorgen unterlag einer ausgesprochenen Notwendigkeitseinsicht, die einen fürsorglichen Charakter nur im Hinblick auf den Schutz des „arischen Volkskörpers" hatte und deshalb auf ein Minimum reduziert wurde. So sah der Berliner Versorgungsschlüssel beispielsweise

8 Vierte Verordnung zum Reichsbürgergesetz vom 25. Juli 1938, in: *Deutsches Ärzteblatt* 68 (1938), 545–546, sowie in: Reichsgesetzblatt (RGBl.) 1938, I, 969.
9 Ramm, (Rudolf): Sechs Monate ärztliche Aufbauarbeit in der Ostmark, in: *Ärzteblatt für die deutsche Ostmark* 1 (1938), 219–221: 219.
10 Wagner, Gerhard: Rasse und Volksgesundheit, in: *Der Parteitag Großdeutschland vom 5. bis 12. September 1938. Offizieller Bericht über den Verlauf des Reichsparteitages mit sämtlichen Kongreßreden*, München 1938, 122–133.

einen „Krankenbehandler" für 1.200 jüdische Patienten vor; das entsprach dem Doppelten des Versorgungsschlüssels von 1933. „Krankenbehandler" gerieten zudem in eine bürokratisch immer enger bemessene Zwangssituation. Den verordneten Mangel aufzufangen, die Patienten nicht im Stich zu lassen und für eine möglichst angemessene ärztliche Betreuung zu sorgen, verlangte von den wenigen „Behandlern" bis zur Erschöpfung zu arbeiten.[11]

Diese nicht emigrierten, als „Krankenbehandler" wirkenden jüdischen Ärzte hatten aber selbst unter ständigen Drangsalierungen zu leiden. Die Ausübung ihrer Tätigkeit schützte sie keineswegs vor einer Deportation. Hinzu kamen rigide, oftmals geradezu absurde Vorschriften, die aber deutlich machen, in welchem Maße sie von Anfang an in ihrer Handlungsfreiheit eingeschränkt waren. So unterstanden „Krankenbehandler" beispielsweise dem jeweils örtlichen Gesundheitsamt, hatten aber auch den Weisungen des „Beauftragten für jüdische Behandler" Folge zu leisten (zumindest war es in Berlin so), der sogar erzwungene Umzüge, beispielsweise in eine kleinere Wohnung, nach vorheriger rechtzeitiger Anmeldung zu genehmigen hatte. Arztähnliche Bezeichnungen wie Sanitätsrat durften „Krankenbehandler" explizit nicht mehr tragen. Vor der Praxis musste ein exakt 30 mal 25 cm großes Schild hängen, das auf blauem Grund einen zitronengelben Kreis mit blauem Davidstern zeigte, welcher eine Dreieckhöhe von 3 ½ cm haben musste. Dieser Makel musste nicht nur am Haus deutlich sichtbar angebracht sein, sondern auch auf Rezepten oder Briefbogen abgedruckt werden. Da „Krankenbehandler" keine Ärzte mehr waren, musste auf dem Schild und den diversen Papieren zudem die Spezifizierung vermerkt werden: „Zur ärztlichen Behandlung ausschließlich von Juden berechtigt." Die ab Januar 1939 zu führenden Zwangsvornamen Israel bzw. Sara, die bei jeder Namensnennung ausgeschrieben angegeben werden mussten, vervollständigten diese stigmatisierende Kennzeichnung. Außerdem mussten „Krankenbehandler" sich vergewissern, ob der von ihnen behandelte Patient tatsächlich Jude war.

„Krankenbehandler" hatten vielfältige Aufgaben zu bewältigen, die sie oftmals in Dilemmata stürzten, an denen aber die Ambivalenz ihrer

---

11 Vgl. Hahn, Judith / Schwoch, Rebecca: *Anpassung und Ausschaltung. Die Berliner Kassenärztliche Vereinigung im Nationalsozialismus*, Berlin / Teetz 2009, 172–200.

Handlungen offenkundig wird, da sie gezwungenermaßen am Schicksal
gefährdeter Menschen beteiligt waren. So führten sie zum Beispiel Schein-
operationen durch, um Patienten zu schützen, denn als Operationsbedürf-
tige, frisch Operierte und Rekonvaleszente galten sie für eine Weile als nicht
„transportfähig". „Krankenbehandler" beurteilten – bis zum Auswan-
derungsverbot im Jahre 1941 – auch den Gesundheitszustand derjenigen
Juden, die eine Emigration vorbereiteten. Ebenso wurde ihnen auferlegt,
die zur Deportation bestimmten Juden auf eine „Abwanderungsfähigkeit"
hin zu untersuchen. Dabei hatten „Krankenbehandler" einen gewissen
Handlungsspielraum, denn sie konnten in manchen Fällen die für eine
Deportation Vorgesehenen krankschreiben, um sie so für drei Monate
zurückzustellen. Im Falle einer ernsten Erkrankung, darunter fielen vor
allem Infektions- und ansteckende Krankheiten, aber auch Suizidversuche
oder schwere Verwundungen, durfte der Patient zwar noch bis zu seiner
Genesung in dem jüdischen Krankenhaus betreut werden, die Deportation
konnte aber immer seltener verzögert werden.

Nicht zuletzt attestierten „Krankenbehandler" Arbeitsfähigkeit oder
eben Arbeitsunfähigkeit, was für die Betroffenen die Rückkehr zur Zwangs-
arbeit bzw. die Rückstellung davon bedeutete. Krank geschrieben zu werden
war jedoch zunehmend mit einer großen Gefahr verbunden, waren doch ar-
beitsunfähige Juden mehr und mehr in Gefahr, deportiert zu werden.

„Krankenbehandler" waren gezwungen zu entscheiden, welchen Patienten
Lebenszeit gegeben wurde, welche Patienten dem fast sicheren Tod übergeben
wurden. Das moralische Dilemma wuchs insofern, als für jeden abgehenden
Transport in ein Ghetto oder Lager Patienten ausgesucht und genannt werden
mussten, die die zurückgestellten, fehlenden Kranken „ersetzten".

Mit dem Einsetzen der Massendeportationen stieg die Zahl der Selbst-
mordversuche. „Krankenbehandler" – aber auch das beteiligte Pflegepersonal – gerieten auch hier in einen Konflikt: Sollten sie diese Patienten
versuchen zu retten oder sollten sie sie sterben lassen? Aus Nachkriegsaus-
sagen ist bekannt, dass bei jungen Menschen stets alles versucht wurde, sie
wieder ins Leben zurückzuholen; bei alten und gebrechlichen Menschen
eher nicht.[12]

---

12 Vgl. Hartung-von Doetinchem, Dagmar / Winau, Rolf (Hrsg.): *Zerstörte Fortschritte. Das jüdische Krankenhaus in Berlin 1756–1861–1914–1989*, Berlin

Die hier skizzierte medizinische Versorgung jüdischer Patienten durch ein eigens dafür geschaffenes Subsystem schlug den „angestrebten Veränderungen auf der intentionalen Ebene medizinethischer und professioneller Normen"[13] der Nationalsozialisten vollkommen entgegen. Das Ziel nationalsozialistischer Gesundheitsführung lag eindeutig in einer körperlichen, geistigen und sittlichen Erziehung der Förderungswürdigen, nicht aber in einer Unterstützung krank gewordener Juden, deren Los vielmehr in einer Vertreibung oder gar Liquidierung bestand. Die Gegebenheiten ließen die Erfüllung dieses großangelegten und menschenfeindlichen Zieles jedoch offenbar nicht zu: „Krankenbehandler" – aber auch die jüdischen Patienten – agierten in einem neu geschaffenen System, das sich einiger alter Strukturen bediente. Sie wurden zu „Fremdkörpern" im „arischen Volkskörper".

„Fremdkörper" im NS-Volkskörper

Die Erfindung des „Krankenbehandlers" lässt sich samt der kompletten medizinischen Versorgung jüdischer Patienten als eine Art „Fremdkörper" innerhalb der NS-Gesundheitspolitik oder der „arischen Volksgemeinschaft" lesen. Diese „Fremdkörper" sollten jedoch eigentlich in ihrer Gesamtheit entfernt werden, analog einem dem Organismus fremden Körper, der von außen eingedrungen ist und den Organismus quält und zu zerstören droht. Ein wie auch immer eingedrungener Fremdkörper kann unter Umständen an den physiologischen Engen eines Organs steckenbleiben und eine Perforationsgefahr auslösen; es bleibt die endoskopische Entfernung oder, wenn nicht anders möglich, eine Operation. Den „Juden als Fremdkörper" aus dem „deutschen Organismus" auszumerzen, hatte schon Ernst Graf zu Reventlow (1869–1943), ein ausgesprochener Rassenfanatiker und Antisemit, in seiner metaphergesättigten Abhandlung über den deutschen Sozialismus

---

1989: 179; Elkin, Rivka: *„Das Jüdische Krankenhaus muss erhalten bleiben!" Das Jüdische Krankenhaus in Berlin zwischen 1938 und 1945*, Berlin 1993, 47–49.

13 Süß, Winfried: *Der „Volkskörper" im Krieg. Gesundheitspolitik, Gesundheitsverhältnisse und Krankenmord im nationalsozialistischen Deutschland 1939–1945*, München 2003, 371.

gefordert.[14] Die Pflicht des deutschen Sozialismus sei es, so Reventlow weiter, „die deutsche Volksgenossenschaft vor Fremdkörpern, die sie nicht ohne Schaden in sich auflösen" könne, zu bewahren.[15] Die Metapher des „Fremdkörpers" hatte dieser deutschvölkische und dann nationalsozialistische Schriftsteller und Politiker allerdings nicht erfunden: Der Jude als „Fremdkörper" inmitten seines „Gastvolkes", dieser „Fremdkörper", der nie fähig gewesen sei sich anzupassen, zieht sich durch die ganze biblische Geschichte bis in die Gegenwart hinein eine Rolle in der Geschichte. In der Übertragung auf die Situation von Juden im Nationalsozialismus bedeutete dieses Entfernen des „Fremdkörpers" die erzwungene Emigration – oder in seiner schlimmsten Variante: die Konzentration in einem Ghetto bzw. Lager mit seiner vernichtenden Konsequenz.

Wenn aber die „Judenfrage" nur die Vertreibung oder Vernichtung als „Endlösung" zur Antwort zuließ: Wozu dann noch eine medizinische Versorgung, die zudem einen recht hohen Verwaltungsaufwand nach sich zog? Immerhin waren an diesem Subsystem staatliche Institutionen wie das Reichsinnenministerium beteiligt, Ärzteorganisationen wie Ärztekammern und Kassenärztliche Vereinigungen, aber auch Krankenkassen, jüdische Krankenhäuser, jüdische Arztpraxen und nicht zuletzt die Reichsvereinigung der Juden in Deutschland[16]. Allein der Entzug der Approbation

---

14 Reventlow Graf zu, Ernst: *Deutscher Sozialismus. Civitas Dei Germanica*, Weimar 1933, 225.

15 Ebd., 231.

16 Die Reichsvereinigung der Juden in Deutschland wurde im Juli 1939 durch die 10. Verordnung zum Reichsbürgergesetz von den Nationalsozialisten übernommen, ersetzte damit die im September 1933 gegründete Reichsvertretung der Deutschen Juden und stand ab September 1939 unter Kontrolle des Reichssicherheitshauptamtes bzw. der Gestapo, hatte demnach deren Anordnungen umzusetzen, darunter vor allem die Emigration der Juden zu forcieren. Mitglieder waren nicht mehr Verbände und Jüdische Gemeinden, sondern zwangsweise alle Personen, die nach der NS-Definition als Juden galten. Im Juni 1943 wurde die Reichsvereinigung aufgelöst und das Vermögen beschlagnahmt, um nur noch eine so genannte Rest-Reichsvereinigung übrig zu lassen, die vor allem die Angelegenheiten der in „Mischehe" lebenden Juden regelte und der Walter Lustig, gleichzeitig Ärztlicher Direktor des Berliner Jüdischen Krankenhauses, vorstand. Vgl. Meyer, Beate: *Tödliche Gratwanderung. Die Reichsvereinigung der Juden in Deutschland zwischen Hoffnung, Zwang, Selbstbehauptung und Verstrickung (1939–1945)*, Göttingen 2011.

musste jedem der ca. 8.000 betroffenen Ärzte schriftlich mitgeteilt werden; gesetzliche Maßnahmen mussten erarbeitet werden; die Auswahl und Er- nennung von „Krankenbehandlern" musste durchgeführt werden; jüdische Krankenhäuser mussten finanziell und organisatorisch aufrecht erhalten werden; die medizinischen Leistungen mussten liquidiert werden, wobei sowohl die „Krankenbehandler" als auch das Pflegepersonal ein meist nur geringfügiges Entgelt erhielten – wenn überhaupt. All dies verlangte eine umfassende Verwaltungstätigkeit, sowohl von nationalsozialistischer als auch von jüdischer Seite. Warum also dieser Aufwand?

Die Antwort ist so kompliziert wie banal zugleich: Sowohl die Vertrei- bung als auch die Deportationen waren logistisch nicht so ohne Weiteres zu arrangieren. Die Bevölkerung sollte nicht beunruhigt werden, das Ausland nicht aufmerksam, das Vermögen der Vertriebenen musste staatlicherseits eingezogen und verwaltet werden. Diese logistische Herausforderung war zudem beispiellos, hatte kein Vorbild. Hinzu kam die Angst der Nationalso- zialisten, dass „Zersetzungs- und Fäulnisherde" auf das „Wertvolle" über- greifen könnten.[17] Man bedenke: Im Mai 1939 lebten noch 213.930 Juden von ehemals über 525.000 Juden im Jahre 1933 im „Altreich"; Ende De- zember 1942 waren es immer noch 51.327 Juden, die meisten von ihnen leb- ten in Berlin.[18] Dieses Konglomerat passte in die gesundheits-, bevölkerungs- und sozialpolitischen Zielsetzungen der Nationalsozialisten, die ohnehin bis zum Ende eine Vision geblieben sind, nicht hinein. Es bedurfte eines streng kontrollierten Subsystems, das einen eng bemessenen Aktionsradius zuließ, um die medizinische Versorgung von Juden für Juden sicher zu stellen.

In diese Zwangslage versetzt, mussten „Krankenbehandler" ein Maxi- mum an medizinischer Hilfe leisten, um den Menschen zu helfen, die gleich ihnen als „Fremdkörper" wahrgenommen wurden. Wenngleich auch Ein- zelheiten noch nicht erforscht sind,[19] so ist eines klar: Die medizinische

---

17 Vgl. Hebestreit (o.J.), o.Bl.
18 Vgl. Meyer (2011), 43; Barkai, Avraham: *Vom Boykott zur „Entjudung". Der wirtschaftliche Existenzkampf der Juden im Dritten Reich 1933–1943*, Frank- furt am Main 1988: 11, 123; Poliakov, Leon / Wulf, Josef: *Das Dritte Reich und die Juden. Dokumente und Aufsätze*, Berlin 1955: 244.
19 Zurzeit arbeitet die Autorin an dem DFG-Projekt: „Medizinische Versorgung von Juden für Juden? ,Krankenbehandler' in Berlin und Hamburg zwischen 1938 und 1945".

Hilfe für jüdische Patienten war auf ein Minimum reduziert. Hatte ein Jude noch Arbeit, so blieb er offensichtlich auch krankenversichert. In dem Falle übernahm die jeweilige Krankenkasse die entsprechenden Kosten, wenngleich auch wohl nur so genannte Regelleistungen gezahlt wurden und damit nicht mehr als eine Grundversorgung im Krankheitsfall. In ihrer Satzung vom Juni 1942 formulierte beispielsweise die Allgemeine Ortskrankenkasse Berlin unmissverständlich: „Juden haben nur Anspruch auf die Regelleistungen."[20] Besaßen jüdische Patienten keine Krankenversicherung mehr, so mussten sie die Kosten privat abrechnen. Waren sie dazu nicht in der Lage, musste die jüdische Fürsorge einspringen.

Da die antijüdische Politik des NS-Staates jedoch vor allem ab 1938 gezielt die „sozialen Existenzgrundlagen der deutschen Juden" vernichtete und so eine massive Verarmung verursachte, es ab Kriegsbeginn im Prinzip nur noch um die „Sicherung des Überlebens" ging,[21] stieg die Zahl der Armen kontinuierlich an. Zurück blieben zunehmend alte, kranke und/ oder versorgungsbedürftige Juden.[22] Diese schwierige Situation hatten die jüdischen Hilfsorganisationen, die ab 1942 der Reichsvereinigung der Juden in Deutschland unterstanden, zu meistern. Das Schwinden sowohl der Mitgliedsbeiträge als auch der Spenden – durch Tod, Deportation oder Emigration – machte die Übernahme dieser Fürsorge-Kosten zunehmend schwierig, die sich nicht in gleichem Umfange minderten wie der Wegfall der Einnahmen. Einer „massiven Pauperisierung"[23] der jüdischen Bevölkerung folgte proportional ein Anstieg der Fürsorge-Bedürftigen. Alt, krank und versorgungsbedürftig waren jedoch mittlerweile zu lebensgefährlichen Attributen geworden.

---

20 Satzung der Allgemeinen Ortskrankenkasse Berlin, in: *Bundesarchiv (BArch)*: R 8150 Nr. 13, Bl. 30–44 RS: Bl. 36.
21 Gruner, Wolf: Armut und Verfolgung: Die Reichsvereinigung, die jüdische Bevölkerung und die antijüdische Politik im NS-Staat 1939 bis 1945, in: Jersch-Wenzel, Stefi / Guesnet, Francois / Pickhan, Gertrud / Reinke, Andreas / Schwara, Desanka i.A. des Simon-Dubnow-Instituts für jüdische Geschichte und Kultur e.V. (Hrsg.): *Juden und Armut in Mittel- und Osteuropa*, Köln / Weimar / Wien 2000, 405–433: 431–432.
22 Meyer (2011), 13.
23 Gruner (2000), 431.

Aber auch „Krankenbehandler" selbst befanden sich in ständiger Gefahr, gerieten bei kleinsten Fehlern oder Unvorsichtigkeiten in bedrohliche
Situationen. Das hat der „Krankenbehandler" Dr. Arthur Samuel (1890–
1964) erlebt, als er vom „Beauftragten für jüdische Behandler" der Berliner Ärztekammer, Arno Hermann (1888–1961), eingeschüchtert wurde,
nachdem wiederholt das vorgeschriebene Schild für „Krankenbehandler"
nicht an der Praxis hing:

> „Wenn Sie nicht Bekanntschaft mit der Geheimen Staatspolizei machen wollen,
> erwarte ich von Ihnen binnen 3 Tagen die bestimmte Versicherung, dass nunmehr
> das Schild an der Wohnungstür den Zusatznamen ‚Israel' trägt."[24]

Ein gutes Jahr später erhielt Dr. Samuel erneut einen Drohbrief von Hermann, in dem dieser bemängelte, dass Dr. Samuel die Zwangsvornamen
für Juden nicht auf Röntgenabrechnungen notiert habe:

> „Sie scheinen sich Ihrer Pflicht immer noch nicht bewusst zu sein und scheinen
> immer noch darauf hin zu steuern, die Kenntnis dieser Pflicht an anderem Orte
> einmal gründlichst beigebracht zu bekommen."[25]

Ob das Schild von Dr. Samuel gestohlen worden ist, er einer Denunzi-
ation zum Opfer gefallen ist, kann leider nicht mehr geklärt werden.
Deutlich wird jedoch die Gefahrenlage, in der sich „Krankenbehandler"
befanden, wenn sie den nationalsozialistischen Anordnungen nicht folgten. Dr. Samuel, wie seine jüdischen Kollegen gleichermaßen, wird gewusst
haben, dass er den Befehl Hermanns Folge zu leisten hatte und dass dieser
Nationalsozialist aus der Kampfzeit mit seinen Drohungen Ernst machen
würde. Weitere Reglementierungen, die aus Hermanns Büro kamen, sind
gezeichnet durch Gewalt- und Zwangsmaßnahmen, die „Krankenbehandler" nicht nur in ihrer Arbeit behinderten, sondern das gesamte Leben
auch ihrer Familien bedrohten.[26]

Warum haben jüdische Ärzte diese erniedrigende Funktion übernommen, die nicht einmal vor Gefahren schützte? Die Antwort kann nur für
jeden individuell gegeben werden: Ein Beispiel ist das Schicksal von Dr.
Felix Opfer (1865–1943). Zum einen war er bereits 73 Jahre alt, als er die

---

24 Nachlass Dr. Arthur Samuel, in Privatbesitz.
25 Ebd. Vgl. auch: Schwoch (2011), 298.
26 Vgl. Hahn / Schwoch (2009), 180–190.

jederzeit widerrufbare Sondergenehmigung zum „Krankenbehandler" erhielt. Es dauerte nicht lange, da musste er die große Wohnung in der Friedrichstraße aufgeben und eine ihm zugewiesene Wohnung im „jüdischen
Viertel" Schöneberg annehmen, die erheblich kleiner war. Hier baute er
sich erneut eine Praxis auf; die alte hatte er für wenig Geld verkaufen müssen. Als Urologe war Dr. Opfer in dieser neuen Gegend ein gefragter Arzt.
Die Praxis lief verhältnismäßig gut. Das brachte Zuversicht, die jedoch
nicht lange währte. Felix wurde im September 1942 zusammen mit seiner
Ehefrau Doris deportiert. Keiner von beiden kehrte zurück.[27]

Ein weiteres Beispiel ist der bereits erwähnte Dr. Arthur Samuel, der die
NS-Herrschaft als „Krankenbehandler" überlebt hat. In seinem Schreiben
an die Ärztekammer bzgl. Zulassung zum „Krankenbehandler" ist zu lesen: „Ich bin verheiratet, meine Ehefrau ist arischer Abstammung, ich habe
einen Sohn von 10 Jahren und einen 70-jährigen Vater zu ernähren."[28]

Erwähnt sei zudem noch Dr. Leopold Stern (1865–1939), der bereits
mit seiner Ehefrau Margarethe bei der Tochter und Familie in Tel Aviv zu
Besuch war – allerdings als Tourist. Trotz aller Bemühungen ihn dazu zu
überreden, auch ohne Einwanderervisum in Palästina zu bleiben, hat es ihn
nach Deutschland zurückgezogen: „Ich kann meine Patienten nicht im Stich
lassen." Dr. Stern ist im Juni 1939 bei einem Verkehrsunfall gestorben; seine
Frau Margarethe kam im Dezember 1942 in Theresienstadt ums Leben.[29]

Diese Ärzte und viele andere haben den Weg in die Emigration nicht finden können oder wollen. Die neue, fremde Welt konnte nicht als Chance
gesehen werden. Sie blieben, suchten als „Krankenbehandler" Beschäftigung, vielleicht mehr als das. Ruhe, Schutz oder einen ausreichenden Lebensunterhalt haben sie dabei nicht gefunden. Nur wenige haben diese
beispiellose Zwangssituation überlebt.

---

27 Vgl. Schwoch, Rebecca: *Berliner jüdische Kassenärzte und ihr Schicksal im
   Nationalsozialismus. Ein Gedenkbuch.* Berlin / Teetz 2009: 661–662; Tucker,
   Eva / Schwoch, Rebecca: „Dienstag erhielten wir die Nachricht, dass wir fort
   müssen." Sanitätsrat Dr. med. Felix Opfer, in: Jacob, Ruth / Federspiel, Ruth
   (Hrsg.): *Jüdische Ärzte in Schöneberg. Topographie einer Vertreibung,* (= Frag
   doch! Geschichte konkret, Bd. 2), Berlin 2012: 58–60.
28 Vgl. Schwoch (2009), 770–772.
29 Ebd., 842–843.

Abschließendes

Insgesamt ist eine lebensbedrohliche Situation nicht nur der jüdischen Patienten, sondern auch der „Krankenbehandler" zu konstatieren. Innerhalb des engen Handlungsspielraums, in den sie verbannt waren, mussten sie ein Maximum an medizinischer Hilfe leisten, unter den schwierigsten Bedingungen, immer auf der Hut, sich selbst und die Familie nicht durch den kleinsten Anlass in Gefahr zu bringen. Gründe für das Bleiben waren so vielfältig wie die Menschen selbst. Auch das ärztliche Berufsethos mag dabei eine Rolle gespielt haben. Da ansonsten keine Hilfe zu erwarten war, ist es vorstellbar, dass „Krankenbehandler" gehofft haben, den Kranken wenigstens eine medizinische Grundversorgung geben zu können. Das haben sie gemein mit den Funktionären der Reichsvereinigung der Juden in Deutschland, deren „tragische Bemühungen" allerdings insofern nicht aus den eigenen Reihen nennenswert gewürdigt wurde, als ihre Einbeziehung in das Deportationsgeschehen noch in der Nachkriegszeit zu einem anhaltenden Misstrauen geführt hat.[30] Eine solche Reaktion auf „Krankenbehandler", die ja auch an den Deportationen beteiligt waren, ist bisher nicht bekannt. Die Vertreter der Reichsvereinigung hofften durch Kooperation mit den Nationalsozialisten Schlimmstes verhüten zu können und träumten in indirekter Selbstbehauptungsform „von einer autonomen jüdischen Verwaltung".[31] Ihr Aktionsradius beschränkte sich, wie bei den „Krankenbehandlern", auf das stark eingeschränkte Subsystem im NS-System. Neben den Vertretern der Reichsvereinigung gehörten auch die „Krankenbehandler" zu denjenigen jüdischen Repräsentanten, die die letzten jüdischen Verantwortlichen waren, die die letzten noch nicht deportierten Juden so weit wie möglich zu schützen versuchten.

Während der „arische" Arzt einer „Kollektivethik"[32] verpflichtet war und dem so genannten Volksganzen zu dienen hatte, ärztliches Handeln

---

30 Meyer (2011), 432.
31 Meyer, Beate: Der Traum von einer autonomen jüdischen Verwaltung – Die Reichsvereinigung der Juden in Deutschland. Auswanderer und Zurückgebliebene in den Jahren 1938/39 bis 1941, in: Heim, Susanne / Meyer, Beate / Nicosia, Francis R. (Hrsg.): „Wer bleibt, opfert seine Jahre, vielleicht sein Leben" Deutsche Juden 1938–1941, Göttingen 2010: 21–38.
32 Schmiedebach (1987), 195.

demnach durch die Vorgaben des nationalsozialistischen Staates normiert
wurde, blieb den wenigen „Krankenbehandlern" nur, als „Fremdkörper"
in diesem normierten System der NS-Medizin zu agieren. Als solche haben
sie sich in ein festgelegtes Subsystem eingefügt, das zwar in Reglementierungen und Drohungen eingebettet war, aber in dem es wenigstens hier
und da die Möglichkeit gab, ein wenig zu helfen.

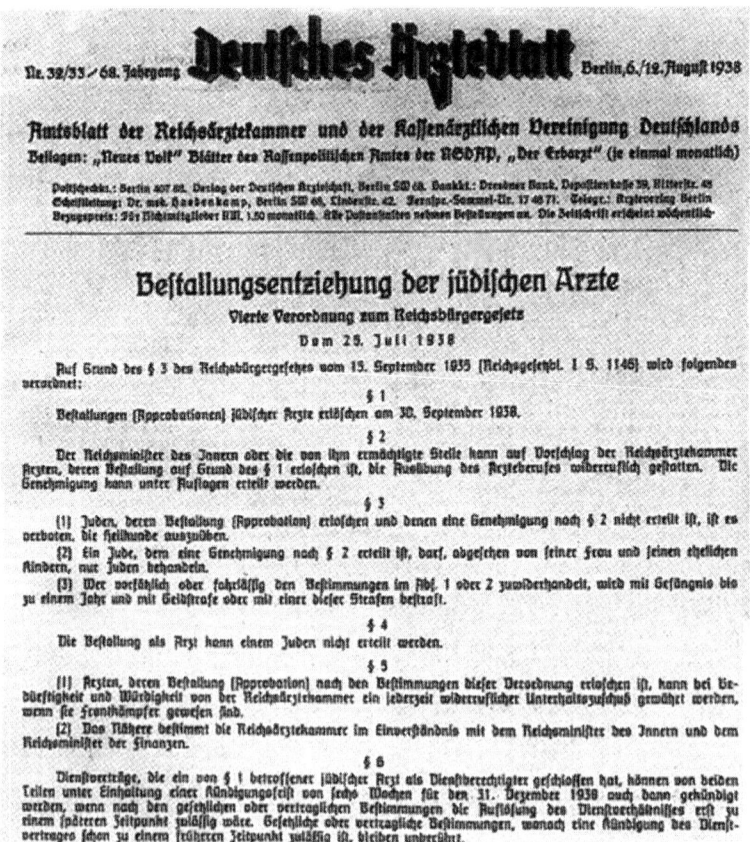

Abb. 1: Approbationsentzug 1938: *Deutsches Ärzteblatt* 68 (1938).

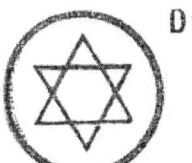

Abb. 3: Arztstempel des „Krankenbehandlers" Dr. Arthur Samuel; Familienbesitz.

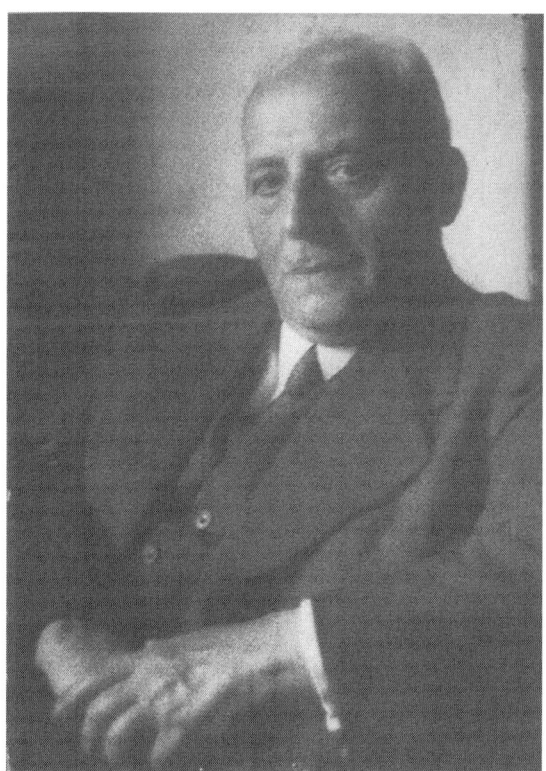

Abb. 4: Dr. Felix Opfer (1865–1943), Besitz: Eva Tucker.

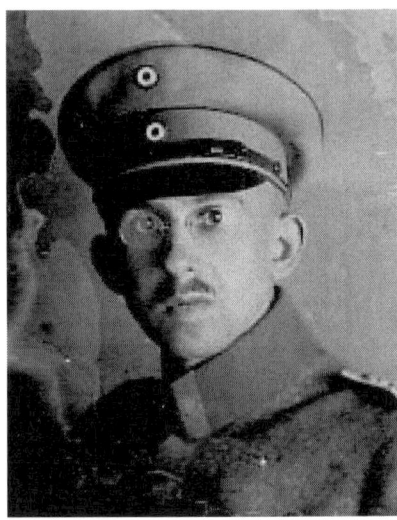

Abb. 5: Dr. Arthur Samuel o.J., Familienbesitz.

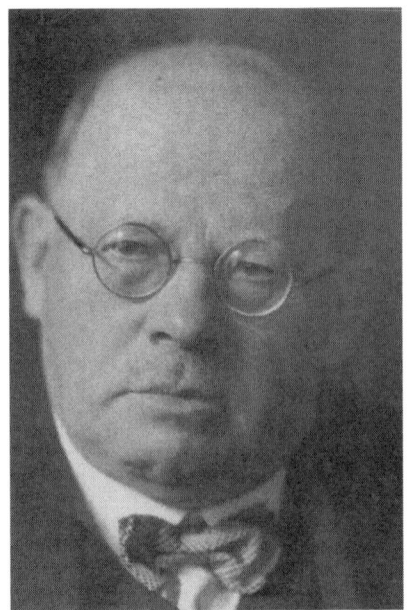

Abb. 6: Dr. Leopold Stern (1865–1939), Shlomo Krebs.

Literatur

B., R.: Wahrheit und Lüge über die deutsche Volksgesundheit. Stärkstes Echo einer gesundheitspolitischen Großkundgebung in Münster. Ein Tatsachenbericht des Reichsgesundheitsführers zerstört die Hoffnungen des Feindes, in: *Deutsches Ärzteblatt* 70 (1940), 172–175.

Barkai, Avraham: *Vom Boykott zur „Entjudung".* Der wirtschaftliche Existenzkampf der Juden im Dritten Reich 1933–1943, Frankfurt am Main 1988.

Bartels, Friedrich: Gesundheitsführung des Volkes – die Aufgabe des Staates, in: *Deutsches Ärzteblatt* 63 (1933), 19–20.

Elkin, Rivka: *„Das Jüdische Krankenhaus muss erhalten bleiben!"* Das Jüdische Krankenhaus in Berlin zwischen 1938 und 1945, Berlin 1993.

Gruner, Wolf: Armut und Verfolgung: Die Reichsvereinigung, die jüdische Bevölkerung und die antijüdische Politik im NS-Staat 1939 bis 1945, in: Jersch-Wenzel, Stefi / Guesnet, Francois / Pickhan, Gertrud / Reinke, Andreas / Schwara, Desanka i.A. des Simon-Dubnow-Instituts für jüdische Geschichte und Kultur e.V. (Hrsg.): *Juden und Armut in Mittel- und Osteuropa*, Köln / Weimar / Wien 2000, 405–433.

Hahn, Judith / Schwoch, Rebecca: *Anpassung und Ausschaltung. Die Berliner Kassenärztliche Vereinigung im Nationalsozialismus*, Berlin / Teetz 2009.

Hartung-von Doetinchem, Dagmar / Winau, Rolf (Hrsg.): *Zerstörte Fortschritte. Das jüdische Krankenhaus in Berlin 1756–1861–1914–1989*, Berlin 1989.

Hebestreit, Hermann: Warum Amt für Volksgesundheit bei der Obersten Leitung der P.O.? In: *Bundesarchiv Berlin*: RAM 34678, Film 4747, o.Bl.

Meyer, Beate: Der Traum von einer autonomen jüdischen Verwaltung – Die Reichsvereinigung der Juden in Deutschland. Auswanderer und Zurückgebliebene in den Jahren 1938/39 bis 1941, in: Heim, Susanne / Meyer, Beate / Nicosia, Francis R. (Hrsg.): *„Wer bleibt, opfert seine Jahre, vielleicht sein Leben" Deutsche Juden 1938–1941*, Göttingen 2010, 21–38.

Meyer, Beate: *Tödliche Gratwanderung. Die Reichsvereinigung der Juden in Deutschland zwischen Hoffnung, Zwang, Selbstbehauptung und Verstrickung (1939–1945)*, Göttingen 2011.

Nachlass Dr. Arthur Samuel, in Privatbesitz.

Nelson, Heinrich (Pseudonym für Karl Eduard Wilhelm Kump): Gesundheit ist Pflicht, in: *Gesundes Leben* 1 (1937), 13–15.

Poliakov, Leon / Wulf, Josef: *Das Dritte Reich und die Juden. Dokumente und Aufsätze*, Berlin 1955.

Ramm, (Rudolf): Sechs Monate ärztliche Aufbauarbeit in der Ostmark, in: *Ärzteblatt für die deutsche Ostmark* 1 (1938), 219–221.

Reventlow Graf zu, Ernst: *Deutscher Sozialismus. Civitas Dei Germanica*, Weimar 1933.

Satzung der Allgemeinen Ortskrankenkasse Berlin, in: *Bundesarchiv (BArch):* R 8150 Nr. 13: Bl. 30–44 RS.

Schmiedebach, Heinz-Peter: Der Arzt als Gesundheitsoffizier – die systematische Militarisierung der Medizin von 1933 bis zum Zweiten Weltkrieg, in: Bleker, Johanna / Schmiedebach, Heinz-Peter (Hrsg.): *Medizin und Krieg. Vom Dilemma der Heilberufe 1865 bis 1985*, Frankfurt am Main 1987, 191–208.

Schwoch, Rebecca: „Die amtlichen Gesundheits- und Fürsorgestellen müssen für alle sorgen…" Nationalsozialistische Versorgungsstrukturen: Gesundheitspolitische Vorstellung vs. Versorgung im Alltag, in: Stöckel, Sigrid / Walter, Ulla (Hrsg.): *Prävention in Gesellschaft. Historische Grundlagen und zukünftige Entwicklung*, Weinheim 2002, 136–151.

Schwoch, Rebecca: *Berliner jüdische Kassenärzte und ihr Schicksal im Nationalsozialismus. Ein Gedenkbuch*, Berlin / Teetz 2009.

Schwoch, Rebecca: Medizinische Versorgung von Juden für Juden? „Krankenbehandler" in Berlin 1938–1945, in: Heidel, Caris-Petra (Hrsg.): *Jüdische Medizin – Jüdisches in der Medizin – Medizin der Juden?* (= Medizin und Judentum, Bd. 10), Frankfurt am Main 2011, 289–307.

Schwoch, Rebecca: „praktisch zum Verhungern verurteilt". „Krankenbehandler" zwischen 1938 und 1945, in: Beddies, Thomas / Doetz, Susanne / Kopke, Christoph (Hrsg.): *Jüdische Ärztinnen und Ärzte im Nationalsozialismus. Entrechtung, Vertreibung, Ermordung. Europäisch-jüdische Studien Beiträge, Bd. 12*, Berlin/Boston: De Gruyter 2014, 75–91.

Süß, Winfried: *Der „Volkskörper" im Krieg. Gesundheitspolitik, Gesundheitsverhältnisse und Krankenmord im nationalsozialistischen Deutschland 1939–1945*, München 2003.

Tucker, Eva / Schwoch, Rebecca: „Dienstag erhielten wir die Nachricht, dass wir fort müssen." Sanitätsrat Dr. med. Felix Opfer, in: Jacob, Ruth / Federspiel, Ruth (Hrsg.): *Jüdische Ärzte in Schöneberg. Topographie einer Vertreibung*, (= Frag doch! Geschichte konkret, Bd. 2), Berlin 2012, 58–60.

Vierte Verordnung zum Reichsbürgergesetz vom 25. Juli 1938, in: *Deutsches Ärzteblatt* 68 (1938), 545–546, sowie in: *Reichsgesetzblatt* (RGBl.) 1938, I, 969.

Wagner, Gerhard: Rasse und Volksgesundheit, in: *Der Parteitag Großdeutschland vom 5. bis 12. September 1938. Offizieller Bericht über den Verlauf des Reichsparteitages mit sämtlichen Kongreßreden*, München 1938, 122–133.

Volker Roelcke

Forschungsinstrument und Normierungsinstanz: Zur Ambivalenz psychiatrischer Klassifikationen

Abstract

Die Einführung der 5. Auflage des Diagnostic and Statistic Manual (DSM-V) der American Psychiatric Association (APA) im Jahr 2013 und die damit verbundene öffentliche Diskussion über eine mit dieser neuen Klassifikation möglicherweise verbundene Pathologisierung bisher „normaler" Zustände bzw. Verhaltensweisen wird zum Ausgangspunkt genommen, um allgemeinere Merkmale für die Entstehung und Funktionsweise psychiatrischer Klassifikationen zu analysieren. Nach einleitenden theoretischen Überlegungen zur Funktion von Klassifikationen in der Psychiatrie folgt im zweiten Teil eine Analyse der Entstehung der Grundstruktur der heutigen psychiatrischen Klassifikation in den Jahrzehnten um 1900, die mit dem Namen von Emil Kraepelin (1856–1926) verbunden ist. Der dritte Teil fokussiert die Entwicklungen, die zur Formulierung des DSM-III der APA im Jahr 1980 führten, mit welcher die konzeptuellen Grundlagen (u. a. der operationalisierten Diagnostik) für alle weiteren psychiatrischen Klassifikationen bis in die Gegenwart gelegt wurden. Die Ideen und Prämissen des DSM-III wurden von den US-amerikanischen psychiatrischen Protagonisten selbst als „Neo-Kraepelinian" charakterisiert. Der Beitrag schließt mit der Diskussion einiger Implikationen für Häufigkeitsberechnungen/Epidemiologie, Bedarfsplanungen und Gesundheitsökonomie in der aktuellen Psychiatrie.

Im Mai 2013 wurde das DSM-V der APA publiziert. Schon im Vorfeld gab es heftige fachinterne und öffentliche Diskussionen über die Neu-Definition und Ausweitung psychiatrischer Kategorien und Diagnosen auf Zustände, die bisher nicht als „psychisch krank" galten.[1] Die Ausweitung, so wurde

---

1 Vgl. z. B. das vom Deutschlandfunk initiierte Streitgespräch am 18. März 2013 in der Berlin-Brandenburgischen Akademie der Wissenschaften: http://www.dradio.de/dlf/sendungen/kulturgespraech/2046398/ (eingesehen: 22. März 2013).

argumentiert, hätte voraussehbare Auswirkungen für einerseits betroffene Menschen, indem „normale" Erlebens- und Verhaltensweisen etwa in Belastungssituationen medikalisiert und pathologisiert würden, aber auch für Kranken- und Rentenversicherungen, die nun entsprechende Kosten für Krankheit bzw. Arbeitsunfähigkeit und Rente durch die „neuen" Zustände finanzieren müssten.

Diese Diskussionen sind jedoch nicht neu, vielmehr stellen sie die Fortsetzung einer schon sehr lange existierenden Kontroverse über die vermeintliche oder tatsächliche Zunahme psychischer Erkrankungen in modernen Gesellschaften und die damit verbundenen Kosten dar.[2] Die Debatten über die Zunahme psychischer Störungen waren regelmäßig verbunden mit der Frage, ob nicht eine Teilursache solcher Zunahmen in der Veränderung psychiatrischer Klassifikationen im Zeitverlauf liegen könnte. Die Häufigkeit psychischer Krankheiten, und damit letztlich das Vorliegen solcher Erkrankungen überhaupt, wäre in dieser Perspektive eine Funktion psychiatrischer Klassifikationen, also von der jeweils spezifischen Beschaffenheit dieser Klassifikationen abhängig. Diese Position wird in mehr oder weniger zugespitzter Form häufig durch Sozial- und Kulturwissenschaftler oder auch Vertreter einer „Anti-Psychiatrie" innerhalb oder außerhalb des Fachs vorgebracht.[3] Umgekehrt vertreten viele

---

2 Rose, Nicolas: Disorders without Borders? The Expanding Scope of Psychiatric Practice, in: *Biosocieties* 1 (2006), 465–484; vgl. zur „realen" oder konstruierten Zunahme psychischer Störungen: Roelcke, Volker: Psychiatrische Diagnosen im Wandel: Soziale und kulturelle Dimensionen bei der Deutung und Prävalenz psychischer Störungen in historischer Perspektive, in: Freytag, Holger / Krahl, Gordon / Krahl, Christina / Thomann, Klaus-Dieter (Hrsg.): *Psychotraumatologische Begutachtung. Gesellschaftlicher Hintergrund, klinisches Bild psychischer Störungen, psychiatrische und psychologische Begutachtung*, Frankfurt am Main 2011, 25–48; zu den bereits um 1900 geführten Diskussionen über eine Zunahme psychischer Krankheiten als Folge der modernen Zivilisation siehe Roelcke, Volker: *Krankheit und Kulturkritik. Psychiatrische Gesellschaftsdeutungen im bürgerlichen Zeitalter (1790–1914)*, Frankfurt am Main 1999.
3 Zur „anti-psychiatrischen" Bewegung um 1900, vgl. Schmiedebach, Heinz-Peter: Eine „anti-psychiatrische Bewegung" um die Jahrhundertwende, in: Dinges, Martin (Hrsg.): *Medizinkritische Bewegungen im Deutschen Reich*, Stuttgart 1996, 127–159; zur Anti-Psychiatrie der 1960er bis 1980er Jahre,

Psychiater und auch klinische Psychologen die Auffassung, dass psychiatrische Klassifikationen lediglich Krankheiten abbilden, die jedoch unabhängig von solchen Abbildungen in der Biologie des Menschen (z. B. in Form von Struktur- oder Stoffwechselstörungen des Gehirns) verankert seien. Krankheiten wären demnach quasi in der materiellen Natur schon vor jeglicher Benennung existent, sie müssten durch möglichst korrekte Klassifikation nur noch angemessen identifiziert werden und könnten dann analysiert werden.[4]

Die solchermaßen miteinander verbundenen Diskussionen über die Häufigkeit psychischer Störungen und die Frage nach der „Natur" von solchen Erkrankungen werfen noch eine weitere Frage auf, nämlich nach dem epistemischen Charakter von psychiatrischen Klassifikationen: Auf welche Form von Evidenz, im Sinne überprüfter und überprüfbarer Erfahrung, und auf welche Form von Rationalität gründen sich eigentlich psychiatrische Klassifikationen und die daraus abgeleiteten Diagnosen? Welche Geltungsansprüche lassen sich hieraus legitimer Weise ableiten, und welche Verbindlichkeit ergibt sich durch psychiatrische Klassifikationen de facto in der klinischen Praxis?

Diesen Fragen soll im Folgenden anhand von zwei zentralen historischen Stationen in der Entstehungsgeschichte der heute aktuellen psychiatrischen Klassifikation nachgegangen werden. Der Beitrag beginnt mit einigen theoretischen Überlegungen zur Funktion von Klassifikationen in der Psychiatrie und der Medizinhistoriografie. Im zweiten Teil wird die Entstehung der Grundstruktur der heutigen psychiatrischen Klassifikation in den Jahrzehnten um 1900, die mit dem Namen von Emil Kraepelin verbunden ist, in den Blick genommen. Der dritte Teil fokussiert die Entwicklungen, die zur Formulierung des DSM-III der APA im Jahr 1980 führten, mit welchem wiederum die konzeptuellen Grundlagen (u. a. der operationalisierten Diagnostik) für alle weiteren psychiatrischen Klassifikationen bis in die Gegenwart gelegt

---

vgl. Brink, Cornelia: *Grenzen der Anstalt. Psychiatrie und Gesellschaft in Deutschland 1860–1980*, Göttingen 2010.

4   Eine intensive Debatte zur „Natur" der „Schizophrenie" – biologische Entität oder soziales Konstrukt – wurde in den beiden Jahrzehnten ab ca. 1910 in der deutschen Psychiatrie geführt: vgl. dazu Roelcke, Volker: Naturgegebene Realität oder Konstrukt? Die Debatte über die "Natur" der Schizophrenie, 1906 bis 1932, in: *Fundamenta Psychiatrica* 14 (2000), 44–53.

wurden. Die Ideen und Prämissen des DSM-III wurden von den US-amerikanischen psychiatrischen Protagonisten selbst als auf Kraepelin zurückge-
hend bezeichnet und daher auch als „Neo-Kraepelinian" charakterisiert.[5] In
einem abschließenden Teil werde ich die eingangs gestellten systematischen
Fragen zur psychiatrischen Klassifikation auf der Grundlage der historischen
Befunde nochmals aufnehmen und einige Implikationen formulieren.

Psychiatrische Klassifikationen I: Funktionen

Klassifikationen erfüllen in der Psychiatrie, ebenso wie in anderen medizinischen Disziplinen, eine Reihe von Funktionen: Sie ordnen und hierar-
chisieren das Arbeitsfeld, indem sie genaue Grenzen zwischen den Einzel-
Phänomenen im gesamten Feld festlegen. Gleichzeitig werden mit dieser
Ordnung und Hierarchisierung explizit oder implizit die Regeln fixiert,
nach denen bestimmt wird, was überhaupt als ein relevantes Einzel-Phäno-
men – also hier, als eine Krankheitseinheit – gelten kann. Klassifikationen
machen auf diese Weise – wiederum explizit oder implizit – auch Aussagen
darüber, was als eine Krankheit zu gelten hat, und was nicht. Sie transpor-
tieren damit ein jeweils spezifisches Krankheitsverständnis.[6]

Klassifikationen, und mit ihnen verbunden die Festlegung der Grenzen/
Definition einzelner Krankheitseinheiten, ermöglichen verschiedenen Akteuren Folgendes:

1. dem klinisch tätigen Arzt die Abgrenzung spezifischer, abgegrenzter Phänomene im Gesamtfeld der bekannten klinischen Erscheinungen, die dann
   als einzelne Krankheit oder „Diagnose" identifiziert werden, aus der wiederum Handlungsanleitungen etwa für Therapien abgeleitet werden;
2. dem medizinischen Forscher die Untersuchung der Eigenschaften der abgegrenzten Krankheiten (Ätiologie, Pathogenese, Symptomatik, Verlauf,
   Prognose, Interventionsmöglichkeiten);

---

5   Vgl. etwa Blashfield, Roger K.: The Classification of Psychopathology: Neo-
    Kraepelinian and Quantitative Approaches, New York 1984; dazu Decker,
    Hannah S.: How Kraepelinian was Kraepelin? How Kraepelinian are the Neo-
    Kraepelinians? – from Emil Kraepelin to DSM-III, in: *History of Psychiatry* 18
    (2007), 337–360.
6   Vgl. zum Folgenden Fulford, Bill [William] / Thornton, Tim / Graham, George
    (Hrsg.): *Oxford Textbook of Philosophy and Psychiatry*, Oxford 2006.

3. Institutionen der Krankheitsversorgung und Gesundheitspolitik (Behörden, Krankenversicherungen etc.) die Bestimmung von Krankheitshäufigkeiten, und damit Bedarfsplanung, Ressourcenzuweisung, etc.; und

4. ermöglichen Klassifikationen und die damit verbundenen Diagnosemöglichkeiten auch den Patienten, ihre Befindlichkeitsstörungen, ihr Leiden zu benennen, sie einschätzen zu können (Schweregrad, Prognose etc.) und Formen des Umgangs mit dem Leiden zu finden.

Die Geschichte psychiatrischer Klassifikationen kann nun unter dem Aspekt betrachtet werden, ob, und wenn ja, in welcher Weise die jeweiligen Klassifikationen und damit verbundenen Krankheitsbilder diese vier Funktionen erfüllen. Anders formuliert: Der Blick auf die Einführung neuer Klassifikationen ermöglicht auch die Rekonstruktion von Argumenten, Strategien, Bündnissen und Konflikten der an der Ausarbeitung einer Klassifikation beteiligten Akteure. Er gibt damit auch Aufschluss über deren Krankheitsvorstellungen, Wissenschaftsverständnis, Menschenbilder und Wertehierarchien. Die Rekonstruktion der Entstehung von psychiatrischen Klassifikationen ermöglicht auch eine Analyse von zeitlich parallelen breiteren politischen, ökonomischen und kulturellen Strömungen: Die mit psychiatrischen Klassifikationen jeweils dominierenden psychiatrischen Deutungsmodelle und damit verbundenen Praktiken können als Kristallisationspunkte verstanden werden, die Einblicke in gesellschaftliche Normalitäts- und Ordnungsvorstellungen sowie die oft diskontinuierliche Dynamik soziokulturellen Wandels erlauben.

Die Entstehung der psychiatrischen Klassifikation nach Kraepelin, ca. 1880–1912

Dem konventionellen Bild folgend, das nach wie vor von vielen Psychiatern propagiert wird, wurde die Grundlage noch heute gebräuchlicher psychiatrischer Klassifikationen von Emil Kraepelin in der fünften und sechsten Auflage seines Lehrbuchs (1896/1899) gelegt.[7] Kraepelin formulierte

---

7   Kraepelin, Emil: *Psychiatrie. Ein Lehrbuch für Studierende und Ärzte*, 5. Aufl., Leipzig 1896; Kraepelin, Emil: *Psychiatrie. Ein Lehrbuch für Studierende und Ärzte*, 6. Aufl., Leipzig 1899; zur konventionellen Interpretation vgl. etwa Klosterkötter, Joachim: Psychiatrische Klassifikation. Grundidee und bisherige

hier die Grundstruktur moderner Krankheitseinteilung mit den drei großen Gruppen der Dementia praecox (später Schizophrenien), den manisch-
depressiven Psychosen sowie den krankhaften Störungen des Erlebens
(zeitweilig: „Neurosen"). Folgt man dieser konventionellen Sichtweise, so
war die Kraepelinsche Klassifikation Resultat vorangegangener gründli-
cher empirischer Forschung, insbesondere einer umfangreichen und systematischen Verlaufsbeobachtung, wobei die klinischen Beobachtungen
über „Zählkarten" dokumentiert und analysiert wurden.[8]

Unbeantwortet bleiben bei diesem Bild eine ganze Reihe von Fragen:
Wer genau forderte warum eine neue Klassifikation? Welche Anforderungen sollte eine solche Klassifikation erfüllen? Was genau hielt Kraepelin für
relevant aus der Fülle der Erlebnis- und Verhaltensweisen der Kranken?
Was genau fokussierte er für seine Beobachtungen, und was blendete er
möglicherweise aus? Und: Was genau dokumentierte Kraepelin auf seinen
Zählkarten, und was wurde nicht dokumentiert? War die Selektion von
„relevanten" Daten möglicherweise verbunden mit der Marginalisierung
oder Ausblendung von anderen Daten? Waren die so selektierten Daten
die Basis für weitere Untersuchungen oder auch Konzeptualisierungen?
Diese Fragen sollen bei der folgenden Dekonstruktion des konventionellen
Bildes zur Entstehung von Kraepelins Klassifikation im Zentrum stehen.

In den Jahrzehnten um 1900 durchlief die um 1800 entstandene Disziplin Psychiatrie einen erheblichen Veränderungsprozess: Sie entwickelte
sich von einem Arbeitsfeld, das zunächst wesentlich durch staatliche Ord-
nungsinteressen und auch durch philanthropische Aspekte geprägt war
(Heil- und Pflegeanstalten, Nervenheilanstalten), hin zu einer universitär

---

Entwicklung eines unabgeschlossenen Prozesses, in: *Fortschritte der Neurologie und Psychiatrie* 67 (1999), 558–573.
8 Zu Kraepelins Zählkarten und ihrer Bedeutung für die Entstehung von Kraepelins Krankheitslehre, vgl. Roelcke, Volker: Die wissenschaftliche Vermessung
der Geisteskrankheiten. Emil Kraepelins Lehre von den endogenen Psychosen,
in: Schott, Heinz (Hrsg.): *Meilensteine der Medizin*, Dortmund 1996, 389–395
u. 661; sowie Roelcke, Volker: Laborwissenschaft und Psychiatrie. Prämissen
und Implikationen bei Emil Kraepelins Neuformulierung der psychiatrischen
Krankheitslehre, in: Gradmann, Christoph / Schlich, Thomas (Hrsg.): *Strategi-
en der Kausalität. Konzepte der Krankheitsverursachung im 19. und 20. Jahrhundert*, Pfaffenweiler 1999, 93–116.

basierten medizinischen Disziplin mit eigenen Lehrstühlen, Universitätskliniken sowie Fachzeitschriften.[9]

Dieser Prozess der akademischen Etablierung der Psychiatrie war eng verbunden mit Bestrebungen zur Verwissenschaftlichung des Arbeitsfelds, und zwar orientiert am Wissenschaftsverständnis der bereits universitär verankerten medizinischen Fächer. Die Leitwissenschaften für die universitäre Medizin waren seit der Mitte des 19. Jahrhunderts zunächst die Physiologie im Anschluss an Hermann Helmholtz (1821–1894) und Emil Du Bois-Reymond (1818–1896), die Pathologie im Anschluss an Rudolf Virchow (1821–1902), und schließlich seit den 1880er Jahren die Bakteriologie geworden. Der privilegierte Ort der Wissensproduktion war das Labor.[10]

Das an den Naturwissenschaften orientierte Wissenschaftsverständnis hatte drei zentrale Bestandteile: Erstens wurde der gesunde und der kranke Mensch im Wesentlichen als ein biologischer Organismus betrachtet, auf den die Gesetze der Naturwissenschaften anwendbar seien; zweitens wurde für die Funktion und Dysfunktion dieses Organismus die Existenz prinzipiell nachweisbarer Kausalitätsbeziehungen angenommen, in welche dann therapeutische oder präventive Interventionen eingreifen könnten; und drittens wurde die Quantifizierbarkeit und Messbarkeit von relevanten physiologischen oder pathologischen Phänomenen angenommen.

Wie sah nun die Orientierung der Psychiater an diesen Leitwissenschaften aus? In Umrissen skizziert lässt sich sagen, dass es seit den

---

9   Zur Entstehung der Disziplin in den Jahrzehnten um 1800 vgl. Kaufmann, Doris: *Aufklärung, bürgerliche Selbsterfahrung und die „Erfindung" der Psychiatrie in Deutschland, 1770–1850*, Göttingen 1995; zur Entwicklung um 1900 vgl. Roelcke, Volker: Die Entwicklung der Psychiatrie zwischen 1880 und 1932: Theoriebildung, Institutionen, Interaktionen mit zeitgenössischer Wissenschafts- und Sozialpolitik", in: Bruch, Rüdiger vom / Kaderas, Brigitte (Hrsg.): *Wissenschaften und Wissenschaftspolitik. Bestandsaufnahmen zu Formationen, Brüchen und Kontinuitäten im Deutschland des 20. Jahrhunderts*, Stuttgart 2002, 109–124; Engstrom, Eric J.: *Clinical Psychiatry in Imperial Germany. A History of Psychiatric Practice*, Ithaca / London 2003.

10 Zur Experimentalisierung von Biologie und Medizin seit der Mitte des 19. Jahrhunderts vgl. exemplarisch Cunningham, Andrew / Williams, Perry (Hrsg.): *The Laboratory Revolution in Medicine*, Cambridge 1992; Rheinberger, Hans-Jörg / Hagner, Michael (Hrsg.): *Die Experimentalisierung des Lebens. Experimentalsysteme in den biologischen Wissenschaften 1850/1950*, Berlin 1993.

1870er Jahren zunächst eine starke Fokussierung auf eine morphologische Betrachtungsweise zur Untersuchung der organischen Grundlage für psychische Normalfunktionen und Störungen gab. In Anlehnung an die Pathologie als Leitdisziplin führte das in der Psychiatrie zu einer starken Konjunktur neuro-anatomischer und neuro-pathologischer Arbeitsweisen. Repräsentanten hierfür waren etwa Theodor Meynert (1833–1892), Carl Wernicke (1848–1905) oder Paul Flechsig (1847–1929). Ab etwa 1880 entwickelte sich bereits eine Kritik an der neuropathologischen „Hirnmythologie", der zwar eine umfangreiche Sammlung von deskriptiven morphologischen Daten attestiert wurde, ohne dass jedoch dadurch das Verständnis für die Entstehungs- und Veränderungsprozesse psychischer Störungen verbessert worden sei. Statt nach morphologischen Veränderungen des Gehirns sollte, so nun die Idee, nach funktionellen Störungen gesucht werden. Es entstand eine an Wilhelm Wundts (1832– 1920) „physiologischer Psychologie" orientierte „physiologische" Psychopathologie, die versuchte, psychopathologische Phänomene wie etwa die Symptomatik nach Alkoholkonsum in vermeintliche Elementarprozesse zu zergliedern und diese durch experimentelle Messungen im Labor zu analysieren. Exemplarische Vertreter dieser Orientierung waren der frühe Kraepelin, ebenso Robert Sommer (1864–1937) oder Theodor Ziehen (1862–1950).[11]

Nachdem jedoch auch die an der Physiologie orientierten Ansätze die in sie gesetzten Hoffnungen weitgehend enttäuscht hatten und insbesondere keine Erträge für die Therapie oder Prävention von psychiatrischen Erkrankungen gebracht hatten, versprach die sich um 1900 formierende Vererbungswissenschaft bzw. Genetik, der Psychiatrie eine naturwissenschaftliche Grundlage geben zu können. Beobachtungen zur familiären Häufung psychischer Störungen hatte es schon durch das 19. Jahrhundert hin gegeben.[12] Die bis Ende des Jahrhunderts existierende „babylonische

---

11 Vgl. exemplarisch zur „physiologischen" Psychopathologie des frühen Kraepelin: Roelcke (1999), Laborwissenschaft.

12 Vgl. für das ausgehende 19. Jahrhundert etwa Sioli, Emil: Über direkte Vererbung von Geisteskrankheiten, in: *Archiv für Psychiatrie und Nervenkrankheiten* 16, 1885; Harbolla, Max: *Beitrag zur Frage der direkten Vererbung von Geisteskrankheiten*, Breslau 1893.

Sprachverwirrung" in Bezug auf die psychiatrische Terminologie und Klassifikation[13] sowie unterschiedlichste Vorstellungen über die „Natur" psychischer Störungen hatten aber eine systematische empirische Forschung zu Fragen der Erblichkeit nicht möglich gemacht: Die Voraussetzung für Statistiken zu Krankheitshäufigkeiten in unterschiedlichen Generationen einer Familie war nämlich ein Konsens über das, was gezählt werden sollte – und hierfür musste es eine einheitliche Terminologie und Klassifikation geben.

Der Wunsch nach einer vereinheitlichten Terminologie und Klassifikation, der für die Verwissenschaftlichung der Psychiatrie essentiell war, traf sich mit den staatlichen Bedürfnissen nach einer verlässlichen, reichsweiten „Irrenstatistik" zur Abschätzung und Planung der Versorgung psychisch Kranker und Aufrechterhaltung der öffentlichen Ordnung.[14] Kraepelin gelang in dieser Situation eine Neuformulierung der psychiatrischen Krankheitslehre, die letztlich vor allem genau in dieser Hinsicht (der Vereinheitlichung der Terminologie und Klassifikation) erfolgreich war. Diese Krankheitslehre entstand allerdings nicht – wie noch heute oft behauptet wird – primär auf der Grundlage von quasi voraussetzungsloser empirischer klinischer Forschung, sondern vielmehr aufbauend auf spezifischen Voraussetzungen vor Beginn der empirischen Forschung, Voraussetzungen, die aus den Laborwissenschaften übernommen waren und die in die Struktur, sozusagen den Wahrnehmungsfilter der empirischen Forschung eingingen, und die dann erst sekundär empirisch untermauert wurden. Ausgehend von der aus der Physiologie und Bakteriologie übernommenen Prämisse, dass psychische Krankheiten ebenso wie die Krankheiten der anderen medizinischen Fächer abgrenzbare biologische Einheiten seien, mit jeweils spezifischer Ursache, spezifischer klinischer Symptomatik sowie spezifischem Verlauf, richtete Kraepelin für seine klinische Beobachtung und Forschung den Blick selektiv auf bestimmte Merkmale, die sich über sein Dokumentationssystem (die Zählkarten) rekonstruieren ließen:

---

13 Diese Situation ist ausführlich rekonstruiert in: Roelcke, Volker: Unterwegs zur Psychiatrie als Wissenschaft: Das Projekt einer „Irrenstatistik" und Emil Kraepelins Neuformulierung der psychiatrischen Klassifikation, in: Engstrom, Eric / Roelcke, Volker (Hrsg.): *Psychiatrie im 19. Jahrhundert. Forschungen zur Geschichte von psychiatrischen Institutionen, Debatten und Praktiken im deutschen Sprachraum*, Basel 2003, 169–188.
14 Ebd.

Parameter waren etwa das Vorhandensein von Halluzinationen, das Vorhandensein von affektiven oder psychomotorischen Normabweichungen,
dann aber auch die familiäre Häufung von psychischen Auffälligkeiten.
Die Subjektivität des Kranken – wie etwa die Inhalte von Halluzinationen,
oder auch Emotionen wie Angst – wurden ebenso wenig dokumentiert wie
die konkreten sozialen Beziehungen (etwa Angaben zu Familienangehörigen), und solche Faktoren fanden damit auch keinen Niederschlag in den
aus der empirischen Forschung abgeleiteten Krankheitseinheiten.[15]

Die fünfte Auflage von Kraepelins Lehrbuch von 1896 gilt üblicherweise
als die „Geburtsstunde" dieser Krankheitsauffassung und Einteilung.
Die dort formulierte Struktur der Krankheitslehre, mit der Einteilung in
manisch-depressive Erkrankungen, Dementia praecox/Schizophrenien
sowie abnormen Erlebnisreaktionen/„Neurosen" hat – wie gesagt – Nachwirkungen bis in die Gegenwart.[16] Diese neue Form der Krankheitslehre
erlaubte es nun auch, für die einzelnen angenommenen Krankheiten nach
der postulierten spezifischen Ursache, dem somatischen Korrelat und der
ebenfalls postulierten spezifischen Prognose zu suchen.

Die Durchsetzung der Kraepelinschen Krankheitslehre und Klassifikation war 1912 abgeschlossen: In diesem Jahr veranstaltete die Fachgesellschaft – der Deutsche Verein für Psychiatrie – bei ihrer Versammlung
mehrere Plenarvorträge im Sinne einer Bilanz zum neu hergestellten klassifikatorischen Konsens. Hierbei und in den professionsinternen Debatten
der nächsten Jahre ging es nun nicht mehr um die Grundstruktur der Klassifikation, sondern um die Frage, ob die Krankheitsbegriffe, auf die man
sich geeinigt hatte, tatsächlich in der Natur gegebene biologische Einheiten
widerspiegelten – wie von Kraepelin angenommen – oder ob sie, wie etwa
bei der Versammlung 1912 von Alfred Hoche (1865–1943) argumentiert,
lediglich soziale Konstrukte darstellten zu klinischen Phänomenen, die bei
anderen Prämissen auch anders eingeteilt werden könnten.[17]

---

15 Ebd.; diese Interpretation zur Entstehung von Kraepelins Krankheitslehre ist
   erstmals skizziert in Roelcke (1996).
16 Vgl. etwa Blashfield (1984); Wilson, Mitchell: DSM-III and the Transformation
   of American Psychiatry. A History, in: *American Journal of Psychiatry* 150
   (1993), 399–410.
17 Zu dieser Debatte, vgl. Roelcke (2000), Realität.

Damit wird eine Zwischenbilanz zur Entstehung von Kraepelins psychiatrischer Klassifikation möglich. Zunächst ein Blick auf die Motivationen der relevanten historischen Akteure: Die beteiligten Psychiater wollten die bis dahin existierende „babylonische Sprachverwirrung" in der psychiatrischen Krankheitslehre beseitigen und zielten auf eine Verwissenschaftlichung und universitäre Institutionalisierung ihrer Disziplin. Die Instanzen der Obrigkeit andererseits waren interessiert an validen, vergleichbaren und reproduzierbaren Zahlen für eine „Irrenstatistik" für Bedarfsplanung und Ressourcenzuweisung in der öffentlichen psychiatrischen Versorgung. Die Prämisse der so konstruierten Krankheitsklassifikation bestand zentral darin, dass psychiatrische Krankheiten biologische Einheiten seien, welche durch eine jeweils spezifische Ursache, ein somatisches Korrelat zur klinischen Symptomatik und eine spezifische Verlaufsform gekennzeichnet seien. Die zur Erforschung dieser postulierten Krankheitseinheit gewählte Methode fokussierte „objektive", d.h. von unterschiedlichen Untersuchern beobachtbare und abfragbare Parameter der Erkrankung, während die Subjektivität der Kranken und die Form ihrer sozialen Beziehungen in dieser Forschung marginal blieb oder ausgeblendet wurden.

DSM-III und der „Neo-Kreapelinian"-Zugang zur psychiatrischen Krankheiten, ca. 1960–1980

Nach einer Aufbruchsstimmung in der amerikanischen Psychiatrie der 1940er und 50er Jahre, u.a. im Kontext der sozial-technokratischen Mental Hygiene-Bewegung und auf institutioneller Ebene mit der Gründung eines nationalen psychiatrischen Forschungsinstituts, den National Institutes of Mental Health (1949), waren die 1960er Jahr von zunehmender Desillusionierung gekennzeichnet.[18] Das bis dahin in den USA verwendete Klassifikationssystem DSM-II war an einem psychoanalytischen Krankheitsverständnis sowie den Prinzipien der Mental Hygiene-Bewegung mit einem Fokus auf biographisch-intrapsychischen und sozialen Krankheitsursachen orientiert

---

18 Zur Situation der amerikanischen Psychiatrie generell in den 1940er bis 1970er Jahren, vgl. Grob, Gerald: *From Asylum to Community: Mental Health Policy in Modern America*, Princeton 1991; für die im Folgenden beschriebenen Entwicklungen im Vorfeld der Formulierung des DSM-III orientiere ich mich eng an Wilson (1993); Decker (2007); sowie Roelcke (2011).

gewesen. In den 1960er und frühen 1970er Jahren kam es jedoch zu drei markanten Ereignissen auf ganz unterschiedlichen Ebenen, welche die bisherigen Denk- und Handlungsweisen in der psychiatrischen Praxis und Forschung grundsätzlich in Frage stellten: die höchst widersprüchlichen Befunde international vergleichender epidemiologischer Studien aus den 1960er Jahren; die 1973 in der Fachzeitschrift *Science* publizierte so genannte „Rosenhan-Studie", sowie die aufsehenerregende Entscheidung von amerikanischen Versicherungen in Bezug auf die Bezahlung von Psychotherapien.

Die epidemiologischen Studien der 1960er Jahre lieferten zunehmend irritierende Indizien, die erhebliche Unterschiede in der Inzidenz und Prävalenz der Schizophrenie etwa zwischen den USA und Großbritannien nahe legten. Diese Differenzen wurden insbesondere in den Studien der Arbeitsgruppe um Morton Kramer (geb. 1931) beschrieben und analysiert.[19] Bei der Untersuchung von alters-korrigierten Aufnahme-Raten für stationäre Behandlungen fanden sie für England und Wales eine Rate von 17,4 Schizophrenen auf 100.000 Einwohner, im Kontrast dazu in den USA eine sehr deutlich höhere Rate von 24,7 Schizophrenen auf 100.000 Einwohner. Genau komplementär dazu waren die Befunde für affektive Psychosen: Mit dieser Diagnose wurden in England und Wales 38,5 Patienten auf 100.000 Einwohner stationär aufgenommen, dagegen in den USA nur 11,0 auf 100.000 Einwohner.

In der internationalen Diskussion zu diesen Befunden wurde es für sehr unwahrscheinlich gehalten, dass diese Unterschiede wesentlich durch reale Differenzen in den klinischen Zuständen in den beiden nationalen Kontexten erklärbar seien. Folgestudien, in denen von nur einer einzigen Untersuchergruppe definierte Patientenpopulationen in London und New York nach den gleichen psychopathologischen Kriterien analysiert wurden, zeigten, dass in nach diesen Kriterien klinisch weitgehend homogenen Gruppen zuvor in New Yorker Krankenhäusern deutlich häufiger die Diagnose

---

19 Kramer, Morton: Some Problems for International Research suggested by Observations on Differences in first Admission Rates to Mental Hospitals of England and Wales and of the United States, in: *Proceedings of the Third World Congress of Psychiatry*, volume 3, Toronto 1961, 153–160; sowie Kramer, Morton: Cross-National Study of Diagnosis of the Mental Disorders. Origin of the Problem, in: *American Journal of Psychiatry* 125 (1969), 1–11.

„Schizophrenie" gestellt worden war als in London[20]. Das implizierte, dass Zustände, die in New York als Schizophrenie bezeichnet wurden, möglicherweise in London oder anderswo mit ganz anderen diagnostischen Zuschreibungen versehen wurden. Diese Beobachtung aus dem Kontext der psychiatrischen Epidemiologie schien mit der Kritik etwa in den Arbeiten des radikalen Psychiaters Thomas Szasz (1920–2012) oder des Soziologen Thomas Scheff (geb. 1929) zu konvergieren: Dort wurden psychiatrische Diagnosen als konventionalisierte „Etiketten" (label) bezeichnet, deren Verwendung in Abhängigkeit von Interessenlagen der Psychiater zu verstehen sei.[21]

Die World Health Organization (WHO) initiierte daraufhin eine systematische und methodisch sehr aufwändige Studie, welche exemplarisch anhand des Krankheitsbildes der Schizophrenie die Grundlagen für eine international vereinheitlichte Klassifikation, und von hier ausgehend für vergleichende epidemiologische Studien schaffen sollte.[22]

Zu Beginn des Jahres 1973 ereignete sich so etwas wie eine Katastrophe für die amerikanische Psychiatrie: In der renommierten naturwissenschaftlichen Fachzeitschrift *Science* veröffentlichte der Psychologe und Jurist David Rosenhan (1929–2012) die Ergebnisse eine Studie mit dem Titel „On being sane in insane places".[23] Ziel war die Überprüfung der Validität psychiatrischer Diagnosen. Einige gesunde Versuchspersonen hatten sich parallel in einer Reihe psychiatrischer Ambulanzen präsentiert und angegeben, Stimmen zu hören, welche die Worte „Leere", „hohl" oder dumpfe unartikulierte Geräusche von sich gaben. Alle Versuchspersonen wurden

---

20 Cooper, John, E. / Kendell, Robert E. / Gurland, Barry J. u. a.: Cross-national study of diagnosis of the mental disorders. Some results from the first comparative investigation, in: *American Journal of Psychiatry* 10 (1969), suppl., 21–29; sowie Gurland, Barry / Fleiss, Joseph L. / Cooper, John E. u. a.: Cross-National Study of Diagnosis of Mental Disorders. Hospital Diagnoses and Hospital Patients in New York and London, in: *Comprehensive Psychiatry* 11 (1970), 18–25.

21 Szasz, Thomas: *The Myth of Mental Illness*, New York 1961; Scheff, Thomas: The Labeling Theory of Mental Illness, in: *American Sociological Review* 39 (1974), 444–452.

22 WHO (World Health Organization): *Report of the International Pilot Study of Schizophrenia*, Volume I, Genf 1973.

23 Rosenhan, David: On being Sane in Insane Places, in: *Science* 179 (1973), 250–258.

umgehend stationär aufgenommen und erhielten die Diagnose Schizophrenie. Am Tag nach der Klinikaufnahme hörten alle Versuchspersonen auf,
über Stimmen zu klagen, stattdessen benahmen sie sich völlig normal. Sie
wurden jedoch nicht entlassen, obwohl sie den dringenden Wunsch dazu
äußerten, eine der Versuchspersonen wurde sogar 52 Tage in der Klinik
festgehalten. Rosenhans scharf formulierte Schlussfolgerung war, dass Psychiater keine wissenschaftlichen Standards zur Erstellung einer Diagnose
hatten, und dass sie nicht in der Lage waren, einmal getroffene falsche
Entscheidungen in einem angemessenen Zeitrahmen durch Selbstreflexion
zu überprüfen und zu revidieren.

Eine weitere Infragestellung der psychiatrischen Kompetenz kam von einer dritten Seite: Krankenversicherungen starteten eine Kampagne, in der
sie mitteilten, sie würden nur noch die Behandlung von „richtigen Krankheiten" bezahlen, nicht diejenige von belastenden Lebenssituationen. Sie
forderten Transparenz und Überprüfbarkeit von psychiatrischer Diagnostik und Therapieerfolgen. In ihrer Darstellung waren psychotherapeuti-
sche Verfahren jedoch ein Fass ohne Boden. Auch behaupteten sie, dass die
psychiatrische Konkurrenz – Psychologen, Pastoren oder Laientherapeu-
ten – genau das Gleiche könnte wie die Psychiater, nur viel billiger. Damit
war die Legitimation und Existenzberechtigung der Psychiatrie grundsätzlich in Frage gestellt.[24]

In dieser Situation entschied sich eine Gruppe von Psychiatern, der amerikanischen Psychiatrie eine grundsätzlich neue Richtung zu geben, die
bisherige Dominanz der Psychoanalyse sowie umweltbezogener Ansätze
zu brechen und die Krankheitslehre auf eine somatisch-naturwissenschaft-
lichen Krankheitsmodell aufzubauen.[25] Die Kerngruppe für diese Initiative bestand aus den an der Washington University in St. Louis tätigen Eli
Robins, Samuel Guze, George Winokur und George Feighner. Sie forderten, dass es keine Spekulationen mehr über die Verursachung psychischer

---

24 Mayes, Rick / Horwitz, Allan V.: DSM-III and the Revolution in the Classification of Mental Illness, in: *Journal of the History of the Behavioral Sciences* 41
   (2005), 249–267; Decker (2007), 345.
25 Vgl. dazu ebd.; Wilson (1993); Decker (2007).

Störungen geben sollte (gemeint waren v.a. psychoanalytische Interpretationen), dass klinische Phänomene „rein" und „objektiv" beschrieben werden sollten, dass der Krankheitsverlauf im Zentrum von klinischer Forschung stehen sollte, dass nach Möglichkeit Laborbefunde die somatischen Korrelate psychischer Erkrankungen validieren sollten, und dass über Stammbaumuntersuchungen die genetischen Zusammenhänge psychischer Störungen aufgeklärt werden sollten.

Im Jahr 1972 publizierten sie auf der Grundlage eigener Forschungen und der Auswertung von, wie sie angaben, 1.000 Publikationen ein Forschungsprogramm zur Erarbeitung neuer diagnostischer Kriterien für psychiatrische Krankheiten.[26] Dieses Forschungsprogramm zusammen mit den Eckpunkten für die Struktur einer neuen Klassifikation sei, so schrieben die Autoren, „our synthesis of existing information, a synthesis based on data rather than opinion or tradition".[27] Damit war die bisherige Klassifikation als Resultat von „opinion and tradition" charakterisiert und implizit als letztlich subjektiv entwertet, während für den eigenen Ansatz die Objektivität von richtigen, weil wissenschaftlichen „Daten" reklamiert wurde. Dieser Aufsatz war zumindest in den nächsten 15 Jahren die am häufigsten zitierte Publikation in der Psychiatrie überhaupt.[28] Auf der Grundlage dieses Forschungsprogramms entwickelte die St. Louis-Gruppe zusammen mit dem New Yorker Psychiater Robert Spitzer (geb. 1932) 25 vorläufige „Research Diagnostic Criteria", die 1975 publiziert und wiederum zum Kristallisationskern des späteren DSM-III wurden.[29] Robert Spitzer wurde von der APA zum Koordinator der Task Force für diese grundsätzlich neue Klassifikation ernannt.

---

26 Feighner, John / Robins, Eli / Guze, Samuel P. u. a.: Diagnostic Criteria for Use in Psychiatric Research, in: *Archives of General Psychiatry* 26 (1972), 57–63.
27 Ebd., 62.
28 Feighner, John: The Advent of the Feighner Criteria. This Week's Citation Classic, Current Contents, in: *Social and Behavioral Sciences* 43 (1989), 14.
29 Spitzer, Robert / Endicott, Jean / Robins, Eli: Critical Criteria for Psychiatric Diagnosis and DSM-III, in: *American Journal of Psychiatry* 132 (1975), 1187–1192.

1978 bezeichnete Gerald Klerman (1928–1992), Psychiater in Harvard und führender psychiatrischer Berater der US-Regierung, die neu entstehende Klassifikation und das damit assoziierte Forschungsprogramm als ein „revival" von Ideen Kraepelins, und die Protagonisten als „Neo-Kraepelinians". Deren „Credo" fasste er in neun Punkten wie folgt zusammen:

1. die Psychiatrie ist ein Zweig der Medizin
2. die Psychiatrie sollte ihr Wissen auf „moderne wissenschaftliche Methoden" stützen
3. Psychiater behandeln Menschen, die krank sind und die Therapien für psychische Krankheiten benötigen
4. es existiert eine klare Grenze zwischen gesund und (psychisch) krank
5. es existieren distinkte, d. h. voneinander klar abgrenzbare psychische Erkrankungen, die keine Mythen sind; es ist die Aufgabe einer wissenschaftlichen Psychiatrie, als einer medizinischen Disziplin, die Ursachen, diagnostischen Kriterien und Behandlungsmöglichkeiten dieser Krankheiten zu untersuchen
6. der Fokus der Psychiater sollte primär auf den biologischen Aspekten psychischer Erkrankungen gerichtet sein
7. es sollte ein explizites und internationales Anliegen der Psychiatrie sein, Fragen der Diagnose und Klassifikation zu klären
8. diagnostische Kriterien sollten kodifiziert werden, und es sollte ein legitimes und im Fach gewürdigtes Forschungsfeld sein, solche Kriterien durch verschiedene Methoden zu validieren; in medizinischen Fakultäten sollten diese Kriterien gelehrt werden
9. in der Forschung, die sich auf die Verbesserung der Zuverlässigkeit (reliability) und Validität solcher Kriterien richtet, sollten statistische Methoden angewendet werden.[30]

1980 verabschiedete die APA auf ihrer Mitgliederversammlung die neue psychiatrische Klassifikation. Für Klerman stellte DSM-III einen „Sieg der Wissenschaft" dar, ähnlich sprach Melvin Sabshin (1925–2011), Medical Director der APA, von einem „Triumph der Wissenschaft über die

---

30 Klerman, Gerald: The Evolution of the Scientific Nosology, in: Shershow, John C. (Hrsg.): *Schizophrenia. Science and Practice*, Cambridge (MA) 1978, 99–121.

Ideologie".[31] Eine Revision in Details erfolgte mit dem DSM-III R im Jahr 1987, und 1992 übernahm die WHO im psychiatrischen Teil der 10. Version der International Classification of Diseases (ICD 10) in wesentlichen Punkten die Konzeption und Struktur des amerikanischen DSM-III R.

Zusammenfassend lässt sich für die Entstehung des DSM-III und des damit verbundenen „Neo-Kraepelinian" Zugangs zur psychiatrischen Klassifikation Folgendes festhalten: Die Psychiater wollten eine neue, an der Körpermedizin und den Naturwissenschaften orientierte Terminologie und Klassifikation erarbeiten, mit dem Ziel der Erforschung „richtiger" Krankheiten und valider epidemiologischer Daten. Unterstützt wurde dieses Anliegen durch die Krankenversicherungen, die nicht mehr die Behandlung von allgemeinen Befindlichkeitsstörungen, sondern nur noch von „richtigen Krankheiten" finanzieren wollten. Für die Psychiater bestand eine zentrale weitere Motivation darin, der Infragestellung ihrer Kompetenz entgegen zu treten und sich eine neue, an der somatischen Medizin orientierte Identität zu geben. Zentrale Prämisse der neuen Klassifikation war die Annahme, dass psychiatrische Krankheiten biologische Störungen mit spezifischer, naturwissenschaftlich verifizierbarer Ursache, somatischem Korrelat und spezifischem Verlauf seien. Die angemessenen Methoden zur Forschung bestanden demnach in der Fokussierung auf „objektive Daten" im Sinne von beobachtbaren bzw. abfragbaren und quantifizierbaren Variablen der Krankheitserscheinungen sowie der Suche nach somatischen Ursachen. Die Subjektivität der kranken Menschen und Umfang sowie Qualität ihrer sozialen Beziehungen waren nicht im Fokus dieser Methodik und Krankheitsdefinitionen.

Eine implizite Annahme der Propagatoren des DSM-III war weiter, dass die dort beschriebenen Störungen – etwa schizophrene Zustände, Angststörungen aller Art oder auch Zustände, die Menschen davon abhalten könnten, die Alltagsangelegenheiten in einer Weise durchzuführen, wie sie selbst oder andere es von sich erwarten, – dass all diese Störungen durch Intervention in den gestörten Metabolismus des Gehirns behandelt werden könnten.

---

31 Klerman, Gerald / Vaillant, George E. / Spitzer, Robert: A Debate on DSM-III. Advantages of DSM-III, in: *American Journal of Psychiatry* 141 (1984), 439–453; Sabshin, Melvin: Turning Points in Twentieth-Century American Psychiatry, in: *American Journal of Psychiatry* 147 (1990), 1267–1274: 1272.

Bemerkenswert ist auch, dass die Einführung der „objektiven"
Klassifikation psychischer Krankheiten anders, als in den 1970er Jahren
intendiert, der Prozess der Ausdehnung psychiatrischer Deutungs-
ansprüche keineswegs zum Stillstand gekommen ist: Tatsächlich wurden
im DSM-I (1952) insgesamt 106 Diagnosen aufgelistet, im DSM-IV von
1994 insgesamt 357, also mehr als dreimal so viele.

Dies ist nicht nur einer größeren Binnendifferenzierung innerhalb eines
konstanten als „psychiatrisch relevant" abgegrenzten Territoriums zuzu-
schreiben. Vielmehr wurde in den Folgeversionen des DSM-III eine große
Zahl von neuen diagnostischen Kategorien – und damit implizit „Krankheiten" – eingeführt, wie etwa das Aufmerksamkeits-Defizit-Hyperaktivitäts-
Syndrom (ADHS), oder die soziale Phobie („social anxiety disorder") als
eine zusätzliche Variante der Angststörungen. Die letztere „Störung" beispielsweise ist charakterisiert durch eine starke und anhaltende Furcht vor
sozialen Interaktionssituationen oder öffentlichen Auftritten (etwa Vortrags-
situationen in Schule oder Studium), mit der Konsequenz von Verlegenheits-
zuständen. Einige psychiatrische Autoren in den USA halten dies inzwischen
für die dritthäufigste psychiatrische Erkrankung, nach depressiven Zuständen und Alkoholabhängigkeit, mit einer Lebenszeit-Prävalenz von 13,3 %.[32]
Einige Autoren behaupten auch, dass es sich bei dieser „Störung" nicht nur
um einfache Schüchternheit handelt, sondern um ein verbreitetes Public
Health-Problem.[33] Auch wenn sich die Definitionen beider Zustände unterscheiden mögen, so ist doch eine Differenzierung in der Praxis schwierig.

Eine Gruppe kritischer Ärzte und Journalisten hat die intendierte
Grenzverschiebung von medizinischer Deutungskompetenz in das Gebiet
von kleineren, aber verbreiteten Alltagsbeschwerden wie Schüchternheit
in einem viel beachteten Aufsatz im *British Medical Journal* als „disease
mongering" beschrieben.[34] Die rasche Zunahme psychiatrischer Debatten

---

32 Kessler, Ronald C. / McGonagle, K.A. / Ahao, S. u.a.: Lifetime and 12-Month
    Prevalence of DSM-III-R Psychiatric Disorders in the United States. Results
    from the National Comorbidity Survey, in: *Archives of General Psychiatry* 51
    (1994), 8–19.
33 Stein, Murray B. / Gormann, Jack M.: Unmasking Social Anxiety Disorder, in:
    Journal of Psychiatry and Neurosciences 26 (2001), 185–189.
34 Moynihan, Ray / Heath, Iona / Henry, David: Selling Sickness. The Pharmaceu-
    tical Industry and Disease Mongering, in: *British Medical Journal* 324 (2002),
    886–891.

und das Auftauchen enormer Prävalenz-Raten für die soziale Phobie (social anxiety) etwa stehen – wie die Arbeit zeigt – in einem deutlichen Zusammenhang mit Marketingstrategien eines großen Schweizer pharmazeutischen Unternehmens. Ziel war dabei die Beeinflussung der Meinung von Ärzten und breiter Öffentlichkeit über die Bedrohung durch die „neu" identifizierte Krankheit und die Möglichkeiten zur Intervention durch ein neues Psychopharmakon aus der Gruppe der Antidepressiva.[35]

Die Ausweitung der medizinischen Deutungskompetenz auf zuvor nicht-medizinische Sachverhalte ist allerdings nicht ausschließlich und einseitig das Resultat der professionspolitischen Strategien von Medizinern oder der ökonomisch motivierten Aktivitäten der pharmazeutischen Industrie. Medizinhistoriker haben eine Reihe von solchen Grenzverschiebungen in der diagnostischen Praxis identifiziert, oft auch quasi als nicht-intendierte Eigendynamik in der Folge der Verfügbarkeit und breiten Anwendung von neuen diagnostischen Techniken: Solche Techniken (z. B. bildgebende Verfahren, oder Laboruntersuchungen) produzieren „Befunde" oder „Marker", die als Indikatoren für zuvor unsichtbare Risiken interpretiert werden – z. B. die reduzierte Knochendichte als Indikator für Osteoporose, oder diverse Blut-Parameter als Hinweise für Vorstufen von Fettstoffwechselstörungen oder Tumorerkrankungen. Die auf diese Weise identifizierten „präklinischen" Stadien von Erkrankungen müssen in der medizinischen Logik dann behandelt werden.[36] In ähnlicher Weise gibt es zunehmende Tests, die vage Befindlichkeitsstörungen in psychiatrisch klassifizierbare Erkrankungen transformieren. Solche Tests finden sich zur Selbstanwendung auf Internet-Webseiten, oder auch als Checklisten in Schulen und Krankenhäusern.

In einer breiteren historischen Perspektive lässt sich feststellen, dass spätestens seit dem 18. Jahrhundert auch fundamentale Phänomene von „normalem" menschlichem Leben wie Schwangerschaft, Geburt, Menopause und Altern zu medizinischen Themen und „Problemen" geworden sind, welche adäquat nur mit Hilfe medizinischer Expertise gehandhabt werden

---

35 Cook, J.: Practical Guide to Medical Education, in: *Pharmaceutical Marketing* 6 (2001), 14–22; eng nach Moynihan (2002), 888.

36 Rosenberg, Charles: What is Disease? In Memory of Owsei Temkin, in: *Bulletin of the History of Medicine* 77 (2003), 491–505.

können. Dieser Prozess wird von Kulturwissenschaftlern auch „Medikalisierung" genannt.[37] Für den Bereich, der heute eher psychischen Störungen zugeordnet wird, wären neben der sozialen Phobie als weitere Beispiele das Aufmerksamkeits-Defizit-Hyperaktivitäts-Syndrom (ADHS) und die posttraumatische Belastungsstörung (PTSD) zu nennen. Die enormen Anstiege für die Prävalenzraten von ADHS und parallel der Ritalin-Verschreibungen etwa in Großbritannien (um ca. das Neunfache im Zeitraum zwischen 1996 und 2003) sind in der Forschungsliteratur bereits kritisch thematisiert worden.[38] Zweifel sind angebracht, ob diese Zunahme wirklich nur durch die Zunahme der vermeintlich abgebildeten, unabhängig von der Etikettierung vorhandenen Zustände erklärbar ist. Das Verhalten von Kindern und Jugendlichen, bei denen ADHS diagnostiziert wird, geht ohne klare Grenzen über in Reaktionsformen von Kindern, die sich gelangweilt, frustriert, verlassen oder in anderer Weise über- bzw. unterfordert fühlen. Die nahe liegende kritische Interpretation dieser Sachlage wäre, dass die rasante Zunahme der Massenmedikation von Kindern und Jugendlichen nicht einen genuinen Anstieg der Erkrankungshäufigkeit anzeigt, sondern viel eher eine Ausweichstrategie zur Umgehung der schwierigen Aufgabe, das Familien- und Schulumfeld zu verbessern. Der Rückgriff auf eine medikamentöse Behandlung solcher Zustände vermindert die Übernahme von Verantwortung und Entwicklung von Veränderungs-Initiativen auf Seiten des sozialen Umfeldes der betroffenen Kinder und führt damit indirekt zur Verschärfung der Probleme, die mit den Medikamenten eigentlich beseitigt werden sollten.[39]

PTSD wurde offiziell in die psychiatrischen Diagnose-Manuale nach einer im Wesentlichen politischen Debatte um die Anerkennung für das Leiden der Vietnam-Veteranen eingeführt.[40] Allerdings gab es im ausgehenden 19. und beginnenden 20. Jahrhundert eine Vorgeschichte, die sich in ähnlicher Weise um den Begriff der traumatischen Neurose als Folge

---

37 Crawford, Robert: Healthism and the Medicalization of Everyday Life, in: *International Journal of Health Services* 10 (1980), 365–388.
38 Roelcke (2011); Double, Duncan: The Limits of Psychiatry, in: *British Medical Journal* 324 (2002), 900–904.
39 Ebd., 901; Rose (2006), 465–484.
40 Young, Allan: *The Harmony of Illusions. Inventing Posttraumatic Stress Disorder*, Princeton 1995.

von Eisenbahnunfällen oder Kriegs-Erschütterungen entwickelte.[41] Seit der Einführung von PTSD in das DSM-III wurde die Diagnose aber zunehmend auch auf weniger extreme Erfahrungen als diejenigen des Krieges angewendet – eine Zuschreibung und Akzeptanz, die u. a. auch mit Entschädigungsansprüchen und -zahlungen verbunden war und ist.[42] Die Medikalisierung traumatischer menschlicher Erfahrungen birgt allerdings die Gefahr, die resultierenden Zustände auf ein quasi (behandlungs-) technisches Problem zu reduzieren.[43]

Betroffenen-/ „Patienten"-Perspektive

Die enorme Zunahme der Diagnosestellungen setzt allerdings eine Akzeptanz oder gar Nachfrage von Seiten der potentiellen Nutzer solcher Deutungs- und Interventionsangebote voraus. Der breitere Kontext ist eine Kultur, in welcher Risiko, Vorsicht und Prävention zentrale Orientierungsbegriffe sind. Übergangszustände zwischen gesund/„normal" und krank/„anormal" geraten damit auch aus der Sicht der Betroffenen zu erklärungs- und behandlungsbedürftigen Zuständen durch Experten und die ihnen zur Verfügung stehenden Interventionen. Ein weiterer, sich hiermit teilweise überschneidender Kontext ist der hohe Stellenwert von Leistungsfähigkeit, Fitness und Wellness in den westlichen postindustriellen Gesellschaften. Eingeschränkte Leistungsbereitschaft oder Verstimmungszustände etwa auch nach persönlichen Krisen in Partnerbeziehungen oder am Arbeitsplatz sind in einem solchen Kontext weniger zu tolerieren als in anders konfigurierten Wertehorizonten, zumal wenn die Versprechungen ubiquitär sind, dass die Beseitigung solcher Zustände durch Einnahme von Medikamenten leicht erreichbar sei. In extremer Form führt dies zur

---

41 Thomann, Klaus-Dieter / Rauschmann, Michael: Die „posttraumatische Belastungsstörung" – historische Aspekte einer „modernen" psychischen Erkrankung im deutschen Sprachraum, in: *Medizinhistorisches Journal* 38 (2003), 103–138.
42 Young, Allan: Posttraumatic Stress-Disorder of the Virtual Kind. Trauma and Resilience in post-9/11 America, in: Sarat, Austin u. a. (Hrsg.): *Trauma and Memory. Reading, Healing, and Making Law*, Stanford 2007, 21–48.
43 Bracken, Patrick J. / Petty, Celia (Hrsg.): *Rethinking the Trauma of War*, London 1998.

Einnahme von Anti-Depressiva als „lifestyle drugs", in Antwort auf korre-
spondierende Marketing-Schlagworte wie „feel good after prozac".

Fazit

Psychiatrische Klassifikationen und Diagnosen sind, wie sich zeigt, das
Resultat von kontextabhängigen Aushandlungsprozessen zwischen einer
Reihe von direkt oder indirekt beteiligten Akteuren. Zu diesen gehören
neben den unmittelbar Betroffenen (den leidenden Menschen sowie den
Psychiatern bzw. Psychotherapeuten) ebenso eine Vielzahl weiterer Indi-
viduen und Gruppen bzw. Institutionen, wie etwa Kranken- und Renten-
versicherungen, Fachgesellschaften, pharmazeutische Industrie, politische
Instanzen.

Die historischen Kasuistiken zur Formierung der Struktur der modernen psychiatrischen Klassifikation zeigen jeweils spezifische Hierarchisie-
rungen für die in der Einleitung charakterisierten prinzipiellen vier Funktionen solcher Klassifikationen. Bei den beiden zentralen Stationen in
der Entstehung der modernen, heute gültigen Klassifikation, nämlich der
Klassifikation von Kraepelin (ca. 1900) und dem DSM-III (1980), spiel-
te die Funktion der Klassifikation für die betroffenen Patienten allenfalls
eine marginale Rolle. Die historische Analyse zeigt allerdings, dass neben
den vier eingangs identifizierten Funktionen eine fünfte eine zentrale Rolle
spielt, nämlich der unmittelbare Nutzen für die psychiatrische Profession: Im Vorfeld der Konstruktion dieser beiden zentralen Klassifikationen
befand sich die psychiatrische Profession jeweils in einer prekären Lage,
die von den Psychiatern selbst, teilweise auch von anderen beteiligten Akteuren auf elementare Schwächen der jeweils existierenden Krankheitslehre und Terminologie zurückgeführt wurde. Die Festlegung auf eine neue
Klassifikation, so zeigt sich, diente der Autorisierung einer spezifischen
Form von Krankheitsverständnis, die wiederum mit einem spezifischen, an
den Naturwissenschaften orientierten Wissenschaftsverständnis assoziiert
war. Dies wiederum war jeweils verbunden mit einer autorisierten Reduktion und Normierung von Beschreibungsmöglichkeiten für abweichendes
Erleben und Verhalten. Auf diese Weise implizieren diese und andere Formen der Klassifikation auch eine Normierung dessen, was als psychische
Störung, oder psychiatrische Krankheit gilt.

Literatur

Blashfield, Roger K.: *The Classification of Psychopathology: Neo-Kraepelinian and Quantitative Approaches*, New York 1984.

Bracken, Patrick J. / Petty, Celia (Hrsg.): *Rethinking the Trauma of War*, London 1998.

Brink, Cornelia: *Grenzen der Anstalt. Psychiatrie und Gesellschaft in Deutschland 1860–1980*, Göttingen 2010.

Cook, J.: *Practical Guide to Medical Education. Pharmaceutical Marketing* 6, 2001, 14–22.

Cooper, John, E. / Kendell, Robert E. / Gurland, Barry J. u.a.: Cross-national study of diagnosis of the mental disorders. Some results from the first comparative investigation, in: *American Journal of Psychiatry* 10 (1969), suppl., 21–29.

Crawford, Robert: Healthism and the Medicalization of Everyday Life, in: *International Journal of Health Services* 10 (1980), 365–388.

Cunningham, Andrew / Williams, Perry (Hrsg.): *The Laboratory Revolution in Medicine*, Cambridge 1992.

Decker, Hannah S.: How Kraepelinian was Kraepelin? How Kraepelinian are the Neo-Kraepelinians? – from Emil Kraepelin to DSM-III, in: *History of Psychiatry* 18 (2007), 337–360.

Double, Duncan: The Limits of Psychiatry, in: *British Medical Journal* 324 (2002), 900–904.

Engstrom, Eric J.: *Clinical Psychiatry in Imperial Germany. A History of Psychiatric Practice*, Ithaca / London 2003.

Feighner, John: The Advent of the Feighner Criteria. This Week's Citation Classic, Current Contents, in: *Social and Behavioral Sciences* 43 (1989), 14.

Feighner, John / Robins Eli / Guze Samuel P. u.a.: Diagnostic Criteria for Use in Psychiatric Research, in: *Archives of General Psychiatry* 26 (1972), 57–63.

Frank, Richard / McGuire, Thomas / Regier, Darrel u.a.: Paying for Mental Health and Substance Abuse Care, in: *Health Affairs* 13 (1994), 337–342.

Fulford, K. William: Closet Logics – Hidden Conceptual Elements in the DSM and ICD Classifications of Mental Disorders, in: Sadler, John Z. / Wiggins, Osborne P. / Schwartz, Michael A. (Hrsg.): *Philosophical Perspectives on Psychiatric Diagnostic Classification*, Baltimore 1994, 211–232.

Fulford, Bill [William] / Thornton, Tim / Graham, George (Hrsg.): *Oxford Textbook of Philosophy and Psychiatry*, Oxford 2006.

Grob, Gerald: *From Asylum to Community: Mental Health Policy in Modern America*, Princeton 1991.

Gurland, Barry / Fleiss, Joseph L. / Cooper, John E. u.a.: Cross-National Study of Diagnosis of Mental Disorders. Hospital Diagnoses and Hospital Patients in New York and London, in: *Comprehensive Psychiatry* 11 (1970), 18–25.

Harbolla, Max: *Beitrag zur Frage der direkten Vererbung von Geisteskrankheiten*, Breslau 1893.

Kaufmann, Doris: *Aufklärung, bürgerliche Selbsterfahrung und die „Erfindung" der Psychiatrie in Deutschland, 1770–1850*, Göttingen 1995.

Kessler, Ronald C. / McGonagle, K.A. / Ahao, S. u.a.: Lifetime and 12-Month Prevalence of DSM-III-R Psychiatric Disorders in the United States. Results from the National Comorbidity Survey, in: *Archives of General Psychiatry* 51 (1994), 8–19.

Klerman, Gerald: The Evolution of the Scientific Nosology, in: Shershow, John C. (Hrsg.): *Schizophrenia: Science and Practice*, Cambridge (MA) 1978, 99–121.

Klerman, Gerald / Vaillant, George E. / Spitzer, Robert: A Debate on DSM-III: Advantages of DSM-III, in: *American Journal of Psychiatry* 141 (1984), 439–453.

Klosterkötter, Joachim: Psychiatrische Klassifikation. Grundidee und bisherige Entwicklung eines unabgeschlossenen Prozesses, in: *Fortschritte der Neurologie und Psychiatrie* 67 (1999), 558–573.

Kraepelin, Emil: *Psychiatrie. Ein Lehrbuch für Studierende und Ärzte*, 5. Aufl., Leipzig 1896.

Kraepelin, Emil: *Psychiatrie. Ein Lehrbuch für Studierende und Ärzte*, 6. Aufl., Leipzig 1899.

Kramer, Morton: Some Problems for International Research suggested by Observations on Differences in first Admission Rates to Mental Hospitals of England and Wales and of the United States, in: *Proceedings of the Third World Congress of Psychiatry*, vol. 3. Toronto 1961, 153–160.

Kramer, Morton: Cross-National Study of Diagnosis of the Mental Disorders. Origin of the Problem, in: *American Journal of Psychiatry* 125 (1969), 1–11.

Mayes, Rick / Horwitz, Allan V.: DSM-III and the Revolution in the Classification of Mental Illness, in: *Journal of the History of the Behavioral Sciences* 41 (2005), 249–267.

Moynihan, Ray / Heath, Iona / Henry, David: Selling Sickness. The Pharmaceutical Industry and Disease Mongering, in: *British Medical Journal* 324 (2002), 886–891.

Rheinberger, Hans-Jörg / Hagner, Michael (Hrsg.): *Die Experimentalisierung des Lebens. Experimentalsysteme in den biologischen Wissenschaften 1850/1950*, Berlin 1993.

Roelcke, Volker: Die wissenschaftliche Vermessung der Geisteskrankheiten. Emil Kraepelins Lehre von den endogenen Psychosen, in: Heinz Schott (Hrsg.): *Meilensteine der Medizin*, Dortmund 1996, 389–395 u. 661.

Roelcke, Volker: *Krankheit und Kulturkritik. Psychiatrische Gesellschaftsdeutungen im bürgerlichen Zeitalter (1790–1914)*, Frankfurt am Main 1999.

Roelcke, Volker: Laborwissenschaft und Psychiatrie. Prämissen und Implikationen bei Emil Kraepelins Neuformulierung der psychiatrischen Krankheitslehre, in: Gradmann, Christoph / Schlich, Thomas (Hrsg.): *Strategien der Kausalität. Konzepte der Krankheitsverursachung im 19. und 20. Jahrhundert*, Pfaffenweiler 1999, 93–116.

Roelcke, Volker: Naturgegebene Realität oder Konstrukt? Die Debatte über die „Natur" der Schizophrenie, 1906 bis 1932, in: *Fundamenta Psychiatrica* 14 (2000), 44–53.

Roelcke, Volker: Die Entwicklung der Psychiatrie zwischen 1880 und 1932: Theoriebildung, Institutionen, Interaktionen mit zeitgenössischer Wissenschafts- und Sozialpolitik, in: Bruch, Rüdiger vom / Kaderas, Brigitte (Hrsg.): *Wissenschaften und Wissenschaftspolitik. Bestandsaufnahmen zu Formationen, Brüchen und Kontinuitäten im Deutschland des 20. Jahrhunderts*, Stuttgart 2002, 109–124.

Roelcke Volker: Unterwegs zur Psychiatrie als Wissenschaft: Das Projekt einer „Irrenstatistik" und Emil Kraepelins Neuformulierung der psychiatrischen Klassifikation. In: Engstrom, Eric / Roelcke, Volker (Hrsg.): *Psychiatrie im 19. Jahrhundert. Forschungen zur Geschichte von psychiatrischen Institutionen, Debatten und Praktiken im deutschen Sprachraum*, Basel 2003, 169–188.

Roelcke, Volker: Psychiatrische Diagnosen im Wandel: Soziale und kulturelle Dimensionen bei der Deutung und Prävalenz psychischer Störungen in historischer Perspektive, in: Freytag, Holger / Krahl, Gordon / Krahl, Christina / Thomann, Klaus-Dieter (Hrsg.): *Psychotraumatologische Begutachtung. Gesellschaftlicher Hintergrund, klinisches Bild psychischer Störungen, psychiatrische und psychologische Begutachtung*, Frankfurt am Main 2011, 25–48.

Rose, Nicolas: Disorders without Borders? The Expanding Scope of Psychiatric Practice, in: *Biosocieties* 1 (2006), 465–484.

Rosenberg, Charles: What is Disease? In Memory of Owsei Temkin, in: *Bulletin of the History of Medicine* 77 (2003), 491–505.

Rosenhan, David: On being Sane in Insane Places, in: *Science* 179 (1973), 250–258.

Sabshin, Melvin: Turning Points in Twentieth-Century American Psychiatry, in: *American Journal of Psychiatry* 147 (1990), 1267–1274.

Scheff, Thomas: The Labeling Theory of Mental Illness, in: *American Sociological Review* 39 (1974), 444–452.

Schmiedebach, Heinz-Peter: Eine „anti-psychiatrische Bewegung" um die Jahrhundertwende, in: Dinges, Martin (Hrsg.): *Medizinkritische Bewegungen im Deutschen Reich*, Stuttgart 1996, 127–159.

Sioli, Emil: Über direkte Vererbung von Geisteskrankheiten, in: *Archiv für Psychiatrie und Nervenkrankheiten* 16 (1885).

Spitzer, Robert / Endicott, Jean / Robins, Eli: Critical Criteria for Psychiatric Diagnosis and DSM-III, in: *American Journal of Psychiatry* 132 (1975), 1187–1192.

Stein, Murray B. / Gormann, Jack M.: Unmasking Social Anxiety Disorder, in: *Journal of Psychiatry and Neurosciences* 26 (2001), 185–189.

Szasz, Thomas: *The Myth of Mental Illness*, New York 1961.

Thomann, Klaus-Dieter / Rauschmann, Michael: Die „posttraumatische Belastungsstörung" – historische Aspekte einer „modernen" psychischen Erkrankung im deutschen Sprachraum, in: *Medizinhistorisches Journal* 38 (2003), 103–138.

WHO (World Health Organization): *Report of the International Pilot Study of Schizophrenia*, Volume I, Genf 1973.

Wilson, M.: DSM-III and the Transformation of American Psychiatry. A History, in: *American Journal of Psychiatry* 150 (1993), 399–410.

Young, Allan: *The Harmony of Illusions. Inventing Posttraumatic Stress Disorder*, Princeton 1995.

Young, Allan: Posttraumatic Stress-Disorder of the Virtual Kind: Trauma and Resilience in post-9/11 America, in: Sarat, Austin u. a. (Hrsg.): *Trauma and Memory: Reading, Healing, and Making Law*, Stanford 2007, 21–48.

Hans-Joachim Hannich

Außerhalb der Norm – Fragen zum Umgang mit der Unverfügbarkeit schwerstbehinderter Patienten

Abstract

Im Mittelpunkt der Betrachtung stehen neurologisch schwerstbehinderte Patienten mit der Diagnose „Wachkoma". Aus beziehungstheoretischer Sicht ist ihr wesentliches Merkmal das der Unerreichbarkeit und Unverstehbarkeit von außen. Beobachtungen von Betreuenden, die auf eine Erlebensfähigkeit des Patienten hinweisen, können nur mit einer großen Irrtumswahrscheinlichkeit interpretiert werden. Der Umgang mit dem Unverstandenen fordert Verstehensformen, die im Anschluss an die Phänomenologie Karl Jaspers um ein existentielles Verstehen des Gegenübers bemüht sind. Es beinhaltet die Bereitschaft zum Perspektivwechsel mit Bezugnahme zur Innenwelt des anderen sowie empathische Einfühlung. Aus diesem Vorgehen resultiert ein „essayistisches" Bild von der Lebenswirklichkeit des Menschen im Wachkoma. Es ermöglicht die Formulierung von Behandlungsansätzen, um die das bestehende Therapiespektrum für diese Patienten erweitert werden kann. Ein Beispiel daraus wird anhand einer Kasuistik vorgestellt.

„Der Patient liegt wach da mit offenen Augen. Der Blick starrt geradeaus und gleitet ohne Fixationspunkte verständnislos hin und her. Auch der Versuch, die Aufmerksamkeit hinzulenken, gelingt nicht oder höchstens spurweise. Ansprechen, Anfassen erweckt keinen sinnvollen Widerhall [...]. Trotz Wachsein ist der Patient unfähig zu sprechen, zu erkennen, sinnvolle Handlungsformen erlernter Art durchzuführen. Dagegen bleiben bestimmte vegetative Elementarfunktionen wie etwa das Schlucken erhalten. Daneben treten die bekannten frühen Tiefenreflexe (motorische Primitiv-Reaktionen) hervor."[1]

Mit diesen Worten beschreibt Ernst Kretschmer (1888–1964) im Jahre 1940 erstmals in der *Zeitschrift für die gesamte Neurologie und Psychiatrie*

---

1 Kretschmer, Ernst, zit. in Schwörer, Christa: *Der apallische Patient. Aktivierende Pflege und therapeutische Hilfe im Langzeitbereich*, Stuttgart / Jena / New York 1995, 3.

das Krankheitsbild des apallischen Syndroms. Es ist gekennzeichnet durch den Ausfall aller Großhirnfunktionen bei gleichzeitigem Absinken des zerebralen Funktionsniveaus auf die Mittelhirnebene. Bei vermuteter Wachheit geht Kretschmer von der Unfähigkeit aus, dass der Patient mit seiner Umwelt in sinnvollen Kontakt treten könne bzw. gezielt auf sie reagieren könne.

In einer Monographie stellt Gerstenbrand[2] das Krankheitsbild des apallischen Syndroms ausführlich dar. Er beschreibt seinen Verlauf von seiner Entstehung (z. B. als Folge von massiven Hirndurchblutungsstörungen, von akuten exogenen oder endogenen Intoxikationen, von traumatologischen Einwirkungen auf das Gehirn oder von Hirntumoren) bis in die Remissionsstadien und gibt Hinweise zum therapeutischen Vorgehen. Auch betont er die Notwendigkeit einer möglichst früh einsetzenden aktiven Neurorehabilitation. Für das Vollbild des apallischen Syndroms, in dem der Patient wach, aber ohne Großhirnleistungen ist, prägt Gerstenbrand den Begriff des Koma vigile. Er hat sich in seiner Übersetzung als *Wachkoma* in den achtziger Jahren im deutschen Sprachraum eingebürgert.

Die Bezeichnung *persistent vegetative state*, mit der dieser Zustand in der anglo-amerikanischen Literatur benannt wird, geht auf Jennett und Plum[3] zurück. In ihrem Artikel zu diesem Thema begründen sie ihre Entscheidung für diese Terminologie:

> „It describes behaviour, and it is only data about behaviour which will always be available and in every patient, because such observations are independent of special procedures such as EEG and measurements of cerebral blood-flow or metabolism […]. What is common to all patients in this vegetative, mindless state is that […] the cerebral cortex is not functioning."[4]

Da der von den Autoren eingebrachte Begriff „persistent" eine Irreversibilität des Zustandes unterstellt, wird seine Gültigkeit zunehmend in Frage gestellt. Grund dafür sind die Erfahrungen im klinischen Alltag, die für die Wandelbarkeit dieses Zustandes und für das Durchlaufen von Remissionsphasen sprechen. Demgemäß wird empfohlen, den Zusatz „persistent" bei

---

2   Gerstenbrand, Franz: *Das traumatische apallische Syndrom*, Wien 1967.
3   Jennett, Bryan / Plum, Fred: Persistent Vegetative State after Brain Damage. A Syndrome in Search of a Name, in: *The Lancet* 299 (1972), 734–737.
4   Ebd., 736–737.

der Diagnosestellung fallen zu lassen und sich stattdessen auf den Terminus *vegetative state* zu beschränken.[5]

Im weiteren Bemühen, das als Folge einer schweren Hirnverletzung auftretende Krankheitsbild näher zu beschreiben, schlagen Giacino, Zasler und andere[6] die Termini *minimally responsive state* und *minimally conscious state* vor. Sie versuchen damit auf die bei den neurologisch schwer beeinträchtigten Patienten erkennbaren mimischen Reaktionen aufmerksam zu machen und sie zusätzlich definitorisch abzubilden. Diese Begriffsbestimmung wird kontrovers diskutiert. Strittig ist, ob Patienten im minimally responsive state mit solchen im Koma oder vegetative state verglichen werden können oder ob es sich um eine gänzlich andere Patientengruppe handelt, die zu höheren motorischen und kognitiven Bewusstseinsleistungen als die Bezugsgruppe in der Lage ist.

Die Diskussion um die genaue Definition des neurologischen Störungsbildes spiegelt die differentialdiagnostischen und prognostischen Unsicherheiten im klinischen Alltag wider. So wird in der Literatur davon berichtet, dass die Fehldiagnose bei einem vegetative state trotz verbesserter technischer Diagnosemöglichkeiten bis zu 43% beträgt.[7] Auch gibt es Übergänge aus dem Komazustand in nicht-ansprechbare Verhaltenszustände und Krankheitsbilder wie z. B. dem Locked-in-Syndrom, dem akinetischen Mutismus oder dem dissoziierten Stupor, die eine definitorische Abgrenzung des einen von den anderen Störungsbildern schwierig macht.[8]

---

5 *Multi-Task-Force on PVS,* Medical Aspects of the Persistent Vegetative State, in: *The New England Journal of Medicine 330* (1994), 1499–1508; sowie Andrews, Keith: International Working Party Report on the Management of the Vegetative State: Summary Report, in: *Brain Injury 10,* 11 (1996), 797–806.

6 Giacino, Joseph T / Zasler, Nathan D.: Outcome after Severe and Traumatic Brain Injury: Coma. The Vegetative State and the Minimally Responsive State, in: *Journal of Head Trauma Rehabilitation* 10 (1995), 40–56; sowie Giacino, Joseph u. a.: The Minimally Conscious State. Definition Diagnostic Criteria, in: *Neurology* 58 (2002), 249–353.

7 Andrews, Keith u. a.: Misdiagnosis of the Vegetative State. Retrospective Study in a Rehabilitation Unit, in: *British Medical Journal* 313 (1996), 13–16.

8 Zieger, Andreas: Das Komaproblem als wissenschaftliche, geistige und praktische Herausforderung einer integrierten Human-und Neurowissenschaft im 21. Jahrhundert, in: *Mitteilungen der Luria-Gesellschaft. Halbjahresschrift zu*

Die Unsicherheit in der exakten Beschreibung, die sich in der Begriffsvielfalt – vom apallischen Syndrom über coma vigile bzw. Wachkoma bis hin zu vegetative state und minimally conscious state – äußert, ist demnach kein sprachliches Problem. Sie spiegelt vielmehr die offensichtliche Schwierigkeit wider, selbst mithilfe moderner technischer Möglichkeiten die Daseinsform von schwerkranken Menschen zu beschreiben, zu denen der Zugang von außen verschlossen scheint.

Mein folgender Beitrag befasst sich nun mit dieser Personengruppe und mit der Frage der Kontaktaufnahme und Beziehungsanbahnung zu ihr. Er handelt damit auch von Daniel, einem 22-jährigen Patienten mit der Diagnose apallisches Syndrom bei hypoxischem Hirnschaden und ARDS in Folge eines Verkehrsunfalls. Laut des ärztlichen Befundes gilt Daniel als austherapiert. Er besagt:

> „Das EEG zeigt schwerste Allgemeinveränderungen, es besteht jedoch eine Reaktion auf akustische Reize als Hinweis für eine kortikale Restfunktion. Davon abgesehen, kann man davon ausgehen, dass die höheren kortikalen Funktionen vollständig erloschen sind. Bei Daniel ist nicht mehr mit einer Reversibilität des jetzigen Zustands zu rechnen."

Ich lernte Daniel im Rahmen eines Forschungsprojektes kennen, das sich mit Fördermöglichkeiten zur Entwicklung kognitiver Hirnleistung bei Wachkomapatienten befasste. Er soll zum Ausgangspunkt der folgenden Überlegungen werden.

1. Das Problem der Unverfügbarkeit

In einer Studie zur Betreuungssituation von Wachkoma- und Langzeitpatienten[9] beschreiben Therapeuten und Angehörige ihre Eindrücke von den ihnen Anvertrauten. So fasst ein behandelnder Arzt die Lebensform des Menschen im Wachkoma folgendermaßen zusammen:

Problemen der Neuropsychologie und Neurorehabilitation in Medizin, Psychologie, Behindertenpädagogik und Logopädie 8 (2001), 5–39.

9   Prakke, Helena / Schröer-Mollenschott, Claudia / Bienstein, Christel: *Modellprojekt zur Entwicklung, Implementierung und Evaluation von Förderungs- und Lebensgestaltungskonzepten für Wachkoma- und Langzeitpatienten im ambulanten und stationären Bereich anhand von zu entwickelnden Qualitätskriterien.* Abschlußbericht, Universität Witten-Herdecke, Witten 1998.

„Sie geben uns viele Fragen, kaum Antworten. Weisen Sie uns darauf hin, dass der Mensch auch in anderen als den gängigen Lebensformen wertvolle Impulse an uns weitergibt? Weisen Sie uns darauf hin, dass wir uns […] auf langsamere Tempi, einlassen müssen? Weisen Sie uns darauf hin, dass wir unsere Wahrnehmung auf nicht erfolgsorientierte Begegnungen schärfen sollten? Viele Fragen, kaum Antworten."[10]

Frau P., eine Angehörige, berichtet auf die Frage, was ihr durch einen Verkehrsunfall wachkomatöser Mann wohl wahrnehme und erlebe:

„Ich hab das immer mal versucht nachzuvollziehen: Im tiefsten Inneren hat er schon was gespürt, aber das nicht auf die Reihe gekriegt. So wie: Da war was, da ist was, das ich kenne, das kommt mir vertraut vor, aber nicht erkennen können, was. […] Dass er nicht raus kann aus seinem Gefangensein."[11]

Und die Betreuerin von Esther, einer 24-jährigen Patientin, sagt:

„Das hatten wir so vor einem halben Jahr, dass sie vegetative Phasen mit Schweißausbrüchen hatte und man sich auch einbildete, dass das teilweise ihre Reaktionen auf Gespräche im Tagesverlauf waren. Aber was wirklich von ihr rüberkommt, ob sie was damit mitteilen will, das wissen wir nicht."[12]

Diese Aussagen bestätigen die Einschätzungen von Therapeuten und Angehörigen von Wachkomapatienten (s. Abb. 1). In einer Untersuchung zur Lebensqualität dieser Patientengruppe sahen die befragten Personen Wachkomapatienten weitgehend übereinstimmend als lebendig und wahrnehmend an und vor allem die Therapeuten hielten sie für vollwertige Personen. Inwieweit sie aber aktiv oder reaktiv agieren, darüber bestehen geteilte Meinungen.[13]

---

10 Ebd., 335.
11 Ebd., 268.
12 Ebd., 72.
13 Müller, Ulrike: *Qualitätskriterien in der Betreuung von Wachkoma- und Langzeitpatienten – eine Studie zur Versorgungsforschung*, Greifswald 2004, 38.

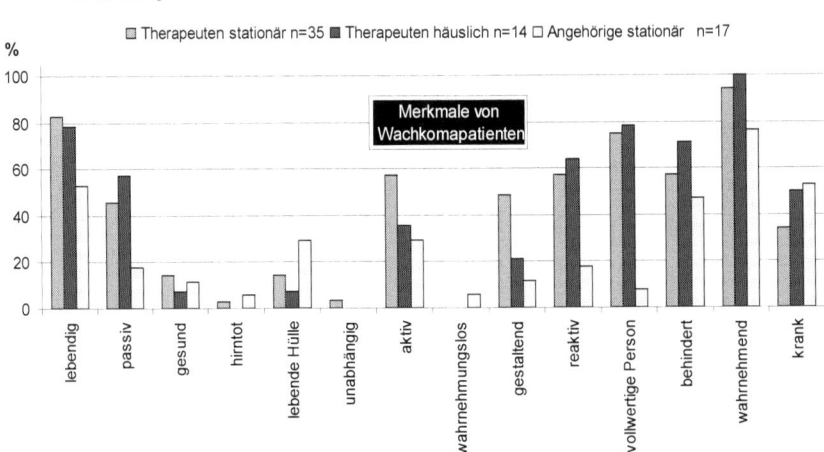

Abb. 1: Einschätzung von Therapeuten und Angehörigen zur Daseinsform von Wachkoma-Patienten.

Grund dafür ist, dass sich der Patient als Folge seiner schweren Beeinträchtigung der gewohnten und bekannten Formen der Beziehungs- und Kontaktaufnahme entzieht. Er wird dadurch zum Repräsentanten des Fremden und Andersartigen. Durch seine Unerreichbarkeit wirft er den Helfer auf sich selbst, in einen Zustand der fragenden Ungewissheit zurück.

Diese Unerreichbarkeit trifft im Übrigen nicht nur für Menschen im Wachkoma zu. Es ist zu bedenken, dass sie eine zutiefst menschliche Wesensform darstellt: Schlussendlich lebt jeder Mensch aus einem existentiellen Kern der Unverfügbarkeit. An diesem Ort jenseits der Grenze der Erreichbarkeit ist der Mensch für den Phänomenologen und Psychiater Karl Jaspers ganz er selbst. Dort – so Jaspers – wird das Dasein zum Selbstsein.[14]

Diesem Gedankengang folgend können wir postulieren, dass bei schwerstbehinderten Menschen die Grenze der Unerreichbarkeit weit nach vorne vorverlegt ist. Ihr Dasein ist auf das rein Körperliche reduziert, während das weite Feld des Selbst hinter der Erreichbarkeitsgrenze im Verborgenen bleibt.

---

14 Jaspers, Karl: *Allgemeine Psychopathologie,* Berlin / Göttingen / Heidelberg ⁶1953, 256.

2. Der Umgang mit dem Unverstandenen

Die Herausforderung, der wir uns im Gegenüber mit schwerstbehinderten Menschen konfrontiert sehen, ist die, auf das Unverstandene ihrer Existenz zu reagieren. Wir sind dabei auf Konstruktionen angewiesen, wie die Wirklichkeit des anderen beschaffen sein könnte. Häufig dienen uns – wie die obigen Aussagen von Betreuern zeigen – sichtbare Körperzeichen um Vermutungen über deren mögliche Bedeutung anzustellen. Das Agieren an der Verstehensgrenze mit seinen Deutungsversuchen kann der Realität des anderen entsprechen, muss es aber nicht: Es kann so sein, es kann aber auch ganz anders sein, es gibt kein erstes und kein letztes Wort.

Schließlich können die hergestellten Deutungszusammenhänge möglicherweise sogar mehr über den Deutenden selbst aussagen, als über das zu deutende Gegenüber. Sie sind damit den Ergebnissen projektiver Testverfahren in der Psychologie wie etwa dem Rorschach-Test nicht unähnlich, indem sie Hinweise auf die Person des Zuordnenden geben, etwa in Hinsicht auf ihr Vorverständnis vom Menschen, auf ihren Erkenntnisstand und letztlich auf ihr Bewusstsein.

Das hat Konsequenzen, die Dörner[15] an einem Alltagsbeispiel erläutert und die ich auf den Wachkoma-Patienten übertragen möchte. Dörner führt aus, dass der Eindruck, zwischen zwei Personen X und Y spiele sich nur wenig bewusstes Sein ab, an der einen (Y), genauso gut aber auch an der anderen (X) liegen kann. Y kann aufgrund dieses Empfindens nicht behaupten: „Herr/Frau X ist gefühllos." Grund dafür ist, dass niemand wissen kann, was Herr/Frau X mit seiner/ihrer Privatsache der Gefühle und Wahrnehmungen macht, was er/sie davon bei sich behält bzw. zeigt. Zweitens kann Y in seiner/ihrer Wahrnehmung zu unsensibel oder von Wahrnehmungsfehlern eingeschränkt sein, um X zu erreichen. Korrekt wäre dann zu sagen: „Ich (Y) bekomme keinen Draht zu X, ich erlebe mich in Bezug auf ihn/sie gefühllos."

Bezogen auf den Patienten im apallischen Syndrom heißt das: Wenn ich dem anderen das „Fehlen zur sinnvollen Reaktion auf Ansprache und

---

15 Dörner, Klaus: Leben mit Be-wusst-sein, in: Bienstein, Christel / Fröhlich, Andreas (Hrsg.): *Bewusstlos. Eine Herausforderung für Angehörige, Pflegende und Ärzte*, Düsseldorf 1994, 10–16.

Berührung bzw. zur eigenen Kontaktaufnahme zur Umwelt", wie es die
gültigen Diagnosekriterien vorschlagen,[16] attestiere, kann das auch heißen,
dass *mir* die Fähigkeiten zur Kontaktaufnahme bzw. zur sinnvollen Reaktion auf seine/ihre Ansprache fehlen. Diese Kriterien sind Zuschreibungen
von außen über Vorgänge, die nur subjektiv entscheidbar sind.

Auch die modernen bildgebenden Verfahren helfen hier nicht weiter. Sie
können etwas mehr Licht in die „black box" des Innenlebens bringen. Sie
machen aus ihr etwas Ähnliches wie eine „blue box".[17]

Das Unverstandene und der Umgang damit werden zum bestimmen-
den Thema, mit dem sich Karl Jaspers (1883–1969) in seiner berühmten
Schrift zur „Allgemeinen Psychopathologie" beschäftigte. Er sieht das Unverstandene auf der einen Seite

> „in den Antrieben, den biologischen und somatischen Tatsachen [...]; es ist so-
> wohl in allem normalen Leben gegenwärtig wie abweichend in kranken Verfas-
> sungen und Prozessen. Das Unverstandene ist nach der Seite der Existenz [die]
> Grunderfahrung, wenn aus der empirischen Situation die Grenzsituation wird,
> welche das Dasein erweckt zum Selbstsein."[18]

Für das Unverstandene aufgrund der somatischen Tatsachen führt er das
Erklären als die empirische Verstehensform an, die andere Seite, die auf
dem Selbstsein der menschlichen Existenz beruht, erfordert aus seiner
Sicht das existentielle Verstehen. Während das Erklären Kausalzusammen-
hänge herstellt, bezieht sich das „existentielle Verstehen" auf den Versuch
der „Erkenntniserhellung, in der die eigentliche Wirklichkeit berührt wird,
indem man erinnert, aufmerksam macht, offenbar werden lässt".[19] Auf-
geschlossenheit für den anderen, Beobachtungs- und Anschauungsgabe,
die Bereitschaft zum Perspektivwechsel mit Bezugnahme zur Innenwelt
des anderen sowie empathische Einfühlung sind die daraus abzuleitenden
Erfordernisse.

16 Vgl. Multi-Task-Force (1994).
17 Linke, Detlef: Tod und Unsterblichkeit, in: Resch, Andreas (Hrsg): *Veränderte
   Bewusstseinszustände, Träume, Trance, Ekstase*, Innsbruck 1990, 118–134.
18 Jaspers (1953), 256.
19 Ebd., 256.

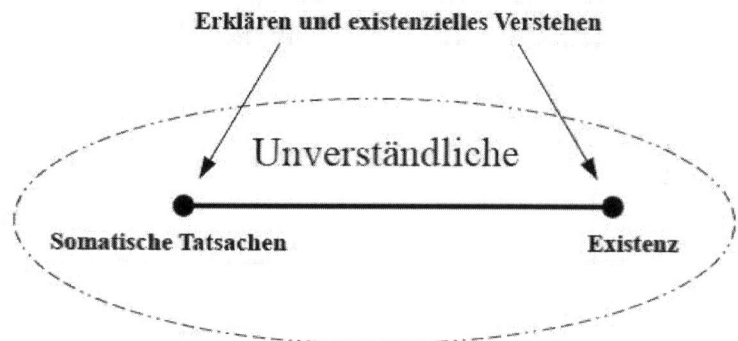

Abb. 2: Verstehensformen für den Umgang mit dem Unverstandenen nach Jaspers.

Unschwer ist zu erkennen, dass die eingangs vorgestellte Befundung von Daniel („Das EEG zeigt schwerste Allgemeinveränderungen, es besteht jedoch eine Reaktion auf akustische Reize als Hinweis für eine kortikale Restfunktion [...]") der empirisch ausgerichteten Realitätssuche entspricht. Aus existentieller Perspektive könnte Daniels Position beschrieben werden als

> „eine aktive, bis auf tiefste Bewusstseinsebenen und Kernzonen des autonomen Körperselbst zurückgenommene Lebensform am Rande des Todes. Das Koma hat Schutzfunktion und ermöglicht es dem Menschen, angesichts eines überwältigenden Traumas ganz bei sich zu sein. Es kann ein Stadium im Sterbeprozess sein. Es kann aber auch Ausgangspunkt neuen, anderen Lebens und der Wiedergewinnung von neuer Identität werden."[20]

Diese literarische Beschreibung entspricht eher der Form eines Essays als vorwärtstastender Versuch, die Wirklichkeit des Anderen zu erfragen. Sie versteht das zu erfassende Leben im Wachkoma als eine Möglichkeitsform menschlichen Seins. Es ist „pathische Kreation des Lebens"[21], bedingt

---

20 Zieger, Andreas: *Der hirngeschädigte Mensch im Spannungsfeld von Beziehungs- und Biomedizin, Vortragsmanuskript zum Symposium „Die Versorgung des apallischen Patienten"*, Greifswald 2000, 4.
21 Pieringer, Walter: Theorien und Methoden der Humanmedizin, in: *Ders. / Ebner, F. (Hrsg.): Zur Philosophie der Medizin*, Wien / New York 2000, 55–88: 78.

durch das Eingebundensein des Menschen in die Grenzen von Geburt und Tod. Von ihr wird der Betroffene in seiner Gänze – in seinen körperlich-leiblichen, seelisch-geistigen und sozialen Bezügen erfasst.

Natürlich haben im medizinischen Kontext gebildete Verstehensurteile Behandlungskonsequenzen. Damit komme ich zu meinem nächsten Punkt, der sich mit den therapeutischen Antworten auf das im Wachkoma sich präsentierende Unverfügbare befasst.

3. Antwortmöglichkeiten

„Bei Daniel ist nicht mehr mit einer Reversibilität des jetzigen Zustands zu rechnen." – so lautet die Schlussfolgerung, in die die empirisch begründete Wahrheitssuche einmündet. Welche möglichen Antworten lassen sich daraus ableiten?

Hierzu äußert sich der Neurochirurg Andreas Zieger folgendermaßen:

> „Auch heute werden immer noch Menschen im Koma oder Wachkoma liegen gelassen oder in unzureichend ausgestatteten Heimen verwahrt [...]. Im Rahmen des bioethischen Diskurses wird heute auch wieder offen ein Nahrungsentzug [...] gefordert, etwa durch vorzeitiges Entfernen der Magensonde."[22]

Besonders problematisch sieht er im Rahmen der Bioethik-Konvention Diskussionen an, Menschen im Wachkoma aufgrund ihrer Nicht-Einwilligungsfähigkeit zu Forschungszwecken freizugeben.

Das Verständnis der phänomenologisch-verstehenden Konzeption die schwere Behinderung als eine bis auf Kernzonen zurückgenommene Daseinsform zu begreifen, hat zur Entwicklung so genannter beziehungsmedizinischer Behandlungsansätze für die Frührehabilitation und soziale Integration von Menschen im Wachkoma beigetragen. Grundprinzip ist die vorurteilslose aktive Förderung und Unterstützung des „schwachen" Lebens durch

- Vermittlung von Körper-Erfahrungen des Sich-selbst-Spürens: Aus dem Körper, den ich habe, wird durch Bewegung der Leib, der ich bin. Das eigenleibliche Spüren der zugehörigen Bewegungsmuster ist Grundlage der Entwicklung des Selbst-Bewusstseins.

---

22 Zieger, Andreas: Der neurologisch schwerstgeschädigte Mensch im Spannungsfeld zwischen Bio- und Beziehungsmedizin, in: *Intensivmedizin* 10 (2002), 261–274: 262.

– Beziehungsanbahnung: Sie findet im Zwischenmenschlichen statt, wo der Mensch nicht nur als Subjekt handelt oder als Objekt behandelt wird, sondern einen Dialog mit einem anderen eingeht. Die Wahrnehmung der körperlichen Antworten des Patienten auf jedes Beziehungsangebot von außen ist dabei ein zentrales Moment. Sie ist Grundlage für die Entwicklung körpernaher Interaktionen.

– Orientierung am Prozess: Bewegung wird als Grundform alles Lebendigen verstanden. Wesentlich ist damit, dass man sich in der Begegnung am Prozess orientiert. Die Mit-Bewegung mit den Lebensbewegungen des Gegenübers – und seien sie auch noch so rudimentär – sowie die sensible Wahrnehmung der parallel ablaufenden eigenen Selbstbewegung werden zum analogen Grundprinzip der Behandlung. Nicht das Resultat ist wichtig, sondern, dass dem Unbekannten genügend Zeit und Raum zur Entfaltung zur Verfügung gestellt wird.

Am ehesten kann man diesen Zugang mit dem liebevollen Handlungsdialog zwischen dem Säugling und der ihm zärtlich zugewandten Mutter vergleichen. Durch die „Spiegelung" entsteht Sicherheit und Vertrauen als Voraussetzung für Entwicklung. Die Mutter unterstützt bei dem Prozess des Sich-Aufeinander-Einstimmens auf leiblicher Ebene so genannte Spiegelneurone. Im prämotorischen Cortex lokalisiert werden sie aktiviert, wenn der Mensch Bewegungen von lebendigen Akteuren als zielgerichtete Handlungen wahrnimmt. Sie sind somit der im Leiblichen fundierte Resonanzboden, auf dem die Bewegungen anderer in unserem Körper eigene Handlungen initiiert. Dementsprechend wird das Gehirn auch zunehmend als hochkomplexes „soziales oder Beziehungsorgan" bezeichnet.[23]

Zum Abschluss meiner Ausführungen möchte ich den Kreis schließen, indem ich wieder auf Daniel zu sprechen komme

4. „Willkommen zum Kartoffelschälen"

Als austherapiert geltend wurde Daniel in eine Modelleinrichtung für Menschen mit erworbenen Hirnschädigungen verlegt. Dort wurden seine rudimentären Teilhabemöglichkeiten am Leben konsequent durch

---

23 Fuchs, Thomas: *Das Gehirn – ein Beziehungsorgan. Eine phänomenologisch-ökonomische Konzeption*, Stuttgart 2007, 21.

die Umsetzung der gerade beschriebenen Prinzipien auf allen zwischenmenschlichen Ebenen gefördert. Insbesondere sprach Daniel auf musik-
therapeutische Angebote an. Das therapeutische Vorgehen bestand darin
seine spontanen Lautäußerungen aufzugreifen und musikalisch wider-
zuspiegeln. Die musikalische Antwort wurde zum Mittler zwischen ihm
und den Musiktherapeuten und zu einer Ebene, auf der er ihm als Teil
seiner Außenwelt begegnen konnte. Ob und wann das geschehen sollte,
bestimmte Daniel selbst.

Da die Therapiestunden im Rahmen einer wissenschaftlichen Studie aufgenommen wurden[24], konnte Daniels Entwicklung langfristig festgehalten
werden. In den ersten Sitzungen gibt Daniel Laute von sich, erscheint dabei
aber auf sich allein bezogen und isoliert zu sein. Der Therapeut nimmt
dennoch diese Äußerungen auf und spiegelt sie Daniel in Form musikali-
scher Improvisation wieder. Allmählich entsteht dadurch ein dialogisches
Miteinander zwischen Daniels Lautierungen und der musikalischen Antwort darauf. Beide – Patient wie Therapeut – finden auf diese Weise zu
einem gemeinsamen Spiel zusammen, dem sie mit den ihnen zur Verfügung
stehenden Mitteln Ausdruck geben: Daniel über seine Stimme, der Therapeut über das Musikinstrument. Am Ende der Begegnungen wird es Daniel
sogar möglich, zunehmend situationsbezogen zu reagieren. So lacht er laut
auf, als ihn sein Therapeut in einer solchen neckend statt „zur Musik" zum
„Kartoffelschälen" willkommen heißt. Er zeigt damit, dass er zwischen der
einen und den anderen Situation durchaus unterscheiden kann.

Herkenrath kommentiert diese Entwicklung mit folgenden Worten:

> „Daniel und seine Mitbewohner sind darauf angewiesen, dass wir die Existenz
> ihres Bewusstseins in unserer Vorstellung zulassen und nicht aufgrund erkennba-
> rer Einschränkungen und eigener Unwissenheit leugnen. Erst dann werden solche
> Ereignisse möglich und zu Begegnung mit Menschen, deren Lebenswelt auch im
> Zeitalter modernster Medizintechnik noch weitgehend unerforscht ist."[25]

---

24 Herkenrath, Ansgar: *Begegnung mit dem Bewusst-Sein von Menschen im
Wachkoma. Darstellung und Untersuchung von Bewusstsein und Entwicklung
kognitiver Gehirnleistung von Menschen im Wachkoma am Beispiel der Begegnung in der Musiktherapie*, Witten 2004.

25 Herkenrath, Ansgar: *Musiktherapie mit Menschen im Wachkoma*, http://www.
musiktherapie-wachkoma.de/Fallbeispiel.

Diese Sätze zeigen, dass die Pilatus-Frage aus dem Johannesevangelium 18:38 „Was ist Wahrheit?" für diese Patientengruppe weiterhin unbeantwortet ist. Das trifft auch für viele andere Bereiche der Medizin und der Wissenschaften zu, in denen diese Frage offen ist und möglicherweise immer bleiben wird.

Literatur

Andrews, Keith: International Working Party Report on the Vegetative State: Summary Report, in: *Brain Injury* 10,11 (1996), 797–806.

Andrews, Keith u. a.: Misdiagnosis of the Vegetative State. Retrospective Study in a Rehabilitation Unit, in: *British Medical Journal* 313 (1996), 13–16.

Dörner, Klaus: Leben mit Be-wusst-sein, in: Bienstein, C. / Fröhlich, A. (Hrsg.): *Bewusstlos. Eine Herausforderung für Angehörige, Pflegende und Ärzte*, Düsseldorf 1994, 10–16.

Fuchs, Thomas: *Das Gehirn – ein Beziehungsorgan. Eine phänomenologisch-ökonomische Konzeption*, Stuttgart 2007.

Gerstenbrand, Franz: *Das traumatische apallische Syndrom*, Wien 1967.

Giacino, Joseph T. / Zasler, Nathan D.: Outcome after Severe and Traumatic Brain Injury: Coma. The Vegetative State and the Minimally Responsive State, in: *Journal of Head Trauma Rehabilitation* 10 (1995), 40–56.

Giacino, Joseph T. u. a.: The Minimally Conscious State. Definition Diagnostic Criteria, in: *Neurology* 58 (2002), 249–353.

Herkenrath, Ansgar: *Begegnung mit dem Bewusst-Sein von Menschen im Wachkoma. Darstellung und Untersuchung von Bewusstsein und Entwicklung kognitiver Gehirnleistung von Menschen im Wachkoma am Beispiel der Begegnung in der Musiktherapie*, Witten 2004.

Herkenrath, Ansgar: *Musiktherapie mit Menschen im Wachkoma*, http:// www.musiktherapie-wachkoma.de/Fallbeispiel.

Jaspers, Karl: *Allgemeine Psychopathologie*, Berlin / Göttingen / Heidelberg [6]1953.

Jennett, Bryan / Plum, Fred: Persistent Vegetative State after Brain Damage. A Syndrome in Search of a Name, in: *The Lancet* 299 (1972), 734–737.

Linke, Detlef: Tod und Unsterblichkeit, in: Resch, Andreas (Hrsg): *Veränderte Bewusstseinszustände, Träume, Trance, Ekstase*, Innsbruck 1990, 118–134.

Müller, Ulrike: *Qualitätskriterien in der Betreuung von Wachkoma- und Langzeitpatienten – eine Studie zur Versorgungsforschung*, Greifswald 2004.

Multi-Task-Force on PVS, Medical Aspects of the Persistent Vegetative State, in: *The New England Journal of Medicine* 330 (1994), 1499–1508.

Pieringer, Walter: Theorien und Methoden der Humanmedizin, in: Ders. / Ebner, F. (Hrsg.): *Zur Philosophie der Medizin*, Wien / New York 2000, 55–88.

Prakke, Helena / Schröer-Mollenschott, Christel / Bienstein, Claudia: *Modellprojekt zur Entwicklung, Implementierung und Evaluation von Förderungs- und Lebensgestaltungskonzepten für Wachkoma- und Langzeitpatienten im ambulanten und stationären Bereich anhand von zu entwickelnden Qualitätskriterien. Abschlußbericht*, Universität Witten-Herdecke, Witten 1998.

Schwörer, Christa: *Der apallische Patient. Aktivierende Pflege und therapeutische Hilfe im Langzeitbereich*, Stuttgart / Jena / New York ³1995.

Zieger, Andreas: *Der hirngeschädigte Mensch im Spannungsfeld von Beziehungs- und Biomedizin*, Vortragsmanuskript zum Symposium „Die Versorgung des apallischen Patienten", Greifswald 2000.

Zieger, Andreas: Das Komaproblem als wissenschaftliche, geistige und praktische Herausforderung einer integrierten Human-und Neurowissenschaft im 21. Jahrhundert, in: *Mitteilungen der Luria-Gesellschaft. Halbjahresschrift zu Problemen der Neuropsychologie und Neurorehabilitation in Medizin, Psychologie, Behindertenpädagogik und Logopädie* 8 (2001), 5–39.

Zieger, Andreas: Der neurologisch schwerstgeschädigte Mensch im Spannungsfeld zwischen Bio- und Beziehungsmedizin, in: *Intensivmedizin* 10 (2002), 261–274.

Podiumsdiskussion am 8. März 2012*

Psychiatriegeschichte als Vorreiterin einer kritischen Geschichte der Medizin

Moderiert von Eva Brinkschulte und Mariacarla Gadebusch Bondio

Gerhard Baader, Johanna Bleker, Heinz Schott, Richard Töllner und Heinz-Peter Schmiedebach

Eva Brinkschulte: Wir haben zur Podiumsdiskussion mehrere Fachvertreter und eine Fachvertreterin geladen, auch im Hinblick darauf, dass wir mit dem Thema des Symposiums „Norm als Pflicht, Zwang und Traum", nur einen Teil des Arbeitsspektrums von Heinz-Peter Schmiedebach abbilden können. Ein Schwerpunkt, den wir in dieser Diskussion noch einmal aufgreifen wollen, ist Medizin im Nationalsozialismus. Ich habe dabei an zwei bedeutsame Publikationen gedacht. Die erste ist *Medizin und Nationalsozialismus,* die aus einer Veranstaltung auf dem Gesundheitstag, der 1980 in Berlin stattfand, hervorgegangen ist und die von Gerhard Baader mit herausgegeben wurde. In dieser hast Du, Peter [Schmiedebach], einen Deiner ersten Beiträge zur *Ärztlichen Standeslehre und Standsethik* publiziert.[1] Wenige Jahre später hat das Buch *Medizin und Krieg* – von Johanna Bleker und von Dir herausgegeben – eine ganz ähnliche Breitenwirkung gehabt.[2] In beiden Büchern werden Fragestellungen thematisiert, die eine Kontinuität bis auf den heutigen Tag vorweisen, denkt man beispielsweise an die NS-Vergangenheit, die derzeit von einer Reihe von medizinischen Fachgesellschaften aufgearbeitet wird. Ich nenne hier nur die Initiative

---

* Es werden hier die Diskussionsbeiträge der PodiumteilnehmerInnen wiedergegeben. Es handelt um einen transkribierten Mitschnitt, der der Lesbarkeit halber überbearbeitet und von den Diskutierenden autorisiert wurde.
1 Schmiedebach, Heinz-Peter: Ärztliche Standeslehre und Standesethik 1919–1945, in: Baader, Gerhard / Schulz, Ulrich (Hrsg.): *Medizin und Nationalsozialismus. Tabuisierte Vergangenheit, ungebrochene Tradition?,* Berlin 1980, 64–74.
2 Bleker, Johanna / Schmiedebach, Heinz-Peter (Hrsg.): *Medizin und Krieg. Vom Dilemma der Heilberufe 1865–1985,* Frankfurt am Main 1987.

der *Deutschen Gesellschaft für Psychiatrie, Psychotherapie, Psychosomatik und Nervenheilkunde (DGPPN)*. Die beiden erwähnten Publikationen, insbesondere *Medizin und Krieg*, entstanden in einer Zeit, in der die IPPNW [International Physicians for the Prevention of Nuclear War] gerade den Friedensnobelpreis bekommen hatte (1985). Hier wurden kritische Fragen zum medizinischen Handeln aufgeworfen und auch der Versuch unternommen eine Selbstreflektion anzustoßen. Das liegt nun schon gut 30 Jahre zurück. Die genannten Themen waren damals sehr virulent und waren meiner Ansicht nach auch Ausdruck einer kritischen Medizingeschichtsschreibung. Sie alle, die Sie hier am Tisch sitzen, haben sich nicht nur an dieser Diskussion beteiligt, Sie haben sie auch mitgestaltet. Sie alle sind Zeitzeugen und ich würde gerne erfahren, ob Sie auch der Meinung sind, dass die Medizingeschichte damals kritischer war. Ich würde gern Eure Meinung hören. Gab es Gegenreaktionen und Abwehrmechanismen? Woran erinnert Ihr euch? Diese Frage möchte ich gerne zunächst an Johanna [Bleker] oder Gerhard [Baader] stellen.

Gerhard Baader: Wenn wir über kritische Medizingeschichte sprechen, dann müssen wir eigentlich noch weiter, ja fast 50 Jahre zurückgehen. Die kritische Universität, für die wir alle verantwortlich gezeichnet haben, stand einerseits unter dem Motto „*...weg mit dem Muff unter den Talaren...*". Auf der anderen Seite wurde eine andere kritische Universität geschaffen, man könnte fast sagen eine Gegenuniversität. Da war das Schlagwort Medizingeschichte eine neue, kritische Medizingeschichte. Es ist dann, wie vieles mehr oder weniger, zunächst ein bisschen den Bach runtergegangen.

Wir sind dann sehr bald, wie in allen Bereichen, tief in die Theorie eingetaucht und haben eigentlich die Praxis aus den Augen verloren. Ausgangspunkt war nicht der erste Gesundheitstag (1980), sondern eine Arbeitsgemeinschaft (AG) zum Thema „Sozialgeschichte in den Wissenschaften", die ich schon davor angeregt hatte. Es war ein thematisch offener Kreis: Deutsches Gesundheitswesen und Frühgeschichte der Pharmazeutischen Industrie, da kam dann auch die ganze *Rote Zelle Pharmazie*[3] und es kamen dann die Studenten.

---

3   Linke studentische Organisation, die sich später den kommunistischen K-Gruppen angeschlossen haben.

Es war die Zeit der Antipsychiatriebewegung und sie wollten, dass wir uns mit der Psychiatriegeschichte befassen. Damals haben wir damit begonnen, obwohl ich ihnen klar zu machen versuchte, wie schwierig es ist. Doch sie beharrten darauf: sie wollten nur das und nichts anderes. Zu diesen Studenten gehörten damals Ludger Hermanns und Etna Baumgart. Wir haben angefangen mit dem, was wir hatten. Das war auf der einen Seite Klaus Dörners (geb. 1933) *Bürger und Irre* und auf der anderen Seite Norbert Schmacke *Psychiatrie zwischen Revolution und Faschismus* (1976) – mehr gab es nicht.[4] Damit haben wir angefangen, zunächst nur einige Semester. Das war gewissermaßen das Vorfeld, in dem sich dank der Psychiatriegeschichte die ersten Ansätze einer kritischen Medizingeschichte andeuteten.

Im Jahr 1980 haben wir dann den ersten Gesundheitstag auf die Beine gestellt. Parallel dazu hat sich etwas ereignet, das ich nicht hoch genug schätzen kann: der Zusammenschluss zum heute noch existierenden *Arbeitskreis zur Erforschung der nationalsozialistischen ‚Euthanasie' und Zwangssterilisation*. Klaus Dörner hat alle Psychiater, Theologen, Historiker, Medizinhistoriker, von denen er meinte, dass sie sich dafür interessieren könnten, zu sich nach Gütersloh eingeladen. Von dort aus hatten wir von vornherein zwei Standbeine. Das erste war die Aufarbeitung. Dazu mussten aber erst die alten Oberärzte und Direktoren der Anstalten abtreten, damit man dort überhaupt arbeiten konnte. Es wurde ja immer behaupteten, dass keine Unterlagen und Dokumente aus der NS-Zeit mehr vorhanden seien. Dies war aber nicht der Fall, denn überall war so viel vorhanden, dass man zumindest erst einmal eine fragmentarische Geschichte des Ortes in dieser Zeit schreiben konnte. Auf der anderen Seite entstand die medizinethische Debatte, in der die Kollegen aus der Psychiatrie begonnen haben, die Lage zu hinterfragen. Die Frage, die es zu stellen galt, war, wodurch sich die Psychiatrie im Nationalsozialismus von der Nachkriegspsychiatrie unterschied. Nicht alles ließ sich vergleichen. So bedeutete z. B. im Nationalsozialismus Patienten in die Zwischenanstalten zu

---

4 Dörner, Klaus: *Bürger und Irre. Zur Sozialgeschichte und Wissenschaftssoziologie der Psychiatrie*, Frankfurt am Main 1975; Güse, Hans Georg / Schmacke, Norbert: *Psychiatrie zwischen bürgerlicher Revolution und Faschismus*, Regensburg 1976.

verlegen, dass sie in den Tod verlegt wurden. Wenn ich heute Patienten in die ‚Klitschen' irgendwohin aus dem Blick der Gesellschaft verlege, dann bedeutet dies etwas anderes: den sozialen Tod.

Das war der Anfang. Wir arbeiten heute weiterhin daran, z. B. an der Gedenkstätte für die Tiergartenstraße 4, der so genannten Aktion-T4. Diese Psychiatriegeschichte hat ein kritisches Potential und zwar für die Medizin und die Psychiatrie heute. Gerade heute ist es besonders wichtig, denn wir waren niemals im abstrakten Raum. Uns ging es immer auch darum, ausgehend von unserem wissenschaftstheoretischen Ansatz den Praxisbezug herzustellen. Außerdem war für uns ganz entscheidend die Opferperspektive, die bis dahin überhaupt nicht existiert hatte. Diese bildet für uns heute weiterhin eine forschungsleitende Fragestellung. Vieles sehen, beschreiben wir heute differenzierter, als wir es in den 1980er getan haben, aber im Prinzip ist dies der Ansatz, der auch von den jüngeren Kollegen weiter getragen wird.

Johanna Bleker: Mich reizt es, die Frage nach der Henne und dem Ei zu stellen. Und, was die kritische Medizingeschichte war und ist, müsste man vielleicht auch noch klären. Geht es nicht eigentlich um eine *engagierte* Medizingeschichte, eine, die Handreichungen gibt für eine kritische Medizin? In meiner Erinnerung war die kritische Medizin zuerst da. Erst dann kamen die Studenten, die Fragen aufwarfen und von uns Antworten wollten. Dadurch erhielt die kritische Medizingeschichte den Ansporn und immer wieder neue Impulse. Natürlich gab es auch Michel Foucault (1926–1984). Es gab Klaus Dörner. Und es gab die Sozialgeschichte, deren kritisches Potential damals erst begriffen wurde. Wir Medizinhistoriker haben zunächst nicht gewusst, was diese Ansätze überhaupt mit uns zu tun haben. Es existiert ein ganzes Bündel von Einflüssen, die die Medizingeschichte verändert haben. Ob diese Entwicklungen allerdings immer dazu beigetragen haben, die Medizingeschichte kritisch zu gestalten, das sollten wir vielleicht ein anderes Mal diskutieren.

Heinz-Peter Schmiedebach: Ja, ich möchte auch noch mal an dem Punkt anknüpfen „was heißt kritische Medizingeschichte" und möchte dies von verschiedenen Perspektiven aus aufdröseln. Also, kritisch im Zusammenhang mit einer Wissenschaft ist zunächst einmal, dass sie nicht affirmativ ist. Dies bedeutet, dass sie das, was Bestand hat, in Frage stellt, dass sie auch auf eine Ebene des einzelnen Handelns abzielt und dass sie so etwas wie einen Spannungsbogen zwischen dem Bestehenden und dem Möglichen thematisiert und aufrechterhält. Wenn man diese nun als Kriterien benennt, kann man natürlich das Ganze zunächst auf Inhalte beziehen. Du hast es ja schon angedeutet, auch Patienten, die bisher in der Medizingeschichte keine Rolle gespielt haben, rücken ins Blickfeld. Opfer und nicht mehr nur die Ärzte, rücken ins Zentrum. Man kann das auf Inhalte beziehen, man kann das natürlich auch auf Methoden beziehen.

Und da muss ich für mich persönlich sagen, dass ich schon während meines Geschichtsstudiums mit neuen Methoden konfrontiert wurde. Die Sozialgeschichte war damals von den Methoden her eine Richtung, die sich gegen einen etablierten Historismus, gegen Ereignisgeschichte sowie Politik- und Militärgeschichte heftig abgrenzte und durchsetzte. Und wenn man heute den Begriff Sozialgeschichte thematisiert, dann hat das gar nichts mehr an kritischen Elementen. Das ist inzwischen ein etablierter Ansatz in den Geschichtswissenschaften, der bei jüngeren Kollegen mit einem Achselzucken kommentiert wird oder eher eine ablehnende Haltung hervorruft. Das heißt, dass, was damals kritisch war – und Kritik sowohl methodisch als auch inhaltlich zum Gegenstand genommen hatte –, man sollte das wirklich stark modifizieren. Man denke nur noch mal an die Beispiele Psychiatriegeschichte und Medizin im Nationalsozialismus. Für mich sind dabei sehr unterschiedliche Motivationselemente zu erspüren.

Zur Auseinandersetzung mit dem Nationalsozialismus: Ich habe mich gerade gefragt, ob ich in der Schule eigentlich schon etwas davon gehört habe oder nicht? Ich kann die Frage tatsächlich nicht beantworten. Aber die Auseinandersetzung war da, weil die Auseinandersetzung mit unseren Vätern und unseren Großvätern stattgefunden hat. Es war eigentlich selbstverständlich und nicht zuletzt dadurch, dass wir auch durch unsere Lehrer damit konfrontiert waren. Denn wir hatten Lehrer, die schon in der NS-Zeit Studienräte waren. Diese Auseinandersetzung, die ist gewissermaßen für einen Großteil meiner Generation eine genuine Auseinandersetzung, die in der persönlichen Entwicklung auf der Tagesordnung stand – sowohl in der Schule, dann später auch auf der Hochschule.

Die Psychiatriegeschichte und die Elemente, die ich dann in diesem Kontext aufgenommen habe, die hatten einen ganz anderen Ursprung. Sie kamen aus einer Reformbewegung, die in dieser Zeit stattfand. Es war die Psychiatrie-Enquête, die die Psychiatrie in ihrer bestehenden Form hinterfragte. Darin lag das kritische Moment, nämlich aus einem aktuellen politischen Prozess im Bereich der Gesundheitsversorgung psychisch Kranker.

Heinz Schott: Lieber Heinz-Peter, ich will daran direkt anknüpfen. Was kritisch ist, das hängt doch sehr von der Umgebung ab. Das kann man nicht am Gegenstand festmachen oder auch nicht nur an einer bestimmten Gestik oder Performance, sondern daran wie der Kritiker sich zu seiner Umwelt verhält. Da kann ich nur folgendes sagen: 1968 – und ich bin ein „Alt-68er" – und in den Jahren danach, war es ein absoluter Karrierekiller das Thema Nationalsozialismus in der Medizin zu erwähnen. Heute und seit geraumer Zeit kriegt man dafür Geld z. B. von der Deutschen Forschungsgemeinschaft. Meine Fakultät hat mich aufgefordert, etwas in diese Richtung zu tun und wenn ich es nicht tue, dann bekomme ich Probleme. Nur so viel dazu.

Was ist Kritik? Da bin ich der Meinung, dass kann eigentlich jeder nur mit sich selbst ausmachen, inwiefern er kritisch ist oder nicht. Ich selbst meine, dass es z. B. nach wie vor Sinn macht Ideengeschichte zu betreiben und dass dies mit anthropologischen Fragestellungen, mit ganz klassischen Fragestellungen zu tun hat. Das bedeutet aber nicht, dass ich was gegen Sozialgeschichte habe oder gegen Foucault. Ich persönlich kann mit Foucault ehrlich gesagt nicht unbedingt so viel anfangen, weil ich die Erschließung, die unmittelbare Begegnung mit den Quellen wichtiger finde. Ich habe mal eine Quellensammlung gemacht aus dem 18. Jahrhundert. Da war die erste Frage des Journalisten: „Was halten sie von Foucault?" – „Ja, hmmm, o.k!" Ich will jetzt hier keine Debatte über Foucault, aber ich meine, dass wir heute eigentlich die Aufgabe haben, ein Stück weit auch „wider den Stachel zu löcken", d.h. z. B. kritisch zu hinterfragen, was Personalisierte Medizin bedeutet oder diese unglaubliche Macht und Monokultur der molekularen Medizin. Ich habe nichts gegen molekulare Medizin. Sie wird uns auch voran bringen. Nur, sie hat das Herrschaftsmonopol und ich erlebe es in Wissenschaftsorganisationen, dass es einen Unterschied gibt zwischen der „harten" und der „weichen" Wissenschaft, der Buchwissenschaft – ich weiß genau wofür dieser Begriff steht. Das wird vermittelt über Programme, die aufgelegt werden und über den Umfang der Finanzierungen.

Ich will nur sagen, ich bin gegen Monokultur. Ich bin keineswegs dafür, dass Geisteswissenschaftler die Macht ergreifen sollten – um Gottes Willen – das würde nichts bessern. Ich bin doch für einen gesunden Pluralismus, der von einem Verständnis ausgeht, dass wir voneinander lernen können. In gewisser Weise etwas, das in der heutigen Universität ziemlich verloren gegangen ist. Dafür aber einzutreten, das halte ich für einen gewissen kritischen Standpunkt, denn viele jüngere Kollegen, die anders sozialisiert sind, verstehen schon gar nicht mehr, was man damit eigentlich will.

Richard Toellner: Ja, kritische Medizin. In der Mitte des 19. Jahrhunderts hat die Medizingeschichte ihre Funktion als wichtigste Grundlagenwissenschaft für Studenten verloren. Als die Medizin sich entschlossen hat, sich als Naturwissenschaft zu verstehen und auf ihr Gesamtwissen – im Sinne der medizinischen Enzyklopädie – sowie auf die Geschichte der Medizin, durch die der ganze Schatz der medizinischen Traditionen vermittelt wurde, verzichtet hat. Damit war es aus mit der Medizingeschichte alten Stils. Gerettet hat sie sich an einigen ganz wenigen Stellen, die Medizingeschichte damals, indem sie historisch legitimiert hat, was die Medizin nun als Selbstverständnis vor sich hertrug, nämlich Medizin als Naturwissenschaften, als Fortschrittswissenschaft, als Wissenschaft der Technik. Es war die Medizin im späten 19. Jahrhundert ein Ruhmesblatt der deutschen, der französischen und der englischen Geschichte. Wenn Sie die Medizingeschichten aus diesem Zeitraum lesen, dann wissen Sie, was ich meine. Das hat sich durchgehalten bis in die Mitte des 20. Jahrhunderts.

Dann kam die Katastrophe des Nationalsozialismus. Kritische Medizin ist in der Tat erst als Folge dieser Katastrophe entstanden. Ich gebe zu, obwohl ich in meiner Berliner Zeit (1971–1974) in der Lehre tätig war, dass ich erst in Münster (1974–1994) und zwar eigentlich erst als meine Studenten das immer lauter forderten, mich mit der Geschichte der Medizin im Nationalsozialismus beschäftigt habe. Wir haben also angefangen in den 1980er Jahren Vorlesungsreihen, ein Diskussionsforum usw. zu diesem Thema zu machen und ich würde sagen, dass es dann im Laufe der 1980er Jahre gelungen ist, das Thema auch in der ‚etablierten‘ Medizin, d.h. bei den Funktionären der Medizin, den Kammern und deren Vertretern, anzubringen. Der Karlsruher Ärztetag (1987) war da ein Wendepunkt. Nach Karlsruhe ist es gelungen das Ärzteblatt und damit auch die

Bundesärztekammer davon zu überzeugen, dass wir dieses Thema angreifen müssen. Es kam dann zu einer Artikelserie im *Deutschen Ärzteblatt* über Medizin im Nationalsozialismus, zu der auch viele der hier Anwesenden beigetragen haben. Es ist dann auch gelungen, dieses Thema zu einem offiziellen Thema eines Ärztetages (Mai 1989, in Berlin) zu machen, zu dem ich zu reden hatte. Es ist der Medizingeschichte zu verdanken, dass die Medizin – als erste verglichen mit vielen anderen Fakultäten – mit der Aufarbeitung ihrer nicht gerade ruhmreichen Vergangenheit, sich zum ersten Mal im Namen der deutschen Ärzteschaft zum Versagen der gesamten Medizin im Nationalsozialismus öffentlich und klar bekannt hat. Was mich damals gefreut hat, ist, dass Standesfürsten, die Präsidenten der Kammern, der Ärztekammern, die ja die eigentlichen Machthaber in der offiziellen Medizin sind, zugestimmt haben – bis auf eine Ausnahme, der Herr aus Bayern, sein Name war Hans Joachim Sewering (1916–2010), der eisern geschwiegen hat. Und nicht nur die Standesfürsten, sondern das ganze ärztliche Publikum, jung und alt, unabhängig von jeder Partei, stimmten zu. Das war, glaube ich, ein wichtiger Durchbruch. Er hat die Forschung wirklich in Gang gebracht und gezeigt, dass kritische Medizingeschichte nicht die Legitimation, dessen was in der Medizin geschehen ist und nicht die Pflege der Traditionsmythen ist, sondern die Aufarbeitung dessen, was wirklich gewesen ist. Und das eben unabhängig und kritisch.

Es gab Themen, die man auf die Gefahr hin fachlich ausgegrenzt und ‚erledigt' zu werden, eigentlich nicht angehen durfte. Ich habe diese Zeit von 1950–1970, die Zeit des ‚unbußfertigen Schweigens' genannt. Unmittelbar nach dem Kriege war das Schweigen für die Meisten überlebensnotwendig, in ganz konkretem Sinne. Aber nachdem die Bundesrepublik da war und die Bevölkerung erfolgreich alles, was vorher gewesen war, verdrängt hatte und alle Ehemaligen auch wieder in Amt und Würden waren, da fing diese Zeit des bewussten Verschweigens und bewussten Verdrängens an. Das hat erst die Studentenrevolte geändert. Die Studentenrevolte fing übrigens damit an, nach meinen Erinnerungen 1965–66. Da hat der Sozialistische Deutsche Studentenbund (SDS), der damals noch die studentische Organisation der Deutschen Sozialdemokratie war, entdeckt, dass ihre Herren Ordinarien, die Großordinarien, die so Bedeutenden, die so mit beiden Füßen fest auf dem freiheitlich demokratischen Grundgesetz standen, dass die alle braunen Dreck am Stecken hatten. Ich nenne mal zwei Namen nur: Herr Hans

Wenke (1903–1971), Gründungsrektor von Bremen und Götz Freiherr von Pölnitz (1906–1967), Gründungsrektor von Regensburg, also herausgehobene Positionen. Diese Herren hatten in der Zeit des Nationalsozialismus ganz schön mit den Wölfen geheult, um es mal ganz freundlich zu sagen. Diese Erfahrung hat einen Vertrauensbruch bei den Studenten ausgelöst und zu Recht, was dann Voraussetzung für die Revolte von 1968 war. Wenn sie auch nicht so ganz historisch richtig ist – das ist auch eine Aufgabe für die Geschichtswissenschaft. Also der Muff von 1000 Jahren unter den Talaren, vor 1000 Jahre gab es noch keine Talare, sondern vor 800 Jahren.

Gerhard Baader: Ich möchte etwas sagen, das hier auch schon von Johanna genannt wurde. Selbstverständlich waren wir alle, die wir begonnen haben – unter Anführungszeichen – eine ‚kritische Medizingeschichte' zu betreiben, ein Teil jener großen Bewegung, die eine neue, andere Medizin wollte. Wir wollten eine kritische Medizin, eine neuartige Medizin, eine menschliche Medizin, eine Medizin die mehr als Apparatemedizin ist. Medizingeschichte und Psychosomatik waren Ausdruck einer kritischen Medizin. Darüber muss man sich im Klaren sein. Das Ziel, das wir hier erreichen wollten, war einfach eine andere Medizin. Zu den wichtigen Schritten auf dem Weg dorthin gehörten die Gründung des Forums für Medizin und Gesundheitspolitik, an dem ich selber mitgearbeitet habe, und die Herausgabe der Zeitschrift *Dr. med. Mabuse*, die damals noch unterm Ladentischen in den Krankenhäusern verkauft werden musste.

Damals war ich in der Berliner Redaktion von *Dr. med. Mabuse*. Dort habe ich mein gesundheitspolitisches Rüstzeug bekommen. Neue Formen und Strukturen der Medizin – dafür sind wir eingetreten. Dazu gehörte auch ein kritisches, historisches Bewusstsein. Es wurde immer wieder gefragt, wie steht es mit historischen Beispielen? Was gab es in der Weimarer Republik an positiven Vorläufern? Immer wieder wurden die so genannten verschütteten Alternativen genannt.

Ich möchte hier noch an den viel zu früh verstorbenen Rolf Winau (1937–2006) erinnern.[5] Damals, hier in Berlin, war alles viel einfacher.

---

5 Rolf Winau (1937–2006) war Arzt und Medizinhistoriker. Er leitete das Institut für Geschichte der Medizin an der FU-Berlin und war nach der Wende aktiv an der Umstrukturierung der medizinischen Einrichtungen beteiligt.

In Berlin hat es niemals ‚wässrige Zungen' gegeben. Wir haben uns in der Universität aktiv eingesetzt. Wir beide vertraten die Auffassung, dass Medizingeschichte Sozialgeschichte in der Erweiterung ist. Das war unsere Eintrittskarte in die Geschichtswissenschaften, die zunächst uns ja ganz ablehnend gegenüber standen. Ihre fortschrittlicheren Vertreter waren weitgehend auf politische Geschichte und Sozialgeschichte eingestellt.

Das Entscheidende für heute – wenn wir von einer kritischen Medizingeschichte sprechen – ist, dass wir dieses Potential mit neuen Fragestellungen versehen müssen, die heute Relevanz besitzen. Kritische Medizin ist für uns heute eine Medizin, die sich stets in Frage stellt. Hier wollen wir Medizinhistoriker die Gesprächspartner sein. Wir wollen diejenigen sein, die diese Prozesse begleiten und durch eigene Beiträge positiv anregen und fortsetzen. (Beifall)

Heinz Schott: Du hast herausgestellt, Medizingeschichte war Teil einer Medizinkritik, einer umfassenden Bewegung. Ich wollte noch ergänzen, damals – ich erinnere mich noch deutlich daran – war auch immer die Gesellschaftskritik im Blick. Die Fragen: Was für eine Gesellschaft haben wir? Was für eine Gesellschaft wollen wir? Was für eine Wissenschaft haben wir und wie muss die Wissenschaft gestaltet werden, damit es in der Gesellschaft besser wird? Das war ein hoher Anspruch. Die Universität wurde von denen, gerade von denen, die „*…weg mit den Talaren…*" geschrien haben, als privilegierter Ort wahrgenommen. Aber auch als ein Ort, an dem man diese Dinge diskutieren konnte. Wir hatten das Privileg diskutieren zu dürfen. Ich will aber eigentlich fragen, wo stehen wir heute? (Beifall)

Das klang ja alles sehr abgerundet. Jetzt haben wir eigentlich alles erreicht! Das macht mich unheimlich skeptisch. Es macht mich auch skeptisch, wenn alle zustimmen, wie toll das alles aufgearbeitet ist. Stellen wir die richtigen Fragen im Hinblick auf die Wissenschaftskultur und im Hinblick auf die gesellschaftliche Realität, wenn wir Medizingeschichte betreiben? Gibt es nicht auch unbequeme, vielleicht verletzende Fragen, die aus political correctness nicht gestellt werden? Es gibt einige Fragen, die extrem wichtig sind. Bis vor kurzem gab es kein Armutsproblem, es gab keine Armen. Seit einigen Jahren kommt das jetzt allmählich zur Sprache. Da hätte die Medizingeschichte sehr viel dazu zu sagen, man denke nur an das Verhältnis von Armut und Krankheit. Wir wissen ja, die gesellschaftlichen

Probleme sind nicht einfacher geworden. Wir hatten ja eine Zeitlang die Illusion, wir würden in einem Paradies der sozialen Gerechtigkeit und des Reichtums leben. Wir dachten, die Industrieländer geben noch ein bisschen ab an die Entwicklungsländer und dann haben wir alles sozusagen in Butter. Heute wissen wir, dass dies ein Irrtum war. Jetzt stellt sich die Frage, was können wir von unserem, ja doch auch begrenzten Standpunkt, aber doch nach wie vor privilegiertem Ort bewirken? Wir können uns ja immerhin hier frei treffen. Was können wir tun um hier, wenn wir schon diesen Anspruch erheben, kritisch zu sein, um die wirklich entsprechenden Fragen zu stellen und auch versuchen wissenschaftlich ein Stück weit einzuholen. Man sollte da auch ein bisschen bescheiden sein. Wir hatten damals 1968 immer die Weltformel im Kopf, das war mir manchmal ein bisschen unheimlich. Daher will ich nicht dafür plädieren, in aller Demut und Bescheidenheit doch einige Fragen ernsthaft aufzuwerfen. Und das ist auch meine Frage, wie sehen dies die anderen hier im Raume.

Johanna Bleker: Ist nicht kritische Medizingeschichte vielleicht auch eine Medizingeschichte, die selbstkritisch sein sollte? Und ist es vielleicht nicht auch gut manchmal zu überlegen, ob eine Medizingeschichte, die sich sehr engagiert und zwar richtig engagiert, ob die dann immer noch wirklich kritische Geschichte ist? Das ist etwas, was mich nachdenklich gemacht hat, z. B. auch in Bezug auf die Pionierarbeit von einigen Leuten im Bereich der Medizin im Nationalsozialismus. Damals gab es soviel Gegenwind, man behauptete, die Aussagen der Historiker seien Erfindungen oder Lügen. Unter diesem Druck war eine unparteiische, abgeklärte Geschichtsschreibung schwer realisierbar. Es entstand eine sehr engagierte Medizingeschichte.

Dann entsteht eine sehr engagierte Geschichtsschreibung. Man kann dies überlegen und sagen, genau das wollen wir, aber dann müssen wir unsere Medizingeschichte auch genau so nennen. Ich bin für eine engagierte Medizingeschichte. Aber wir müssen auch diese immer wieder selbstkritisch anschauen.

Heinz-Peter Schmiedebach: Ja, ich möchte die Frage aufgreifen, wo stehen wir und was können wir machen? Du, Heinz [Schott], hast ja schon darauf hingewiesen, es hat sich einiges völlig umgedreht. Was vor 20 Jahren noch große Widerstände hervorgerufen hat, wird heute eingefordert. Nur ist das natürlich nicht überall so. Ich kann hier auch noch Beispiele nennen, da sind die Widerstände immens, also z. B. gegen die Beisetzung von Körperteilen von Euthanasieopfern ist der Widerstand innerhalb der Fakultäten durchaus immer noch groß.[6] Bei der Durchsetzung fühlt man sich 20 Jahre zurückversetzt und man glaubt, man kämpft da noch immer an demselben Punkt.

Aber die andere Frage, die sich stellt, ist: Wir hatten eine Wissenschaftskritik, wir hatten einen Gesellschaftsbezug. Das ist alles vollkommen korrekt. Nur, wo ist der heute? Wenn ich mir die Frage stelle, welches Menschenbild in der Medizin vertreten wird, dann kann ich diese Frage schlicht nicht mit einem so oder so beantworten. Wir haben, und das ist glaube ich auch ein gewisses Problem, ein Menschenbild, das teilweise disziplinenmäßig bestimmt ist, und das aber nicht innerhalb einer Fakultät oder innerhalb einer Ärztekammer oder irgendeiner anderen Institution einheitlich ist und an das man sich halten könnte; so dass man sagen könnte, ja das Menschenbild, das hat die und die Vor- und Nachteilen und da können wir jetzt mit Hilfe unserer Wissenschaft dazu beitragen, z. B. dass man hier einen besseren Umgang mit den Patienten findet. Ich glaube, dass ist ganz, ganz schwer. Diese Menschenbilder kann man, aus meiner Erfahrung, z. B. mit Kollegen aus der Soziologie oder der Psychologie an der Fakultät sehr schnell diskutieren und auch zu einem Konsens kommen und sich da auch entsprechend mit den fachlichen Kompetenzen einbringen. Das ist das eine. Das zweite ist: Ist es schon kritisch und überhaupt wünschenswert z. B. die Vorherrschaft einer Molekularmedizin in Frage zu stellen und dabei sogar den einen oder anderen Erfolg vielleicht zu erreichen? Im studentischen Unterricht würde ich dieses allemal thematisieren. Aber ist das jetzt kritische Medizingeschichte? Wenn ich also das molekularmedizinisch bestimmte Menschenbild im Unterricht relativiere, wenn ich sage, dass es auch noch eine Menge anderer Faktoren gibt, die zu berücksichtigen sind. Soweit würde ich nicht gehen. Das ist mittlerweile auch etwas, was in dieser globalen Diskussion eine Rolle spielt.

Ich will noch auf einen Punkt hinweisen, von dem ich mir bewusst bin, dass er sehr problematisch ist, wenn man ihn konkret umsetzen möchte

---

6 Es wird hier auf die sich in anatomischen und pathologischen Sammlungen befindenden Präparate hingewiesen. Der Umgang mit den menschlichen Überresten, die aus der Zeit der nationalsozialistischen Diktatur stammen, stellt auch heute noch ein ungelöstes Problem dar.

und auch eine Menge anderer problematischer Implikationen hat. Wir sind teilweise ja auch in der Tat mit ethischen Fragen konfrontiert. Wenn wir z. B. die Frage einer Allokationsproblematik medizinhistorisch mit aufarbeiten, so glaube ich, dass man sich hier in einer durchaus vielleicht auch kritischen Weise in eine Diskussion einbringen kann, in der dieser Anspruch, der nun schon mehrmals hier formuliert wurde, möglicherweise, ich sage es sehr vorsichtig, erfüllt werden kann. Ich bin mir klar diese ethischen und medizinethischen Debatten haben teilweise eine Eigendynamik und da gibt es eine Menge anderer Probleme.

Heinz Schott: Wenn ich darf, direkt dazu – einmal als Selbstkritik und zum Menschenbild. Es wäre ja schrecklich, wir würden uns ein Menschenbild ausdenken und den anderen vorschreiben wollen. Was ich meine, und da ist der Begriff Selbstkritik ganz richtig, dass wir uns selbst auch nichts vormachen sollten, sondern streng an unseren Themen arbeiten, aber dann auch eine bestimmte Meinung vertreten können. Ich meine, es geht nicht um eine Konfrontation, sondern es geht eigentlich um Bündnispartner im Bereich der molekularen Medizin. Da gibt es doch genügend Leute, die auch selbstkritisch sind. Und es geht eigentlich darum zu schauen, was können wir zusammen tun. Denn ich halte nichts von einer missionarischen Medizingeschichte. Übrigens das war mal im Drittes Reich, da gab es ja schon so Ideen, dass der Medizinhistoriker sagte wie es früher war und wie es gut war usw. Nur um da Missverständnisse auszuschließen, wollte ich das noch mal gesagt haben.

Richard Toellner: In dem Vorbereitungspapier der Damen, die zu dieser Diskussion eingeladen haben, stand eine Rubrik mit der Frage: Ist Medizingeschichte das Gewissen der Medizin? Natürlich ist die Medizingeschichte nicht das Gewissen der Medizin. Das wäre eine unglaubliche Hybris und vor allen Dingen völlig wirkungslos. Medizingeschichte ist dazu da, das Gewissen der Medizin zu schärfen. Was ist denn eigentlich Medizin? Medizin ist ja ein Konglomerat, als Wissenschaft von allem Möglichen, von der Atomphysik bis zur Biologie etc. Es gibt kaum eine Wissenschaft an deutschen Universitäten, die nicht in irgendeiner Weise beteiligt ist an der Medizin. Warum? Weil Medizin keine Wissenschaft als solche ist, sondern bestenfalls eine Handlungswissenschaft, weil sie unter einem Imperativ steht, der gegeben ist von der Gesellschaft, nämlich nach menschlichem

Ermessen Menschen in ihren leibseelischen Nöten zu raten, zu helfen und das ist alles. Die Kernaufgabe der Medizin ist nur erfüllbar im Arzt-Patienten-Verhältnis. Alles, was in der Medizin gemacht wird, faktisch und wirkungsvoll, das geschieht im Arzt-Patienten-Verhältnis. Das ist ein individuelles Verhältnis von einem Menschen zum anderen. Während sich die alte Medizingeschichte in der Geschichte der großen Ärzte erschöpfte, ist neuerdings – Gott sei Dank – der Patient entdeckt worden als Gegenstand der Medizin. Es hieß ja immer von den Patienten: Da wissen wir ja nichts, die haben sich ja nie geäußert. Also, wenn wir kritisch sein wollen, müssen wir zuerst gegen uns selbst kritisch sein, zweitens gegen alle möglichen Legenden, Mythen und Selbstbilder der Medizin. Die Molekularbiologie ist ein ganz wesentliches Fach der modernen Medizin, keine Frage, aber sie ist nicht die Medizin. Sie dient der Medizin im besten Falle. Zunächst muss man lernen, sich selbst nicht mehr in historischer Legitimation zu erschöpfen, d. h. auch die Tendenzen der anderen Disziplinen in der Medizin zu erkennen. Dazu gehört auch eine sozialmedizinische Einstellung, die es zu prüfen gilt. Die historische Herkunft, die Bedingungen und ihre Möglichkeiten sollen berücksichtigt werden, damit nicht wieder falsche Legenden entstehen, in denen sich die Medizin selbst widerspiegelt, anstatt sich greifen zu lassen. – Danke.

Mariacarla Gadebusch Bondio: Die Frage, an die ich anknüpfe, auch zu dem was Peter [Schmiedebach] zuletzt gesagt hat, betrifft etwas, was uns alle seit ungefähr zehn Jahren beschäftigt. Es sind die Veränderungen in unserem Fach. Es hat eigentlich schon in den 1990er Jahren angefangen, als die medizinische Ethik in Deutschland sichtbar wurde. Meine Frage führt auch zurück zu dem Thema der kritischen Medizingeschichte. So frage ich, ob die Medizingeschichte flankiert durch die medizinische Ethik vielleicht umso stärker oder auf jeden Fall anders zur kritischen Selbstvergewisserung der Medizin beitragen kann.

Ist es komplizierter geworden? Ist vielleicht unser Standing ein anderes, weil wir auch die medizinische Ethik vertreten? Die Beschäftigung mit ethischen Fragen findet in der Medizin einen allgemeinen Zuspruch. Ist deshalb die ganze Medizingeschichte notwendigerweise etwas in die Ecke gerückt, etwas kleiner geworden? Ich möchte gerne Eure Meinung dazu hören.

Heinz Schott: Die Medizinethik ist in der Tat eine Gretchenfrage. Man muss da unterscheiden zwischen Ethik und Ethik. Ist es die Ethikkommission, in der einfach im Grunde Arzneimittelprüfungen juristisch letztlich abgeklärt werden oder ist es wirklich ethische Reflexion, wo interdisziplinär zusammengearbeitet wird? Und ich sehe das letztere nur in großen Ausnahmefällen. Die medizinische Ethik ist, es tut mir Leid es zu sagen, nicht ein in sich abgeschlossenes Fach, sondern es ist ein interdisziplinäres Feld, zu dem einzelne Disziplinen gehören. Es ist sicher sinnvoll, dass man auch einen Medizinethiker hat, der das organisiert, aber es muss ihm bewusst sein, dass auch er eine Bezugswissenschaft hat, von der er kommt. Er ist Theologe, er ist Philosoph, er ist Kliniker oder er ist halt durch die Medizingeschichte zur Ethik gekommen. Was er zu kommunizieren hat, sind Fragen, die jeden gleichermaßen angehen. Es gibt keinen Spezialisten, der genau sagt, es ist so oder so. Es gibt einen Spezialisten für die Juristerei und der weiß etwas über die neuen Gesetze, und es gibt einen Kliniker, der seine Erfahrungen hat, gut. Hier müssen wir uns dann zusammensetzen, meinetwegen in ethischen Konzilen, und vernünftig miteinander arbeiten. Und so etwas kann auch klappen. Und ich meine, dass Medizingeschichte – das sage jetzt natürlich ich pro domo – die Grundlage überhaupt von jeder ethischen Debatte ist. Warum? Nicht Medizingeschichte in einer bestimmten methodischen Ausrichtung, sondern überhaupt die historische Relativierung von Werten, Urteilen ist unverzichtbar, um überhaupt zum Bewusstsein zu kommen, dass nichts fest steht. Es gibt kein objektiv richtig, sondern es ist immer bezogen auf den Kontext und der ist historisch bestimmt. Kurzum, ohne Medizingeschichte wird es auch keine vernünftige Ethik geben. Das ist ein Glaubensbekenntnis, wenn man so will, aber ich kann nicht anders.

Gerhard Baader: Medizingeschichte und Medizinethik sind zweierlei Dinge, wobei es nicht um das eine oder das andere geht. Tatsache ist, dass von vornherein die Medizin – und in deren Rahmen die kritische Medizingeschichte – die ethische Dimension immer beinhaltet hat. Und heute zeichnen sich Probleme ab, die große ethische Fragen aufwerfen. Man denke z. B. an die Thematik der Inklusion und Exklusion bei der Behindertendebatte. Vor einem guten Jahr hatten wir eine Veranstaltung in Alt-Rehse zum Thema Enhancement und Behinderung. Dort wurden auch zwei historische

Vorträge gehalten, einer von mir. Da muss man dabei sein: Man musst in der aktuellen Debatte in der Medizin drinnen sein, man musst dich darauf einlassen und musst für deine ärztlichen Kollegen verständlich sein. Nur dann hat man überhaupt eine Chance, das zu machen, was wir unter ‚kritischer Medizingeschichte‘ verstehen. Das ist unsere Aufgabe. Von vornherein wollten wir nicht eine andere Medizingeschichte, wir wollten eine andere Medizin, ein anderes Gesundheitswesen in einer anderen Gesellschaft. Das war und soll das Ziel sein! Auch unter neuen Bedingungen gilt es, dieses Ziel anzustreben. Eine medizinhistorische Reflektion kann für die gesamtgesellschaftliche Diskussion hilfreich und nützlich sein. Wir müssen uns klar machen und bekennen, wo wir stehen: Wir stehen nicht im luftleeren Raum. Ich war Sozialist, ich bin Sozialist und werde es auch bleiben und ich bin alter SPD'ler und ich komme aus einer solchen Familie.

Richard Toellner: In den 1970er Jahren war Ethik in der Medizin ein absolutes Fremdwort, es kam nicht vor. Das Einzige was im Unterricht für die Studenten vorkam, war die so genannte Deontologie, als Unterabteilung der Berufskunde. Da wurde gelehrt, wie der Arzt sich berufsrechtlich zu verhalten habe, Medizinstudenten zog es da erst gar nicht hin, das kann ich auch gut verstehen. Dann kam Anfang der 1970er Jahre Frau Kübler-Ross (1926–2004) mit dem Buch über das Sterben.[7] Damals haben Gerhard Baader und ich zum ersten Mal ein Seminar angeboten zu diesem Thema und das war überlaufen. Seitdem gibt es in der Medizingeschichte auch Seminare zu ethischen Fragen in der Medizin. Und das ist auch gut so. Ethik in der Medizin, ärztliche Ethik und medizinische Ethik sind ohne die Geschichte der ärztlichen Ethik in der Medizin gar nicht vorstellbar. So gesehen ist die Kombination von Medizingeschichte und medizinischer Ethik durchaus sinnvoll und hat uns ja auch vorangebracht. Die heutigen Institute (mit ihren Denominationen) und die Approbationsordnung bestätigen, dass Ethik und Geschichte der Medizin wichtig sind.

Ich würde jetzt die Diskussion öffnen.

---

7 Kübler-Ross, Elisabeth: *Interviews mit Sterbenden*, Stuttgart 1971.

Medizingeschichte im Kontext

Herausgegeben von Karl-Heinz Leven, Mariacarla Gadebusch Bondio,
Hans-Georg Hofer und Livia Prüll

Die Reihe *Medizingeschichte im Kontext* veröffentlicht Studien, die Themen aus der Geschichte der Medizin und des Gesundheitswesens in wissenschafts- und kulturhistorischer Perspektive betrachten. Die Reihe versteht sich zugleich als Fortsetzung der von Ludwig Aschoff 1938/39 mit zwei Heften begründeten, von Eduard Seidler 1971-1994 mit 17 Bänden weitergeführten *Freiburger Forschungen zur Medizingeschichte*. Die Bände 1 bis 11 (1999 bis 2004) wurden von Karl-Heinz Leven und Ulrich Tröhler herausgegeben.

Band 1 Christine Hummel: Das Kind und seine Krankheiten in der griechischen Medizin. Von A-retaios bis Johannes Aktuarios (1. bis 14. Jahrhundert). 1999.

Band 2 Cécile Mack: Henriette Hirschfeld-Tiburtius (1834-1911). Das Leben der ersten selbständigen Zahnärztin Deutschlands. 1999.

Band 3 Susanne Mende: Die Wiener Heil- und Pflegeanstalt *Am Steinhof* im Nationalsozialismus. 2000.

Band 4 Bernhard Gessler: Eugen Fischer (1874-1967). Leben und Werk des Freiburger Anatomen, Anthropologen und Rassenhygienikers bis 1927. 2000.

Band 5 Jochen Binder: Zwischen Standesrecht und Marktwirtschaft. Ärztliche Werbung zu Beginn des 20. Jahrhunderts im deutsch-englischen Vergleich. 2000.

Band 6 Cécile Mack: Die badische Ärzteschaft im Nationalsozialismus. 2001.

Band 7 Beate Waigand: Antisemitismus auf Abruf. Das Deutsche Ärzteblatt und die jüdischen Mediziner 1918-1933. 2001.

Band 8 Georg Schomerus: Ein Ideal und sein Nutzen. Ärztliche Ethik in England und Deutschland 1902-1933. 2001.

Band 9 Barbara Rabi: Ärztliche Ethik – Eine Frage der Ehre? Die Prozesse und Urteile der ärztlichen Ehrengerichtshöfe in Preußen und Sachsen 1918-1933. 2002.

Band 10 Bernd Grün / Hans-Georg Hofer / Karl-Heinz Leven (Hrsg.): Medizin und Nationalsozialismus. Die Freiburger Medizinische Fakultät und das Klinikum in der Weimarer Republik und im „Dritten Reich". 2002.

Band 11 E. Caroline Jagella: Ignaz Schwörer (1800–1860). Freiburger Geburtshelfer zwischen Romantik und Positivismus. Ein Beitrag zur Geschichte der medizinischen Ethik im 19. Jahrhundert. 2004.

Band 12 Stephan Anis Towfigh: Das Bahá'ítum und die Medizin. Ein medizinhistorischer Beitrag zum Verhältnis von Religion und Medizin. 2006.

Band 13 Nils Kessel: Geschichte des Rettungsdienstes 1945–1990. Vom „Volk von Lebensrettern" zum Berufsbild „Rettungsassistent/in". 2008.

Band 14 Jette Sophia Jung: Erfolg und Scheitern der Hegar-Operation. Eine wissenschaftsgeschichtliche Untersuchung über die Kastration der Frau im 19. Jahrhundert. 2007.

Band 15 Jasmin Beatrix Mattes: Die Stationsbenennungen des Klinikums der Albert-Ludwigs-Universität Freiburg im Breisgau. Erinnerungskultur, kollektives Gedächtnis und Umgang mit nationalsozialistischer Vergangenheit. 2008.

Band 16 Simon Reuter: Im Schatten von Tet. Die Vietnam-Mission der Medizinischen Fakultät Freiburg (1961–1968). 2011.

Band 17 Ute Caumanns / Fritz Dross / Anita Magowska (Hrsg. / red.): Medizin und Krieg in histori-scher Perspektive. Beiträge der XII. Tagung der Deutsch-Polnischen Gesellschaft für Ge-schichte der Medizin, Düsseldorf 18.-20. September 2009. Medycyna i wojna w perspek-tywie historycznej. Prace XII. konferencji Polsko-Niemieckiego Towarzystwa Historii Medycyny, Düsseldorf 18 do 20 września 2009 r.. 2012.

Band 18 Philipp Rauh / Karl-Heinz Leven: Ernst Wilhelm Baader (1892-1962) und die Arbeitsmedi-zin im Nationalsozialismus. 2013.

Band 19 Eva Brinkschulte/Mariacarla Gadebusch Bondio (Hrsg.): Norm als Zwang, Pflicht und Traum. Normierende versus individualisierende Bestrebungen in der Medizin. Festschrift zum 60. Geburtstag von Heinz-Peter Schmiedebach. 2015.

www.peterlang.com